ÉLÉMENTS

DE

MÉDECINE PRATIQUE

PAR

Le Dʳ C.-F. KUNZE

TRADUIT D'APRÈS LA DEUXIÈME ÉDITION ALLEMANDE

Par J. Knoëri

PARIS

LIBRAIRIE GERMER BAILLIÈRE ET Cⁱᵉ

108, BOULEVARD SAINT-GERMAIN, 108

1883

ÉLÉMENTS

DE

MÉDECINE PRATIQUE

4015. — PARIS, IPRIMERIE A. LAHURE
9, Rue de Fleurus, 9.

ÉLÉMENTS

DE

MÉDECINE PRATIQUE

PAR

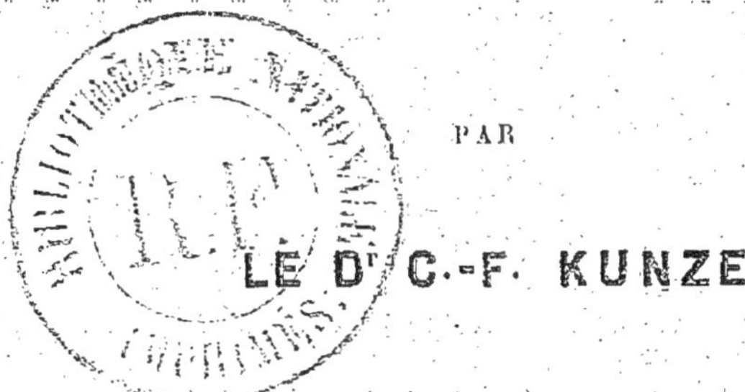

LE Dr C.-F. KUNZE

TRADUIT D'APRÈS LA DEUXIÈME ÉDITION ALLEMANDE

Par J. Knoëri

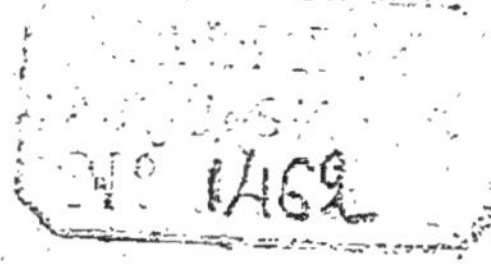

PARIS

LIBRAIRIE GERMER BAILLIÈRE ET Cie

108, BOULEVARD SAINT-GERMAIN, 108

1883

Le but de ce manuel est essentiellement pratique. L'auteur a cherché à présenter sous une forme concise les principes fondamentaux de la Pathologie et de la Thérapeutique, et à donner un aperçu général de l'état actuel de la médecine pratique. Malgré l'exiguïté de l'ouvrage, il s'est attaché à indiquer aussi largement que possible les traitements des maladies, et a réuni, pour faciliter les recherches, les différentes formules à la fin du volume. Le succès considérable que ce manuel a obtenu en Allemagne nous fait espérer que sa traduction pourra être de quelque utilité au public français.

Le traducteur

ERRATUM

Page 88, ligne 9, au lieu de : *la cardialgie*, lire : *le cardiogme*.
   — ligne 10, au lieu de : *consécutif*, lire : *consécutive*.

MANUEL

DE

MÉDECINE PRATIQUE

LIVRE PREMIER

MALADIES DU SYSTÈME NERVEUX

CHAPITRE PREMIER

MALADIES DU CERVEAU ET DES MÉNINGES

§ 1. Hypérémie du cerveau et de la pie-mère.

ANATOMIE PATHOLOGIQUE. — Lorsque l'hypérémie est considérable, le cerveau est gonflé et présente à sa surface une coloration gris-rougeâtre ou même brunâtre; si l'on pratique des coupes à travers la substance blanche, on remarque une teinte rose diffuse ou par taches, et l'on voit suinter des gouttes de sang nombreuses et d'une grosseur anormale; on trouve assez fréquemment des hémorrhagies présentant les dimensions d'une tête d'épingle (*apoplexies capillaires*). La congestion cérébrale s'accompagne presque toujours de congestion de la pie-mère; l'arachnoïde reste intacte par suite de la quantité très petite de vaisseaux qu'elle contient. Dans une hypérémie considérable produite par stase, on trouve presque toujours un liquide aqueux dans les espaces sous-arachnoïdiens. Ces symptômes sont limités à une partie du cerveau (*hypérémie partielle*) ou s'observent sur tout le cerveau (*hypérémie totale*), surtout dans l'hypérémie par stase.

Il est rare de trouver à l'autopsie la même quantité de sang dans le cerveau que pendant la vie. On évitera de confondre avec l'hypérémie *l'hypostase cadavérique*, accumulation de sang dans les veines situées dans les parties inférieures par suite de la position du cadavre. L'existence d'apoplexies capillaires indique toujours celle d'une hypérémie, car on ne les observe jamais dans l'hypostase.

Si la congestion cérébrale est souvent répétée (*hypérémie chronique*), les vaisseaux du cerveau sont dilatés, sinueux, quelquefois variqueux et entourés de granulations pigmentaires brunâtres ; l'arachnoïde présente un épaississement diffus ou affectant la forme de granulations.

ÉTIOLOGIE. — L'hypérémie cérébrale est produite tantôt par un afflux de sang trop considérable — *congestion cérébrale*, — tantôt par une gêne de la circulation veineuse — *hypérémie par stase*.

Les causes de la *congestion* peuvent être : a) une exagération de l'action du cœur dans les maladies fébriles, dans l'hypertrophie du cœur et à la suite d'émotions morales ; b) une altération inflammatoire de la nutrition du cerveau et de la pie-mère, dans ce cas la congestion représente la première période de cette altération ; c) une fluxion collatérale, lorsqu'une ou plusieurs artères sont obstruées, et que la quantité de sang augmente dans les autres, ce qui peut se produire sous l'influence d'une tumeur cérébrale, d'un refroidissement violent de la peau ou d'un arrêt subit du flux menstruel. Les causes de l'*hypérémie par stase* sont : a) toutes celles qui gênent le retour du sang vers le cœur : condensation du tissu pulmonaire, emphysème pulmonaire, lésions valvulaires, dégénérescence graisseuse et paralysie du cœur ; b) les paralysies des fibres du grand sympathique qui président aux contractions des vaisseaux cérébraux. Ces paralysies peuvent être consécutives à l'introduction de poisons dans l'organisme (alcool, nitrite d'amyle) ou à des émotions morales très fortes (terreur).

SYMPTOMES, MARCHE ET DIAGNOSTIC. — En général l'hypérémie cérébrale est déjà caractérisée par des symptômes extérieurs : la tête du malade, surtout le front, est brûlante et rouge, les yeux sont injectés; dans certains cas le malade est pâle, par exemple dans l'hypérémie produite par la terreur.

Ordinairement le pouls est un peu accéléré, plus plein et plus dur qu'à l'état normal. Lorsque l'hypérémie a pour origine un afflux de sang, on observe toujours des symptômes d'irritation : maux de tête, agitation qui, chez des individus naturellement irritables, peut aller jusqu'au délire ou même donner lieu à des contractions de certains muscles ou à des convulsions générales. Ces phénomènes s'observent assez fréquemment lorsqu'il s'agit de certaines congestions accompagnées d'une exagération de l'action du cœur et compliquées de la présence dans le sang d'un poison qui irrite le cerveau (dans les exanthèmes aigus, la fièvre intermittente, etc.). On peut même observer, dans les cas de ce genre, des phénomènes de compression cérébrale, des symptômes de *dépression* : somnolence et engourdissement, de sorte qu'il existe alors une certaine ressemblance avec l'apoplexie cérébrale. Les vaisseaux remplis de sang et le sérum exsudé compriment le cerveau par suite de la rigidité des parois crâniennes et produisent cet engourdissement.

Nous pourrons attribuer les phénomènes que nous venons de décrire à une hypérémie cérébrale, si l'emploi des remèdes que nous indiquerons plus loin les fait disparaître rapidement, s'il n'y a pas d'hémiplégie persistante et bien nette, et s'il existe une cause particulière qui nous mette sur la voie. Par exemple si, au début d'une scarlatine, on voit se produire les phénomènes décrits, ils devront toujours être attribués à l'hypérémie et jamais à l'apoplexie. Enfin lorsque les symptômes cérébraux persistent, le ralentissement du pouls décidera contre l'hypérémie et pour la méningite.

L'hypérémie par congestion dure rarement plus de deux ou trois jours ; si elle se prolonge, on pourra soupçonner l'existence d'une maladie organique du cerveau. L'hypérémie par stase se répète souvent, par suite de la persistance ordinaire de ses causes, et passe à l'état d'*hypérémie cérébrale habituelle*.

PRONOSTIC. — Favorable, sauf dans certains cas exceptionnels.

TRAITEMENT. — Lorsque l'hypérémie est modérée, il suffit d'appliquer sur la tête des compresses d'eau froide et d'administrer un purgatif, par exemple une infusion de feuilles de séné (deux cuillerées à bouche par heure jusqu'à ce que l'action se produise) ou une eau minérale ; on réchauffera les pieds par des bains de pieds chauds, dans lesquels on jettera une poignée de sel de cuisine. Dans les cas plus graves on fera des émissions sanguines locales (sangsues derrière les apophyses mastoïdes ou sur la cloison des fosses nasales, ventouses scarifiées dans la nuque) et, dans certains cas, la saignée du bras.

On combattra également les causes : contre une exagération de l'action du cœur on emploiera la digitale (form. 48) et les compresses d'eau froide appliquées sur la région précordiale ; s'il existe de l'emphysème compliqué d'un catarrhe violent, le malade se tiendra au chaud et prendra du soufre doré d'antimoine (form. 112) ; lorsqu'il y a arrêt subit du flux menstruel, on ordonnera des bains de siége et des bains de pieds chauds, dans certains cas l'application de ventouses à la face interne des cuisses.

L'hypérémie habituelle des personnes casanières, etc... sera combattue par l'exercice et l'emploi des purgatifs (aloès, rhubarbe, coloquinte, form. 13, 14, 102) ou par une cure à Kissingen ou à Marienbad.

Lorsque l'hypérémie cérébrale se produit au début d'un exanthème aigu, il y a rarement lieu de faire des émissions sanguines, et tous les phénomènes, même les plus violents, disparaissent presque toujours dès que se déclare l'exanthème. Tout au plus ordonnera-t-on des compresses d'eau froide sur la tête et de légers purgatifs.

§ 2. Anémie du cerveau et de la pie-mère.

ANATOMIE PATHOLOGIQUE. — La masse cérébrale est décolorée, ce qui paraît surtout sur la substance grise, qui dans certains cas ne présente plus qu'une teinte gris-blanchâtre et est à peine distincte de la substance blanche. Lorsqu'on pratique des coupes, on ne remarque pas de points rouges sur la substance blanche. La masse cérébrale est sèche, rude, si l'anémie est produite par une hémorrhagie, ou bien molle, brillante et humide, quand l'anémie est consécutive à une exsudation de liquide aqueux. Les vaisseaux cérébraux sont plus ou moins vides de sang, on ne rencontre que de petites quantités de sang dans les sinus et les grosses veines. Quelquefois cependant, malgré l'anémie, les vaisseaux sont gorgés de sang.

ÉTIOLOGIE. — L'anémie cérébrale est causée 1° par une hémorrhagie considérable (métrorrhagie, hémorrhagie nasale, intestinale, ou consécutive à un traumatisme); 2° par un appel de sang soudain vers une région éloignée du cerveau, par exemple vers la cavité abdominale après une paracentèse chez un individu hydropique ou après un accouchement subit; 3° par la faiblesse du cœur, comme dans la dégénérescence graisseuse de cet organe ou dans le courant d'une maladie fébrile très forte; 4° par la contraction de certains vaisseaux produite par la terreur ou l'irritation de fibres nerveuses périphériques (par exemple dans le cathétérisme des voies urinaires); 5° par de grandes pertes de liquides organiques (allaitement prolongé, suppuration longue et abondante, diarrhée chronique, surtout chez les petits enfants) et par une nutrition insuffisante par suite de la faiblesse de la digestion ou de la trop petite quantité ou mauvaise qualité de la nourriture absorbée: 6° par des pressions produites sur le cerveau par des tumeurs ou des épanchements (hémorrhagie ou œdème du cerveau).

SYMPTOMES ET MARCHE. — Chez les *enfants*, dans les premières années de la vie, l'anémie cérébrale prend les caractères d'une maladie *aiguë* sous la forme de l'hydrocéphalie aiguë (d'où le nom d'hydrocéphaloïde que M. Hall donna à cette anémie). Le malade présente d'abord des *symptômes d'irritation* : il est agité, de mauvaise humeur, son sommeil est troublé, il pousse des cris subits en dormant; le front est brûlant, le pouls accéléré, et, si la mort n'arrive pas rapidement au milieu de convulsions, on observera des *symptômes de dépression* : le malade est plongé dans une somnolence continuelle, ses yeux sont incomplètement fermés pendant le sommeil, les pupilles fixes, la figure pâle, la peau froide et flétrie, le pouls petit, à peine sensible, la respiration irrégulière, les fontanelles déprimées.

Le diagnostic s'établira sur les symptômes décrits et sur l'existence d'une cause d'anémie générale (catarrhe intestinal chronique, cholérine, etc.).

Chez l'*adulte* l'anémie cérébrale peut être *aiguë*, sous la forme d'une syncope : la vue du malade se trouble, il a des tintements d'oreilles, sa face pâlit, son front se couvre de sueur, il perd connaissance et tombe. D'autres fois les symptômes se développent peu à peu : les conjonctives, les gencives et les lèvres deviennent très pâles; ce n'est qu'avec peine que le malade voit, marche et surtout monte les marches d'un escalier; tout travail corporel ou intellectuel lui est désagréable; à l'auscultation du cœur on entend un souffle systolique (*souffle anémique*), enfin on remarque chez le malade une somnolence continuelle. Parfois, surtout dans le courant de maladies très épuisantes, on observe une grande agitation, du délire (*délire de l'inanition*) et même de l'aliénation mentale.

Le pronostic est favorable lorsque la maladie est reconnue; néanmoins il y a des cas de mort subite, surtout chez les femmes en couche anémiques après un soulèvement brusque dans le lit.

TRAITEMENT. — On écartera, si cela est possible, les causes de l'anémie cérébrale, on combattra l'anémie générale par les ferrugineux (form. 55, 57, 58, 59), par une alimentation azotée (lait, viande, bouillon, œufs); s'il se produit une syncope, on placera le malade dans la position horizontale, on l'aspergera d'eau froide; on pourra aussi employer les analeptiques : café, grog, vin, liqueur de Hoffmann.

§ 3. Méningite simple, inflammation de la pie-mère (Leptomeningitis).

ANATOMIE PATHOLOGIQUE. — Cette maladie est propre à la pie-mère, qui, comme nous le savons, est très riche en vaisseaux et recouvre immédiatement la surface du cerveau dont elle tapisse même les sillons et les ventricules, tandis que l'arachnoïde s'applique extérieurement sur la pie-mère, sans pénétrer dans les sillons du cerveau au-dessus desquels elle passe en formant une espèce de pont. Les lésions anatomiques de la méningite diffèrent, selon que la maladie est primaire ou secondaire.

1° Dans la méningite *primaire* on observe, au début, les caractères de l'hypérémie congestive de la pie-mère ; dans les cas de mort subite, comme dans l'insolation, on trouve la pie-mère imbibée et les espaces sous-arachnoïdiens remplis d'un sérum contenant quelques cellules de pus, qui lui donnent un aspect un peu trouble (*méningite séreuse*). Dans la plupart des cas la mort arrive au bout de quelques jours, et alors l'exsudat est fibrino-purulent (*méningite fibrino-purulente*) et se rencontre en masses considérables surtout à la convexité du cerveau (d'où le nom de *méningite de la convexité*). Dans un certain nombre de cas on trouve, comme dans la méningite tuberculeuse, un épanchement aqueux dans les ventricules (*hydrocéphalie non tuberculeuse*). La substance grise est très adhérente à la pie-mère, elle présente une inflammation diffuse et est parsemée de petites hémorrhagies capillaires, ou bien elle est anémique, lorsque l'épanchement ventriculaire est considérable.

2º Dans la méningite *secondaire* l'exsudat est purulent (*méningite purulente*) et se rencontre, surtout entre la pie-mère et l'arachnoïde, sous forme de traînées jaunes dans les sillons du cerveau et le long des grosses veines. Lorsque l'inflammation est circonscrite, la surface libre de l'arachnoïde adhère ordinairement à la pie-mère au moyen d'un exsudat purulent. Dans d'autres cas l'inflammation s'étend à tout le cerveau, et la base et la convexité sont entourées de pus; quelquefois même l'inflammation se propage à la pie-mère spinale.

Dans tous les cas de méningite intense la substance grise est infiltrée de pus et ramollie; le contenu des ventricules est également purulent.

La méningite est presque toujours mortelle; la résorption est rarement complète; habituellement, lorsque le malade guérit, la pie-mère reste épaissie sur certains points et la substance grise est atrophiée. Quelquefois la pie-mère et l'arachnoïde s'épaississent peu à peu, deviennent opaques, et il se produit des adhérences solides entre la pie-mère et la surface du cerveau (méningite chronique); ce cas s'observe surtout chez les aliénés.

ÉTIOLOGIE. — La méningite *primaire* est rare; on ne la rencontre guère que dans les deux premières années de la vie ou chez des gens vigoureux. Les causes en sont : l'action de rayons de soleil très intenses (insolation), la cholérine chez les enfants, le refroidissement (?). Dans la plupart des cas les causes restent inconnues.

La méningite *secondaire* est la forme la plus fréquente et s'observe surtout à la suite de caries des os du voisinage (du rocher par exemple), de traumatismes, de coups sur la tête, même lorsqu'ils ne produisent qu'un simple ébranlement du cerveau sans laisser de fortes traces extérieures. Une méningite consécutive à une cause de ce genre reste en général d'abord circonscrite. Elle se développe quelquefois aussi pendant l'érysipèle du cuir chevelu ou à la suite d'éruptions du cuir chevelu très irritantes et accompagnées d'une forte suppuration; dans quelques cas rares, elle complique une pneumonie, une pleurésie, une scarlatine, une fièvre typhoïde ou le mal de Bright.

Symptômes et marche. — *Phase d'excitation de la méningite primaire*. Le malade est atteint subitement de maux de tête très violents; la tête est brûlante, il se produit des vomissements et presque toujours de la constipation, le ventre se déprime, et on observe une élévation de température considérable et persistante. Il y a assez fréquemment un frisson initial. Chez les enfants la méningite débute souvent par des convulsions générales, ce qui ne se voit pas chez les adultes Plus tard l'hyperesthésie de la peau et l'agitation du malade sont particulièrement caractéristiques; l'individu atteint de méningite ne souffre pas qu'on lui touche la peau. On observe un tremblement des extrémités supérieures, surtout des mains, souvent du tétanos lorsque l'exsudat siège à la base, du strabisme, de l'inégalité des pupilles et, dans la sphère psychique, du délire et une grande agitation. Dans presque tous les cas il y a une albuminurie très prononcée.

Phase de dépression. Au bout de quelques jours les phénomènes changent complètement, soit subitement, soit graduellement. La figure du malade devient pâle, ses traits se décomposent, il tombe dans la somnolence et l'engourdissement, tous ses muscles se relâchent, le pouls se ralentit (ordinairement 50 et même 40 battements par minute), de temps en temps le malade gémit ou porte sa main à sa tête; c'est à cela seul qu'on remarque qu'il ressent encore son mal de tête. Quelquefois il se met à

délirer ou à crier pendant un moment pour retomber ensuite dans sa torpeur. Au bout de quelques jours (ordinairement 3 à 4 chez les enfants, 8 à 9 chez les adultes)
la mort arrive dans une convulsion ou dans le coma, mais
auparavant, par suite de la paralysie de la moelle allongée, le pouls redevient très fréquent tout en étant filiforme.

La méningite *secondaire* présente des caractères très
variables, dans beaucoup de cas elle passe inaperçue pendant la vie, lorsque les symptômes de la maladie primaire (par exemple la fièvre typhoïde) prédominent. Souvent elle se développe peu à peu; pendant plusieurs
mois le malade ne ressent que de légers maux de tête, du
vertige, des mouvements fébriles très faibles à côté des
symptômes d'une otite etc., puis soudain le mal de tête
devient violent, il se produit du vertige, des vomissements, de la torpeur, des convulsions et finalement du
coma. Enfin dans une troisième série de cas, la méningite secondaire ne diffère pour la marche et les symptômes en aucune façon de la méningite primaire.

TRAITEMENT. — Aussi longtemps qu'il y a des symptômes d'irritation, on emploiera les antiphlogistiques les
plus énergiques : application de sangsues au front ou
derrière les oreilles (12-15 chez les adultes), ventouses
scarifiées à la nuque, vessie remplie de glace sur la tête,
purgatifs (form. 34, 13, 102). Dans la période de dépression tout est inutile; de fortes douches froides réveille-
ront peut-être le malade, mais seulement pour un moment.
Lorsque la guérison se produit, on aidera la résorption
de l'exsudat par des bains chauds, l'iodure de potassium
(form. 75) et l'application de vésicatoires à la nuque.

§ 4. Méningite cérébro-spinale sporadique et épidémique.

ANATOMIE PATHOLOGIQUE ET ÉTIOLOGIE. — Quelquefois une méningite cérébrale s'étend à la pie-mère spi-

nale, ou bien une méningite spinale à la pie-mère cérébrale, ou bien les deux maladies se développent en même temps sous l'influence du poison de la fièvre typhoïde, de la scarlatine ou de la variole, ou dans le courant d'une pneumonie croupeuse (*méningite cérébro-spinale sporadique*). La méningite *cérébro-spinale épidémique* a une importance toute particulière; elle résulte d'une infection spécifique et présente, dans les cas de mort foudroyante, les mêmes lésions anatomiques que la méningite séreuse (voyez § 3); dans les autres cas, on trouve un exsudat fibrino-purulent entre la pie-mère et l'arachnoïde cérébrales et rachidiennes, surtout à la partie postérieure de ces membranes. L'exsudat est habituellement en plus grande quantité dans la portion lombaire que dans les autres régions. Outre ces altérations du cerveau et de la moelle, on trouve encore souvent un gonflement de la rate, des plaques de Peyer, des follicules clos, et une dégénérescence parenchymateuse des muscles, des reins et du foie.

SYMPTOMES, DIAGNOSTIC ET MARCHE. — La plupart du temps la maladie débute subitement par un frisson suivi d'une chaleur persistante. En même temps apparaissent des symptômes de méningite : mal de tête intense, vomissements, constipation, contractions tétaniques. Puis viennent les symptômes spinaux, qui consistent en violentes douleurs dans le dos et dans la région sacrée (d'autres douleurs rayonnent de la région sacrée vers les extrémités), en une hyperesthésie considérable de la peau et des muscles, surtout dans les membres inférieurs, en une rigidité de toute la colonne vertébrale semblable à celle du tétanos. Par suite de l'insomnie, des violentes douleurs et des vomissements, le malade maigrit rapidement et considérablement. La mort arrive dans 30-40 p. 100 des cas.

Dans certains cas les symptômes se développent peu à peu et sont modérés.

Lorsque le caractère épidémique de la maladie n'est

pas bien net, il est parfois difficile de distinguer la méningite cérébro-spinale de la fièvre typhoïde, qui possède des symptômes semblables à ceux de la méningite cérébro-spinale, d'autant plus que dans cette dernière maladie l'on observe assez fréquemment la roséole et le gonflement de la rate, comme dans la fièvre typhoïde. A l'autopsie la distinction est facile D'après Leyden, s'il y a de l'herpès on devra se prononcer pour la méningite, l'herpès s'observant souvent dans cette maladie et jamais dans la fièvre typhoïde.

Le traitement repose sur les mêmes principes que celui de la méningite cérébrale : application de sangsues, de compresses d'eau glacée, etc. Contre la rachialgie et l'hypéresthésie on emploiera de préférence les injections de morphine. Dès que les phénomènes inflammatoires aigus seront calmés, on ordonnera un régime tonique.

§ 5. Hydrocéphalies inflammatoires.

On désigne sous ce nom des épanchements séreux dans les ventricules du cerveau consécutifs à des processus inflammatoires. Au nombre de ces processus on peut mettre la méningite simple de la base du cerveau (*Méningite basilaire simple ou non tuberculeuse*), la *méningite tuberculeuse de la base* et la *tuberculose miliaire aiguë*; cette dernière maladie provoque l'infiltration tuberculeuse aiguë de la pie-mère du cerveau en même temps que celle de différents autres organes. L'hydrocéphalie aiguë simple ne se distingue, par ses symptômes, nullement de la méningite simple (voyez § 3). Nous ne décrirons donc que la

A. Méningite basilaire tuberculeuse, hydrocéphalie aiguë (meningitis tuberculosa proprie sic dicta).

ANATOMIE PATHOLOGIQUE. — L'exsudat siège de préférence à la base du cerveau (protubérance annulaire, chiasma, scissure de Sylvius), où il forme une masse grise gélatineuse ou laiteuse et opaque ou semblable à du pus.

Cette matière pénètre dans les mailles de la pie-mère, et, en l'examinant soigneusement (dans les cas douteux on arrache un lambeau de pie-mère cérébrale et on le tient contre une lumière), on remarque qu'elle est constituée par de petites granulations grises (tubercules) et que ces tubercules s'observent surtout à la périphérie des petites artères de la pie-mère. La substance grise est hypé-rémiée, souvent ramollie et renferme de petites extravasations de sang; dans les ventricules on trouve habituellement un liquide plus ou moins abondant, clair ou purulent; souvent on voit aussi de petits tubercules dans la choroïde de l'œil.

ÉTIOLOGIE. — Cette maladie se rencontre particulièrement chez les enfants de 1 à 10 ans, quelquefois chez des jeunes gens de 16 à 30 ans. Plus tard elle est très rare. On peut observer cette maladie chez des enfants très sains et chez des adultes vigoureux, mais elle se produit dans la plupart des cas chez des personnes affectées de scrofulose héréditaire ou acquise, chez lesquelles d'ailleurs tout produit inflammatoire tend à devenir caséeux. L'introduction des masses caséeuses dans les vaisseaux du cerveau paraît être la cause principale de la formation de tubercules dans cet organe. Chez les adultes la phthisie pulmonaire se termine souvent par la méningite tuberculeuse.

SYMPTOMES ET MARCHE. — Presque toujours les symptômes ne se développent que peu à peu; il est rare de voir la maladie débuter subitement par des convulsions générales ou par des maux de tête violents et des vomissements, comme dans la méningite aiguë. En général, la maladie commence par une altération de l'état général; les malades sont affaissés, irascibles, capricieux; ils n'ont point de goût pour le travail et manquent d'appétit, quoique la langue ne soit généralement point chargée. Les enfants ne veulent point jouer et demandent à se coucher. Puis viennent peu à peu des maux de tête, des convulsions tétaniques, des vomissements fréquents, une constipation opiniâtre ; le ventre se déprime, le malade pousse souvent des cris en dormant (cris *hydrocéphaliques*) ; la couleur de la face est pâle, les muscles sont flasques et mous, et le malade maigrit considérablement. Dans certains cas, on peut, déjà à cette époque, trouver des tubercules sur la choroïde, on peut les apercevoir en dilatant la pupille par l'atropine. Cet état persiste ordinairement pendant quelque temps, avec des périodes d'amélioration et d'exacerbation, il y a souvent un peu de fièvre le soir.

Peu à peu les symptômes deviennent plus caractéristiques, on observe des convulsions, des contractures ou des paralysies de différents muscles : le malade se met à loucher, ou bien ses pupilles sont inégalement dilatées, il a des mouvement subits des coins de la bouche, etc. En même temps le mal de tête devient plus intense et la sensibilité de la vue, de l'ouïe et de la peau est considérablement augmentée. Le ventre est déprimé en forme de bateau.

Lorsque les phénomènes que nous venons de décrire (période d'irritation) ont duré de 8 à 14 jours, la physionomie de la maladie commence à changer. Le malade est plongé dans la somnolence et dans l'engourdissement, son regard est hébété, son intelligence se trouble, et il peut se produire des paralysies de courte durée. Le délire est ordinairement calme, rarement agité, le mal de tête n'est pas bien fort, la respiration se ralentit, devient irrégulière, l'expiration est prolongée, le pouls très lent (quelquefois 50-40 battements).

Finalement il se développe une paralysie générale, le pouls devient très rapide, l'affaissement de plus en plus considérable, la peau est froide et recouverte d'une sueur visqueuse, enfin la mort arrive, insensiblement ou au milieu de convulsions générales.

DIAGNOSTIC. — La maladie est ordinairement facile à reconnaître, si l'on tient compte de l'étiologie et de la succession des symptômes. Lorsque l'on trouve des des tubercules sur la choroïde, le diagnostic n'est pas douteux. Pour éviter de confondre la méningite tuberculeuse avec la fièvre typhoïde, on se rappellera la diarrhée particulière, le météorisme, la roséole, la fièvre, qui caractérisent la fièvre typhoïde ; d'un autre côté, l'existence d'une phtisie pulmonaire, celle d'affections des ganglions lymphatiques, une carie, une otite, etc, plaideront en faveur de la méningite tuberculeuse.

PRONOSTIC ET TRAITEMENT. — Le traitement pourra être prophylactique et consistera en une nourriture très soignée (nourrice vigoureuse pour les petits enfants, lait et viande pour ceux d'un certain âge, séjour à la campagne, bains).

Lorsque la maladie est déjà en voie de développement tout paraît être inutile. On cherchera à combattre les symptômes, à produire une meilleure nutrition par l'usage de l'huile de foie de morue ; on entretiendra la liberté du ventre, on calmera le mal de tête par l'application de compresses froides et l'emploi fréquent de vésicants, on procurera le sommeil au malade par de petites doses de morphine (0,003 par dose le soir). On a abandonné et avec raison les aspersions d'eau froide pour combattre la torpeur et les onctions avec la pommade stibiée sur la tête préalablement rasée.

B. Tuberculose miliaire aiguë de la pie-mère.

ANATOMIE PATHOLOGIQUE. — L'éruption de tubercules s'observe sur *toute* la pie-mère, à la base, dans les sillons et à la convexité du cerveau, elle se produit rapidement. Dans les ventricules on trouve un épanchement séreux. En même temps il se produit une infiltration tuberculeuse dans d'autres parties du corps, particulièrement dans les autres séreuses et dans le poumon.

ÉTIOLOGIE. — La tuberculose miliaire aiguë est une maladie produite par résorption ; elle se développe à la suite de l'introduction de matières caséeuses dans le sang, matières provenant de ganglions lymphatiques dégénérés, de tubercules pulmonaires et de glandes muqueuses dont le contenu s'est condensé et est devenu caséeux.

SYMPTOMES ET MARCHE. — La tuberculose miliaire aiguë présente, comme la fièvre typhoïde, des symptômes gastriques, cérébraux et fébriles; dans la plupart des cas, il est impossible de distinguer ces deux maladies l'une de l'autre. L'existence d'une phtisie pulmonaire et de ganglions lymphatiques atteints de dégénérescence caséeuses pourra faire croire que les symptômes appartiennent à une tuberculose miliaire. Le diagnostic n'est certain que lorsque l'on trouve des tubercules sur la choroïde; cependant l'absence de tubercules en cet endroit ne sera pas une preuve concluante contre la tuberculose miliaire de la pie-mère. La maladie est toujours mortelle; on traitera les symptômes.

§ 6. Pachyméningite, inflammation de la dure-mère.

A. Externe.

ANATOMIE PATHOLOGIQUE. — Cette maladie présente les caractères d'une périostite. Sur un espace circonscrit les couches extérieures de la dure-mère, celles qui sont en contact immédiat avec l'os, sont rouges, infiltrées par un exsudat, ramollies et épaissies. Plus tard il se produit des épaississements inflammatoires ou une suppuration accompagnée de décollements considérables de la dure-mère et de méningite ou d'encéphalite, lorsque le pus fait irruption vers l'extérieur ou du côté du cerveau.

ÉTIOLOGIE. — Les causes les plus fréquentes de la pachyméningite externe sont : des caries des os du crâne, surtout du rocher, des lésions extérieures du crâne consécutives à des coups, etc., l'érysipèle du cuir chevelu, mais très rarement.

Symptomes et marche. — L'on ne sait pas au juste si cette maladie possède des symptômes caractéristiques. Nous la diagnostiquerons, s'il se développe des phénomènes cérébraux dans les conditions étiologiques que nous avons citées. Par exemple, s'il existe une carie du rocher accompagnée d'un écoulement de liquide par l'oreille, et que les douleurs locales augmentent, qu'il y ait de la fièvre, du délire, etc., nous conclurons qu'il y a eu d'abord une pachyméningite externe et que l'inflammation de la surface externe de la dure-mère s'est propagée à sa surface interne.

B. Interne.

Anatomie pathologique. — Cette maladie siège à la surface interne de la dure-mère. Les lésions varient selon que la maladie est *aiguë* et *secondaire* (exanthèmes aigus, pleuropneumonie ou autres maladies inflammatoires violentes) ou *chronique* et *primaire*, telle qu'elle se rencontre chez les aliénés, les vieillards et les buveurs.

a. La *pachyméningite interne aiguë* et *secondaire* s'étend à toute la dure-mère de la voûte crânienne; la dure mère est injectée, gonflée et recouverte, à sa face interne, d'un exsudat fibrineux ou fibrino-purulent Le diagnostic est impossible pendant la vie, quoique cette maladie soit bien souvent l'origine de phénomènes cérébraux graves (douleurs de tête très violentes, vomissements, délire, agitation, etc.).

b. — La *pachyméningite chronique et primaire* ou *pachyméningite hémorrhagique* ou *hématome de la dure-mère.* Elle débute ordinairement d'abord d'un seul côté de la voûte crânienne et est caractérisée par une formation particulière de lamelles entre lesquelles se trouvent des cavités remplies de sang. Ces lamelles sont produites par la prolifération, sous forme de tractus, des couches superficielles de la dure-mère aussi bien du tissu conjonctif que des capillaires; de la sorte il se forme une espèce de fausse membrane très riche en vaisseaux. Ces vaisseaux nouvellement formés donnent lieu à des hémorrhagies. plus ou moins considérables dans la fausse membrane (*hématome*); en même temps la prolifération de la dure-mère continue, et c'est ainsi que se forment les lamelles.

Après la résorption du sang extravasé on voit souvent se développer des *kystes* de la fausse membrane. Lorsque la fausse membrane est considérable, elle comprime et aplatit le cerveau.

SYMPTÔMES ET DIAGNOSTIC. — On peut porter avec assez de sûreté le diagnostic de la pachyméningite hémorrhagique, lorsque, chez un aliéné ou un individu faible d'esprit, on voit se produire à différentes reprises des phénomènes apoplectiformes n'ayant pas les caractères d'une hémorrhagie cérébrale vraie, c'est-à-dire sans hémiplégie bien nette, et ne consistant qu'en symptômes de paralysie générale accompagnés de contractures de certains muscles et de pertes de connaissance se produisant par intervalle. Le diagnostic est encore assez certain, si ces accès apoplectiformes se développent graduellement, se prolongent pendant plusieurs jours, et s'il est évident qu'après chaque attaque la faiblesse d'esprit augmente.

TRAITEMENT. — Dans la pachyméningite interne aiguë aussi bien que dans la chronique les remèdes principaux sont les antiphlogistiques locaux (vessie remplie de glace sur la tête, sangsues) et les purgatifs, selon que la maladie est plus ou moins intense. Dans la forme chronique la guérison paraît impossible; ordinairement le malade succombe au bout de quelque temps à la suite d'une nouvelle attaque apoplectiforme.

§ 7. Hémorrhagie cérébrale, apoplexie cérébrale.

A. — Apoplexie méningée, hémorrhagie entre les méninges.

ANATOMIE PATHOLOGIQUE ET ÉTIOLOGIE. — Les hémorrhagies entre les méninges sont rares et s'observent le plus souvent chez le nouveau-né à la suite d'une compression de la tête pendant l'accouchement ou d'une déviation des os du crâne. Chez les adultes on voit se produire des extravasations de sang plus ou moins considérables par la rupture d'anévrysmes miliaires des artères méningées (Charcot), anévrysmes que l'on rencontre surtout chez les vieillards. Les blessures de la tête peuvent produire des hémorrhagies méningées, mais dans des cas tout à fait rares. Parfois le sang que l'on trouve dans les méninges provient d'un foyer hémorrhagique du cerveau qui s'est ouvert vers l'extérieur.

SYMPTÔMES ET DIAGNOSTIC. — Les nouveau-nés meurent pendant l'accouchement ou bien ils naissent dans un état de mort apparente, et la mort survient réellement peu après. Chez les adultes on ne peut distinguer avec certitude l'hémorrhagie méningée de l'hémorrhagie cérébrale.

TRAITEMENT. — Le même que celui de la forme cérébrale.

B. — Apoplexie cérébrale, hémorrhagie dans la pulpe cérébrale.

ANATOMIE PATHOLOGIQUE. — Les épanchements de sang dans la substance cérébrale ont tantôt le volume d'une tête d'épingle et se rencontrent alors en grande quantité (*apoplexies capillaires*), ou bien ils sont plus considérables, présentent les dimensions d'un œuf de pigeon jusqu'à celles d'un œuf de poule et même plus, et constituent les *foyers apoplectiques proprement dits*. Dans les foyers hémorrhagiques considérables la substance cérébrale est toujours détruite et forme avec le sang une espèce de bouillie : ce n'est que lorsque l'hémorrhagie est capillaire que l'on peut trouver les fibres cérébrales simplement écartées et bien conservées. Le siège de prédilection des foyers considérables est le corps strié ou la couche optique.

Dans le courant de la maladie le sang se change en une masse brune, couleur de chocolat, qui forme plus tard un détritus coloré en rouge vif par l'hématoïdine, par suite de la résorption des parties liquides du foyer et de la décomposition des globules de sang. En même temps se développe, dans le voisinage du foyer, une fausse membrane conjonctive, qui finalement l'entoure complètement et le sépare des parties voisines (*kystes apoplectiques*). Dans des kystes anciens on trouve quelquefois un liquide tout à fait limpide, et souvent la face interne de la paroi s'est métamorphosée en une membrane très lisse; dans certains cas le contenu du kyste est résorbé, et l'on trouve à la place du foyer hémorrhagique un tissu cicatriciel dense et pigmenté (*cicatrice apoplectique*). Souvent le foyer n'est pas limité nettement par une prolifération de tissu conjonctif, et il se produit un ramollissement de la substance cérébrale environnante. Dans certains cas rares le foyer devient purulent (*formation d'abcès*).

Les épanchements apoplectiques ont toujours des suites graves, car même de petites hémorrhagies sont mal supportées par le cerveau. Sans parler de la pression que produit sur le cerveau un épanchement considérable, nous rappellerons qu'il ressort des études de Turk que dans la suite (6 mois au plus tôt) il se produit une dégénérescence graisseuse des fibres nerveuses désorganisées que l'on trouve dans le foyer, et que cette dégénérescence se propage du foyer vers la périphérie.

ÉTIOLOGIE. — Il est prouvé par les recherches les plus récentes que, dans la plupart des cas, l'hémorrhagie a pour origine la rupture d'anévrysmes miliaires des petites artères du cerveau. Ces anévrysmes miliaires, de la grosseur d'une tête d'épingle, s'observent presque toujours chez les vieillards et sont caractérisés par une dégénérescence amyloïde des fibres circulaires de la tunique musculaire des artères.

D'autres fois, mais moins souvent, l'apoplexie cérébrale est produite par un traumatisme (coups violents sur la tête, etc.), sans que les parois vasculaires soient malades;

ou bien on l'observe dans le courant de certaines maladies qui altèrent profondément le sang ; dans ce cas l'hémorrhagie a probablement pour point de départ une fragilité plus grande des parois vasculaires, par exemple dans la fièvre typhoïde, la maladie de Bright, le scorbut.

L'apoplexie est favorisée par de fortes congestions de la tête, comme dans l'hypertrophie du cœur gauche, et par l'habitus apoplectique (cou gros et court, taille ramassée).

Symptômes et marche. — Les symptômes des apoplexies capillaires ne sont pas suffisamment connus.

Les épanchements apoplectiques considérables sont quelquefois précédés de prodromes : mal de tête, vertige, spasmes. Dans les cas bien caractérisés, la maladie débute par une perte de connaissance subite, par l'abolition du mouvement et de la sensibilité dans la moitié du corps opposée à l'hémisphère malade. Pendant sa perte de connaissance le malade est privé de toute perception intellectuelle et corporelle. Il tombe foudroyé, ne voit, n'entend et ne sent rien ; la respiration est ralentie, stertoreuse, les parties molles de la moitié du visage paralysée sont flasques et se soulèvent pendant l'expiration, la salive s'écoule de la bouche du côté paralysé, et le bras et la jambe de ce côté sont inertes, sans mouvement et tombent comme des masses sans vie si on les soulève et les abandonne ensuite à leur propre poids. Au bout d'un temps très variable (de quelques secondes à 24 heures et plus), le malade reprend peu à peu connaissance, la paralysie seule reste, après quelques semaines elle aussi entre en voie de guérison, et au bout de quelques mois le malade est suffisamment rétabli pour pouvoir marcher, avec peine il est vrai et en traînant le pied paralysé, et faire avec le bras les mouvements les plus faciles. Il est rare de voir les malades produire des mouvements un peu délicats, de les voir écrire, etc.

L'apoplexie cérébrale récidive presque fatalement au bout de quelques années, il en résulte alors un affaiblissement remarquable des forces psychiques, affaiblissement qui dans certains cas se montre déjà après la première attaque. Il est rare de voir le malade succomber à la première attaque, la seconde est plus souvent mortelle, mais en général la mort n'arrive qu'après un certain nombre d'attaques.

Quelquefois les symptômes apoplectiques présentent des variétés, la paralysie n'est pas bien nette, elle est partielle ou bien existe des deux côtés, l'attaque se développe graduellement, dans certains cas la perte de connaissance n'est pas complète.

Diagnostic différentiel. — On peut confondre l'apoplexie cérébrale 1° avec les attaques apoplectiformes consécutives à la dégénérescence graisseuse du cœur. Il sera permis de supposer une cause de ce genre, si l'individu atteint est un vieux buveur, s'il a eu des accès d'asthme longtemps avant l'attaque, ou si l'on a pu constater, avant l'apoplexie, l'existence d'une dégénérescence graisseuse du cœur ; il n'existe aucun symptôme caractéristique qui permette de reconnaître avec certitude les attaques qui ont cette origine ;

2° Avec les attaques apoplectiformes consécutives à une embolie cérébrale. On pourra admettre cette origine, s'il existe une lésion organique du cœur, ou s'il se produit des embolies dans d'autres organes ;

3° Avec les attaques apoplectiformes produites par l'ivresse. Mais celles-ci se reconnaîtront à l'odeur alcoolique et au caractère de la paralysie, qui n'affecte pas un seul côté, mais se présente plutôt sous la forme d'une inertie générale.

Traitement. — L'hypérémie chronique du cerveau produit la dilatation des vaissseaux de cet organe ; aussi le traitement prophylactique consistera-t-il à éloigner et à éviter toutes les causes pouvant amener des congestions ou des stases de longue durée. Parmi ces causes nous trouvons les émotions de tout genre : excitations psychiques, excès alcooliques, etc.

S'il existe un épanchement apoplectique, on commencera par diminuer la pression du sang par des émissions sanguines (saignées chez les adultes vigoureux, ventouses scarifiées, sangsues). On ordonnera ensuite l'application de compresses froides sur la tête et des purgatifs (form. 34, 107).

Après quelques jours, l'emploi de dérivatifs sur le tube digestif (form. 13, 14, 102) et sur la peau (vésicatoire dans la nuque) suffit généralement pour provoquer la résorption du sang extravasé.

Ce n'est qu'après une période de plusieurs mois qu'on pourra recourir à l'électricité et aux bains (bains de boue, Rehme, Gastein) pour combattre la paralysie.

§ 8. Hydropisies non inflammatoires du cerveau.

A. — Hydrocéphalie acquise.

Elle est constituée par une accumulation de liquide dans l'espace sous-arachnoïdien ; les ventricules ne contiennent pas de liquide (*hydrocéphalie congénitale externe*), ou ils en contiennent (*hydrocéphalie congénitale interne*). Cette accumulation de liquide produit la disparition de la masse cérébrale, et ce n'est que dans les cas légers que le malade reste en vie. Les causes de l'hydrocéphalie congénitale sont inconnues.

B. — Hydrocéphalie acquise.

Elle est *externe* et *interne*. La première forme est la plus rare et est constituée par une accumulation d'eau dans l'espace sous-arachnoïdien.

L'hydrocéphalie *acquise interne*, épanchement aqueux dans les ventricules, est aiguë; d'après certains auteurs l'épanchement peut se produire subitement (*apoplexie séreuse*), mais plus souvent elle est chronique. Lorsque les sutures ne sont pas encore effacées, le crâne augmente de volume, les fontanelles sont plus grandes, le front proéminent, tandis que le cerveau paraît atrophié. Quel=

quefois, si les os ne sont pas soudés trop fortement, on les voit s'écarter à l'endroit des sutures, même lorsque celles-ci commencent déjà à se souder. Chez les adultes on n'observe naturellement pas de changement de la forme du crâne.

L'hydrocéphalie peut se guérir, même lorsqu'elle est assez considérable, et l'intelligence se développe parfaitement. Dans d'autres cas les enfants ont l'intelligence obtuse, et une cause tout à fait insignifiante peut provoquer la mort au milieu des convulsions.

ÉTIOLOGIE. — Les causes sont : une altération dyscrasique du sang (rachitisme, scrofulose chez les enfants), une altération hydrémique du sang (maladie de Bright) et une gêne dans la circulation veineuse du cerveau (lésions cardiaques, tumeurs du cou) chez les adultes.

SYMPTOMES ET DIAGNOSTIC. — Chez les enfants les changements de forme et de volume si caractéristiques du crâne permettent de reconnaître facilement la maladie. Chez les adultes on n'observe pas ces changements extérieurs du crâne, mais les symptômes d'irritation (mal de tête, vomissements, contractures etc.) mettront le médecin sur la voie, s'ils se produisent d'une façon chronique et dans les conditions étiologiques indiquées plus haut; néanmoins le diagnostic est rarement certain.

TRAITEMENT. — On s'occupera des causes de la maladie, on aura à combattre le rachitisme et la scrofulose chez les enfants, à régulariser l'action du cœur chez les adultes ou à guérir l'hydrémie, etc.; on traitera aussi les symptômes, et le traitement sera le même que celui de l'hypérémie cérébrale.

C. — Œdème du cerveau.

ANATOMIE PATHOLOGIQUE ET ÉTIOLOGIE. — La substance cérébrale est imbibée de sérosité; à la coupe, on la trouve particulièrement humide et brillante, sa consistance est ordinairement diminuée, les espaces périvasculaires sont dilatés et remplis de sérum. Sur le cadavre il est quelquefois difficile de reconnaître si ces changements ont déjà existé pendant la vie, où s'ils se sont seulement produits au moment de l'agonie.

L'œdème du cerveau est toujours un phénomène *secondaire*, on peut l'observer dans des maladies non inflammatoires (dans l'hydrémie provoquée par le marasme sénile, la maladie de Bright, etc.), lorsque, par suite de la faiblesse du cœur, il se produit une stase veineuse dans le cerveau. Quelquefois l'œdème du cerveau accompagne des états congestifs ou inflammatoires de cet organe, lorsqu'il existe en même temps une augmentation du sérum du sang. On rencontre souvent un œdème très prononcé dans le voisinage des tumeurs ou des foyers apoplectiques et encéphalitiques.

SYMPTOMES ET DIAGNOSTIC. — L'œdème aigu (*apoplexie séreuse*) présente des symptômes semblables à ceux de l'apoplexie hémorrhagique (perte de connaissance, paralysie, respiration stertoreuse); lorsque l'œdème se développe lentement, le malade devient apathique, hébété, il a de la tendance au sommeil, du délire pendant lequel il murmure des mots incohérents. On rapportera ces symptômes à l'œdème, lorsque l'on pourra constater l'existence des causes que nous avons indiquées (hydropisie générale, marasme, etc.).

TRAITEMENT. — On emploiera les excitants (musc, ammoniaque (form. 15), café, rhum, vin, aspersions froides) contre la tendance au sommeil, l'apathie etc., mais il est rare que l'état du malade s'améliore.

§ 9. Encéphalite, inflammation de substance cérébrale.

ANATOMIE PATHOLOGIQUE. — L'encéphalite forme des foyers plus ou moins nettement circonscrits et présentant ordinairement les dimensions d'une graine de chènevis, quelquefois celles d'une pomme. On n'observe jamais une inflammation affectant tout le cerveau. Au début la substance cérébrale des foyers est injectée et rougie par des hémorrhagies punctiformes, gonflée et tend à se ramollir (*ramollissement rouge*). Ce foyer de ramollissement rouge inflammatoire se distingue du foyer de ramollissement rouge simple consécutif à des embolies des artères du cerveau par la présence de globules du pus si peu nombreux au début qu'on ne peut les distinguer qu'au microscope, ils entourent les vaisseaux sous forme de zone blanche. Lorsque la maladie tend à guérir, les globules du pus et du sang sont résorbés; dans le cas contraire la suppuration devient abondante et le foyer se change en *abcès du cerveau*; ce changement s'observe surtout dans les encéphalites produites par traumatisme ou par extension d'une phlegmasie voisine (par exemple une carie du rocher). Lorsque l'abcès communique avec l'air extérieur ou que l'encéphalite est produite par introduction dans le sang de matières putrides, le foyer devient sanieux. Dans d'autres cas le foyer, rouge au début, se transforme, après la destruction des globules du sang, en une bouillie jaune (*ramollissement jaune*), et il se forme un réseau de fibres très fines, dont les cavités se remplissent finalement d'un liquide ténu formé par les éléments des tissus décomposés, tandis qu'autour du foyer se développe une fausse membrane conjonctive (*infiltration celluleuse de Durand-Fardel*). Enfin dans certains cas il ne se produit ni suppuration, ni liquéfaction du contenu du foyer, mais dès le début il se développe des néoformations conjonctives, et le foyer se transforme en un noyau de tissu conjonctif (*sclérose secondaire*).

ÉTIOLOGIE. — « La vraie inflammation du cerveau a pour origine un traumatisme dans le sens le plus large du mot, c'est-à-dire une irritation locale du cerveau provenant de l'extérieur. Tantôt il y a eu réellement un choc ou un coup sur le crâne, les os du crâne ont été perforés et le cerveau s'est trouvé lésé, tantôt un foyer inflammatoire ou purulent s'est formé dans le voisinage du cerveau et l'inflammation s'est propagée à cet organe, ou bien enfin il s'est produit une hémorrhagie punctiforme circonscrite à la suite de l'oblitération d'un vaisseau ou d'une dégénérescence athéromateuse, etc., et cette hémorrhagie provoque l'inflammation comme accident secondaire. » (Rindfleisch). L'encéphalite peut donc être produite non-seulement par un traumatisme mais aussi par une carie du rocher, par l'endocardite ulcéreuse; son développement est favorisée par la vieillesse, qui s'accompagne si souvent de dégénérescence athéromateuse et d'ossification des vaisseaux, et par la syphilis, qui, d'après les recherches les plus récentes, est souvent l'origine de maladies des vaisseaux avec rétrécissement de la lumière de ces vaisseaux.

Symptomes et marche. — L'encéphalite se présente sous des formes très variées; dans quelques cas elle passe inaperçue, et l'on est tout étonné de trouver à l'autopsie un foyer de ramollissement.

On peut lui considérer trois types :

1° Dans les cas *débutant graduellement,* ce sont en général les symptômes produits par le développement du foyer qui éveillent l'attention. Ces symptômes consistent en paralysies *partielles,* anesthésie plus ou moins considérable, contractures et convulsions, et selon le siège du foyer, on peut observer de l'inégalité dans la dilatation des pupilles, du strabisme, de la dureté de l'ouïe d'un côté, des picotements et de l'engourdissement des doigts ou des orteils. Ces symptômes n'appartiennent pas exclusivement à l'encéphalite, ils peuvent se produire à la suite de toute maladie donnant lieu à un développement de foyers.

Si les forces psychiques s'affaiblissent, les présomptions seront en faveur de l'encéphalite. Habituellement la mémoire est d'abord atteinte, le malade oublie des mots en parlant ou en écrivant, le regard prend un caractère de stupeur, la langue devient lourde, et finalement il y a anéantissement complet des facultés intellectuelles.

Souvent le malade souffre de la tête, il a du vertige, des maux de tête quelquefois très violents et limités à un point déterminé, dans quelques cas ils manquent complètement.

Généralement la paralysie devient générale (tendance au sommeil, coma), et la mort arrive au bout de quelques semaines ou de quelques mois, souvent au milieu de phénomènes apoplectiques.

2° Dans les cas *aigus*, qui sont surtout consécutifs à une otite, les symptômes de méningite ne peuvent être distingués des symptômes d'encéphalite. Ce sont la plupart du temps des maux de tête violents, des vomissements, du délire, des convulsions et surtout des contractures et des paralysies des muscles de la face.

3° Dans une troisième série de cas, la maladie débute par une attaque *apoplectique* dont le malade se relève très rapidement. Au bout de quelque temps on voit se produire des troubles intellectuels et des symptômes accusant le développement d'un foyer.

DIAGNOSTIC. — Il se base principalement sur la coexistence des symptômes que nous venons de décrire et d'une des conditions étiologiques données plus haut (lésion de la tête, dégénérescence athéromateuse chez un vieillard, otite etc.).

TRAITEMENT. — Lorsqu'il y a eu antérieurement des accidents syphilitiques, on emploiera l'iodure de potassium et même les onctions mercurielles, dans les autres cas on combattra les symptômes cérébraux (agitation, délire, mal de tête etc.) par l'application d'une vessie remplie de glace, de sangsues sur la tête, par l'emploi de dérivatifs, car nous ne possédons aucun remède contre la maladie elle-même.

§ 10. Sclérose primaire à foyers multiples.

ANATOMIE PATHOLOGIQUE. — Cette sclérose représente une maladie *spéciale*, suivant une marche particulière et constituée par une prolifération circonscrite (*en foyers*) du tissu conjonctif du cerveau et de la moelle et par la destruction des éléments nerveux dans ces foyers. La substance cérébrale et médullaire environnante est normale. Dans la plupart des cas, la maladie s'observe en même temps sur le cerveau et sur la moelle; elle siège de préférence dans la substance blanche (motrice). Dans le cerveau les foyers de sclérose sont généralement situés profondément, dans le corps calleux, dans la couche optique, dans le corps strié et dans les pédoncules cérébraux; ils présentent les dimensions d'une graine de pavot ou d'une noisette, une couleur gris-rougeâtre et une forme arrondie : les foyers anciens sont généralement durs et difficiles à couper.

Au point de vue histologique, la maladie débute par une infiltration de cellules sphériques dans la tunique adventice des vaisseaux; par suite de cela les parois vasculaires paraissent plus ou moins considérablement épaissies. Plus tard il se forme à la place de ces cellules un tissu conjonctif à fibres, et les éléments nerveux se détruisent par dégénérescence graisseuse; on trouve néanmoins une certaine quantité de cylinder axis au milieu du tissu conjonctif.

ÉTIOLOGIE. — Les causes de cette maladie sont fort peu connues. Dans quelques cas elle se produisit à la suite de traumatismes du crâne ou de la colonne vertébrale, dans un cas elle parut être héréditaire; dans tous les cas les malades étaient des jeunes gens.

SYMPTOMES ET MARCHE. — La maladie débute presque constamment par une faiblesse dans *une*, plus rarement dans les deux extrémités inférieures, de là la parésie s'étend lentement et progressivement jusqu'aux extrémités supérieures. Lorsque le malade exécute un mouvement, on observe un tremblement du bras et de la cuisse ; ce tremblement est d'autant plus fort que l'effort est plus considérable et s'arrête dès que les membres sont dans le repos, ce qui le distingue du tremblement de la paralysie agitante, qui se continue même pendant le repos. La sensibilité est normale, contrairement à ce qui se produit dans le tabes dorsualis. Très souvent on observe un ébranlement rythmique de la tête, du strabisme, la vue est faible et il se présente une altération particulière du langage qui consiste en une prononciation « scandée », c'est-à-dire que les différentes syllabes sont séparées par des pauses, et en une façon traînante, monotone, quelquefois même sourde de dire les phrases. Souvent les malades ont en même temps du vertige.

Plus tard les muscles atteints de parésie sont pris de *contractures* et les extrémités inférieures sont droites et raidies. La maladie dure des mois, quelquefois des années et la mort arrive au milieu des symptômes de la paralysie générale, après que les facultés intellectuelles ont complètement disparu.

Dans d'autres cas la maladie débute d'une façon très aiguë par des attaques apoplectiformes qui se répètent plus tard dans le courant de la maladie. L'hémiplégie qui succède à ces attaques se guérit très rapidement, mais ne disparaît jamais complètement ; elle est de plus en plus prononcée après chaque attaque.

TRAITEMENT. — Tous les cas observés jusqu'ici se terminèrent par la mort ; il est vrai qu'on ne reconnaissait la maladie que lorsqu'elle était déjà complètement développée, et il n'existe pas de remède particulier contre la sclérose. On emploiera les dérivatifs sur l'intestin, les bains chauds contre l'inflammation chronique, l'électricité contre la paralysie, etc., mais les résultats ne seront jamais bien encourageants.

§ 11. Tumeurs cérébrales.

ANATOMIE PATHOLOGIQUE. — Si l'on range les tumeurs cérébrales par ordre de fréquence, on trouve d'abord :

Les *amas de tubercules*, tumeurs tuberculeuses, — ne pas confondre avec tubercules miliaires ; — ces tumeurs ne se rencontrent jamais en grand nombre dans le cerveau, elles sont arrondies et présentent des dimensions variables, jusqu'à celles d'une noisette ou d'une noix. Elles se rencontrent principalement dans la substance grise du cervelet, à la coupe elles ont un aspect gris ou jaunâtre et montrent les caractères d'une dégénérescence caséeuse assez considérable. Elles sont entourées par une zone plus molle, rougeâtre, contenant encore des tubercules gris miliaires, et dans beaucoup de cas on trouve en même temps des tubercules miliaires dans les méninges ou dans les poumons.

Viennent ensuite les *sarcomes*. Ce sont des tumeurs primaires qui se développent sur la dure-mère ; elles peuvent acquérir de grandes dimensions et perforer les os du crâne si elles siègent à la face externe de la dure-mère, dans ce cas on les désigne sous le nom de *fongus de la dure-mère*. Dans le cerveau les sarcomes forment des tumeurs molles, vasculaires, qui peuvent provoquer une mort subite par hémorrhagie.

Les *gliomes* se rencontrent aussi dans le cerveau. Ce sont des tumeurs pouvant atteindre le volume du poing, se continuant sans ligne de démarcation bien nette avec la substance cérébrale ; elles ont pour origine une prolifération de la névroglie et sont constituées, dans les formes pures, par des fibrilles très fines et des vaisseaux ; dans les formes moins pures, on trouve en outre une grande quantité de cellules, qui se changent quelquefois en cellules fusiformes (*gliosarcome*). Les fibres nerveuses ne se rencontrent pas dans les gliomes, elles sont détruites par la néoplasie. La substance intercellulaire présente quelquefois une constitution muqueuse (*myxo-gliome*). Dans beaucoup de cas les gliomes ne diffèrent que fort peu de la substance cérébrale normale ; cependant ils sont généralement très mous, très vasculaires, rougeâtres et contiennent des extravasations de sang ou des foyers de ramollissement. Ils se développent très lentement et sont particulièrement dangereux à cause des hémorrhagies qu'ils peuvent produire ; souvent la mort arrive au milieu de phénomènes apoplectiques.

On trouve également dans le cerveau le *syphilome* (*gomme*), tumeur nettement circonscrite, ordinairement caséeuse à l'intérieur et dont la périphérie est constituée par du tissu fibreux. Le syphilome est parfois accompagné d'*encéphalite syphilitique*, prolifération interstitielle diffuse de la substance grise. Celle-ci conserve sa forme primitive dans la partie malade et adhère à la pie-mère cérébrale.

On ne rencontre que rarement dans le cerveau d'autres tumeurs, par exemple le cancer primaire ; les tumeurs décrites sous ce nom sont ordinairement des sarcomes, ou bien ces cancers ne sont que secondaires et produits par propagation ou par métastase.

Étiologie. — Les *tubercules du cerveau* ne s'observent que chez les jeunes gens et les enfants ; à cette époque de la vie on ne rencontre presque pas d'autres tumeurs cérébrales. Dans la plupart des cas ils ne se développent qu'à la suite d'une tuberculose du poumon ou des ganglions lymphatiques. L'étiologie des autres tumeurs cérébrales est fort peu connue ; dans quelques cas elles sont peut-être héréditaires, ou bien se produisent à la suite de traumatismes du crâne.

Symptomes et marche. — Pendant la vie les symptômes sont presque toujours les mêmes pour les différentes espèces de tumeurs cérébrales et ne permettront d'établir qu'un diagnostic général. Ce n'est que d'après des circonstances particulières (âge du malade, antécédents syphilitiques) que l'on pourra reconnaître la nature de la tumeur.

Les symptômes communs de ces tumeurs sont les suivants : au début on observe de violents maux de tête, des vomissements fréquents et un vertige très prononcé. Ensuite viendront les phénomènes indiquant le développement d'un foyer, c'est-à-dire *phénomènes d'irritation* de certains nerfs moteurs et sensibles, douleurs (névralgies), contractures et spasmes (surtout au visage ;) il n'est pas rare de voir se produire des symptômes convulsifs d'abord isolés, mais qui à la longue affectent tous les caractères de l'épilepsie. On observe aussi des phénomènes d'irritation psychique : agitation, excitation, etc.

A ces symptômes d'excitation succèdent des *phénomènes paralytiques* des nerfs affectés, les mouvements sont d'abord affaiblis et peu à peu, mais très lentement, la paralysie devient complète. L'extension de la paralysie aux nerfs voisins dans le cerveau a une valeur très grande au point de vue du diagnostic ; ces nerfs présentent de temps en temps des symptômes d'irritation, cet état peut se prolonger et se change graduellement en paralysie. On voit parfois se produire une hémiplégie qui d'abord est incomplète et ne consiste qu'en une espèce de faiblesse, mais qui s'accentue de plus en plus et finit par être complète. Cette hémiplégie consécutive à une tumeur a ceci de caractéristique que la paralysie des extrémités affecte la moitié du corps opposée à la paralysie de la face (*hémiplégie alterne*), par conséquent les nerfs rachidiens sont paralysés du côté opposé au siège de la tumeur, les nerfs crâniens du côté même de la tumeur.

Dans un certain nombre de cas ces symptômes se mélangent, ce qui rend le diagnostic très difficile.

La marche des tumeurs cérébrales est en général très lente, le pronostic toujours défavorable ; la mort est produite par paralysie générale, ou bien elle arrive dans une attaque épileptique ou apoplectique ou au milieu de symptômes de méningite.

TRAITEMENT. — Il consiste à combattre les symptômes, modérer l'irritation cérébrale par l'emploi de compresses froides, de ventouses, de sangsues et des dérivatifs. Lorsque le malade a de l'insomnie, de l'agitation ou des maux de tête trop violents, on lui donnera de temps en temps de la morphine (form. 79-81) ou de l'hydrate de chloral (Form. 43).

§ 12. Embolie et thrombose des artères.

ANATOMIE PATHOLOGIQUE ET PATHOGÉNIE. — On désigne sous le nom d'embolie l'oblitération d'une artère par un obstacle provenant d'un autre point du corps (ἐμβάλλειν pousser dans), sous celui de thrombose l'oblitération (θρόμβος, de τρέφειν, convertir en grumeaux). Lorsqu'il existe une embolie dans une artère cérébrale, l'obstacle provient ordinairement du cœur gauche et a pour point de départ la valvule mitrale ou les valvules sigmoïdes, siège de prédilection de l'endocardite (ulcéreuse et chronique fibreuse ordinaire) ; il est constitué par des caillots de sang et de fibrine, par des excroissances de tissu conjonctif ou par des concrétions calcaires, quelquefois par des caillots provenant de l'oreillette gauche ou se forment par suite de la faiblesse du cœur, dans ce cas on ne trouvera pas de lésions organiques de l'endocarde. On rencontre ces oblitérations par embolies surtout dans les artères sylviennes, dans l'artère cérébrale moyenne et dans l'artère cérébrale postérieure, les conséquences sont plus ou moins graves, selon que l'artère oblitérée est une artère terminale de la base du cerveau où se trouvent les parties les plus importantes, ou qu'elle fait partie du réseau vasculaire de la surface du cerveau, où les artères présentent entre elles de nombreuses anastomoses. Dans ce dernier cas la circulation est rapidement rétablie par les anastomoses. Si une artère terminale est oblitérée, il se produit bientôt une hypérémie de tout le territoire de l'artère oblitérée, car en l'absence de toute *vis a tergo*, le sang veineux revient et s'accumule; les hémorrhagies capillaires sont les conséquences plus éloignées de cette oblitération, elle sont suivies d'un ramollissement du territoire de l'artère oblitérée par suite de la privation du sang artériel (*ramollissement cérébral*). Dans ce cas le foyer est rouge (*ramollissement rouge*), quelquefois jaune ou blanc-jaunâtre (*ramollissement blanc ou jaune*), lorsque le sang se coagule rapidement dans les vaisseaux du territoire de l'artère oblitérée. Ces foyers de ramollissement n'ont par conséquent point de rapports avec l'inflammation, ce sont des nécroses, c'est-à-dire des parties du cerveau mortes parce qu'elles sont privées de sang artériel. Plus tard il peut se produire de l'inflammation et l'on voit souvent le foyer devenir le siège de suppurations plus ou moins considérables, de proliférations cellulaires, etc.

La *thrombose* des artères du cerveau ne montre pas, comme l'embolie, une prédilection marquée pour certaines régions du cerveau. Elle est consécutive à des maladies chroniques des parois des vaisseaux; particulièrement importantes sont à ce point de vue la *dégénérescence athéromateuse* (prolifération de la tunique interne des artères avec transformation graisseuse et ossification) chez les vieillards et l'*inflammation syphilitique des artères du cerveau* (prolifération cellulaire entre l'endothélium et la substance fenêtrée des artères). Chacune de ces maladies rétrécit l'artère et en diminue l'élasticité; la circulation est ralentie et la formation des caillots est d'autant plus facile qu'il se développe souvent des inégalités sur la paroi interne du vaisseau. Les conséquences de la thrombose sont les mêmes que celles de l'embolie au point de vue de l'état du territoire de l'artère oblitérée.

Symptomes et diagnostic. — L'*embolie* présente toujours les caractères d'une attaque d'apoplexie, elle se produit soudainement, et il est impossible, au moment de l'attaque, de la distinguer de l'hémorrhagie cérébrale Il y aura des présomptions en faveur d'une embolie si le malade est jeune (10-30 ans), s'il a une lésion organique du cœur ou une autre maladie pouvant provoquer la formation d'embolies, ou si l'on observe des symptômes d'embolie dans d'autres organes (rate, reins). La *thrombose* peut aussi, mais dans des cas exceptionnels, présenter les symptômes de l'apoplexie; en général elle se développe peu à peu, en affectant les caractères d'une encéphalite et en s'accompagnant de dépérissement des forces intellectuelles et corporelles. Lorsque les artères périphériques sont sinueuses et ossifiées et que le malade est d'un âge avancé, on pourra supposer l'existence d'une thrombose cérébrale. Le diagnostic certain de la thrombose n'est pas possible, aussi peu que celui de l'embolie.

TRAITEMENT. — Dans les cas chroniques, on emploiera le traitement de l'encéphalite. Dans la forme apoplectique de l'embolie on favorisera le développement de la circulation collatérale par de légers excitants : café, ammoniaque (2,0 : 100,0, une cuillerée à bouche par heure), et si, au bout de quelques jours, on croit avoir réussi, on cherchera à modérer par des compresses froides sur la tête, par l'emploi de dérivatifs, quelquefois de ventouses à la nuque, les maux de tête, les spasmes et les contractures des parties paralysées produits par une circulation collatérale trop forte. Lorsque la thrombose se rencontre chez des personnes âgées et décrépites, on ordonnera un régime reconstituant.

§ 13. Paralysie bulbaire progressive, paralysie glosso-laryngée progressive.

ANATOMIE PATHOLOGIQUE. — Cette maladie consiste en une *myélite chronique* affectant les noyaux nerveux situés dans la partie postérieure du bulbe et se terminant par l'atrophie des cellules nerveuses. Le noyau du grand hypoglosse est le plus fréquemment atteint, et c'est toujours par lui que la maladie débute; les cellules ganglionnaires de ce noyau se remplissent de granulations jaunes, se racornissent et disparaissent en grande partie, tandis que la névroglie augmente entre ces cellules et forme de larges traînées de tissu conjonctif. Lorsque l'affection se propage, ce sont les noyaux du pneumogastrique, du spinal et du facial qui sont atteints, tandis que le glosso-pharyngien, le nerf auditif et le noyau moteur du trijumeau restent en général intacts. Ces changements peuvent aussi s'observer en même temps dans les cornes antérieures de la moelle. Les muscles paralysés de la langue, du pharynx et des lèvres s'atrophient peu à peu, et souvent le tissu graisseux augmente entre les fibres musculaires (pseudo-hypertrophie musculaire).

ÉTIOLOGIE. — Cette maladie se rencontre chez les adultes et les vieillards et particulièrement chez les hommes. Les causes probables sont : la syphilis, l'ébranlement de la tête, l'excès de travail musculaire, l'usage excessif du tabac.

SYMPTOMES. — La maladie s'annonce quelquefois par des prodromes : pesanteur de la tête, vertige, etc. Dans la plupart des cas, elle débute par la langue, dont les mouvements deviennent plus difficiles, de sorte que certaines lettres, *r*, *l*, par exemple, exigeant une mobilité complète de cet organe, ne sont plus prononcées que difficilement. La prononciation devient de plus en plus indistincte, la mastication et la déglutition sont gênées. Lorsque la paralysie atteint les lèvres, le malade ne peut plus prononcer les labiales (*m*, *b*, *p*, *f*, etc.). Lorsque le pharynx est paralysé, les aliments ressortent par le nez, ou bien pénètrent dans la glotte et produisent une mort subite par suffocation. Les cordes vocales peuvent aussi être paralysées, et le malade perd la voix. L'appétit est bon, l'intelligence reste intacte. S'il se développe une myélite chronique des cornes antérieures de la moelle, on verra se produire des paralysies, des contractures et des convulsions. Après une durée de 1-3 ans le malade meurt dans le marasme. On ne connaît pas de cas de guérison.

DIAGNOSTIC. — On tiendra surtout compte de l'ordre de succession des paralysies : d'abord la langue, puis le pharynx, etc., et du développement progressif et incessant de la maladie.

TRAITEMENT. — On a conseillé l'application de ventouses à la nuque, l'hydrothérapie (Kussmaul), l'application d'une vessie remplie de glace derrière la tête, le nitrate d'argent (form. 24), l'électricité, l'iodure de potassium (form. 75) lorsque la maladie est d'origine syphilitique.

§ 14. Aphasie.

On désigne sous ce nom l'impossibilité pour le malade d'exprimer ses pensées par des mots, lors même que ces mots existent dans son esprit et qu'il sait quel est le mot juste. Quelquefois il y a abolition complète de la parole, l'intelligence du malade est parfaitement intacte, et il sait très bien ce qu'il veut, mais ne peut l'exprimer. Souvent ce ne sont que quelques mots que le malade ne peut prononcer, il s'arrête alors tout embarrassé au milieu d'une phrase; si une autre personne lui dit le mot juste, il témoignera sa reconnaissance par une inclination de tête. Ordinairement les malades cherchent à remplacer par une circonlocution le mot qui leur manque. Certains malades remplacent le mot juste par un mot impropre (*paraphasie*), d'autres peuvent encore écrire le mot en question, d'autres se trouvent même dans l'impossibilité de faire cela et écriront un mot dépourvu de sens (*paragraphie*).

Lorsque la maladie atteint son plus haut degré, le malade ne comprend même plus l'écriture et il ne saisit plus ce qu'il lit (*alexie*).

L'aphasie est un symptôme indiquant une lésion du centre du langage articulé et se rencontre dans les états pathologiques les plus divers (abcès du cerveau, tumeur, syphilis cérébrale, etc.). Le centre du langage articulé est dans la troisième circonvolution cérébrale gauche (Broca) et dans l'insula.

Le pronostic varie selon l'origine de l'aphasie ; il en est de même du traitement. Des exercices de parole méthodiques pourront donner de bons résultats.

CHAPITRE II

MALADIES DE LA MOELLE ET DE SES ENVELOPPES

§ 1. Hydrorachis, spina bifida (hydromyelus).

ANATOMIE PATHOLOGIQUE ET SYMPTOMES. — Il n'est pas rare de trouver des accumulations de sérosité dans le canal rachidien, avec dilatation de ce canal (*hydrorachis interne* ou *hydromyelus*), ou seulement dans les méninges (*hydrorachis externe*); ces accumulations sont presque toujours congénitales: on les observe ordinairement à la suite de l'absence ou de l'écartement d'une ou plusieurs des lames vertébrales (*spina bifida*). Les méninges forment au travers de ces trous des espèces de hernies constituant des tumeurs rondes ou ovales le long de la colonne vertébrale, surtout dans la région lombaire. La peau qui recouvre ces tumeurs est normale ou excoriée. On voit souvent ces tumeurs s'affaisser, lorsque l'on place le corps dans une situation horizontale ou qu'on opère une pression à leur surface, tandis qu'elles se gonflent presque toujours dans la position verticale ou lorsque l'enfant crie.

En comprimant fortement des tumeurs un peu considérables, on peut produire des étourdissements et des convulsions, parce que la sérosité, chassée du canal rachidien par la pression, pénètre dans la cavité crânienne.

Les enfants qui présentent cette maladie sont toujours

en danger de mort; celle-ci arrive par rupture ou suppuration du sac, ou bien au milieu de convulsions générales.

On ne connaît que fort peu les causes de cette maladie.

TRAITEMENT. — On videra le sac au moyen de la seringue de Pravaz et on comprimera ensuite avec un bandage; si le liquide se reproduit, il faudra recommencer l'opération. On extirpera la tumeur, si elle est petite, à pédoncule allongé, et si elle ne communique pas avec le canal rachidien, ce dont on s'assurera par la ponction.

§ 2. Hypérémie de la moelle et de ses enveloppes.

ANATOMIE PATHOLOGIQUE. — Le cadavre étant ordinairement couché sur le dos, il ne suffira pas, pour constater l'hypérémie, de trouver une accumulation de sang dans les vaisseaux de la pie-mère et dans les plexus veineux, car cette accumulation de sang peut aussi bien être produite par l'hypostase cadavérique. L'on ne peut non plus considérer comme criterium l'augmentation de liquide dans les méninges (hydrorachis externe), quoique certains auteurs l'indiquent, par analogie avec l'hypérémie cérébrale, comme un symptôme certain de l'hypérémie spinale; l'existence de cette augmentation n'est d'ailleurs nullement prouvée et est même invraisemblable (Leyden). L'hypérémie n'est évidente que dans les cas où, à côté de l'injection vasculaire, on trouve de petites hémorrhagies punctiformes dans la pie-mère ou une augmentation de la quantité du sang autour du foyer de l'inflammation.

ÉTIOLOGIE. — Tantôt l'hypérémie cérébrale constitue la première période d'une maladie inflammatoire (méningite), tantôt elle est symptomatique d'un autre état pathologique, persiste pendant quelque temps et disparaît avec la cause. On peut l'observer dans la variole et surtout à la suite de stases sanguines dans le territoire de la veine porte; ces stases ont des causes très variables : hémorrhoïdes, arrêt subit de la menstruation, etc.

SYMPTÔMES. — Ils consistent surtout en douleurs siégeant dans la région ou s'irradiant vers les extrémités inférieures et accompagnées de picotements, de fourmillements, de raideur et de faiblesses passagères dans ces mêmes extrémités. Ces symptômes pourront être attribués à l'hypérémie spinale lorsqu'ils coexistent avec les conditions étiologiques énumérées plus haut, disparaissent et reviennent sans produire de paralysie persistante et cèdent rapidement à des émissions sanguines locales. Néanmoins le diagnostic de cette maladie n'est jamais bien certain, car les symptômes n'ont rien de caractéristique, soit qu'on les considère isolément, soit qu'on les considère dans leur ensemble.

TRAITEMENT. — Antiphlogose locale, dérivatifs, injections sous-cutanées de morphine si les douleurs sont trop violentes; lorsqu'il s'agit d'une hypérémie spinale habituelle, on ordonnera des exercices corporels fréquents, des douches chaudes et une saison à Marienbad.

§ 3. Hémorrhagies de la moelle et de ses enveloppes (apoplexia canalis spin. et medullæ spin.).

ANATOMIE PATHOLOGIQUE ET ÉTIOLOGIE. — On trouve souvent des épanchements sanguins dans le tissu cellulaire lâche qui existe entre la dure-mère et les vertèbres, surtout à la face postérieure du canal rachidien, et dans le tissu cellulaire qui unit la pie-mère à la dure-mère, c'est-à-dire dans le sac arachnoïdien. Dans ce dernier cas, les extravasations sanguines se présenteront sous forme de petits points et le liquide rachidien sera plus ou moins rouge, ou bien elles seront très considérables (*apoplexia canalis spinalis*) et occuperont une portion du canal correspondant à plusieurs vertèbres; quelquefois même le sang remplit le canal rachidien tout entier et provient de la cavité cérébrale (par exemple chez les nouveau-nés après un accouchement très difficile). Le liquide rachidien présente alors une teinte tout à fait rouge.

Les causes les plus fréquentes des hémorrhagies dans les méninges sont : des lésions ou des ébranlements violents de la colonne vertébrale, une gêne de la circulation occasionnée par des contractions musculaires tétaniques, l'asphyxie, la fragilité que l'on suppose aux parois vasculaires dans certaines maladies (scorbut, hémophilie, variole hémorrhagique). D'après quelques auteurs ces hémorrhagies peuvent aussi avoir pour origine un arrêt du flux menstruel et du flux hémorrhoïdal.

Les hémorrhagies de la moelle peuvent aussi se présenter sous forme de petites extravasations sanguines capillaires; dans ce cas les fibres nerveuses sont intactes entre les points rouges, ou bien sous forme de foyers plus considérables arrondis, du volume d'un pois ou d'une noisette, ou sous forme de traînées (*apoplexie de la moelle, hématomyélite*), et alors les fibres nerveuses contenues dans les foyers sont détruites, et l'on observe plus tard les mêmes changements que dans les foyers apoplectiques du cerveau. Les causes de l'apoplexie de la moelle sont à peu près les mêmes que celles de l'apoplexie des méninges. La pie-mère entoure étroitement la moelle, aussi les hémorrhagies spontanées de la moelle sont-elles moins fréquentes que celles du cerveau et presque toujours consécutives à une cause de ramollissement de la pulpe nerveuse. Jusqu'ici du moins l'on n'a pu prouver la production dans la moelle d'hémorrhagies spontanées consécutives à une dégénérescence des parois vasculaires.

SYMPTOMES ET DIAGNOSTIC. — L'hémorrhagie de la moelle, aussi bien que celle des méninges, se produit toujours *subitement*. L'hémorrhagie méningée est toujours accompagnée d'une irritation des méninges, aussi provoque-t-elle toujours de vives douleurs dans la région sacrée ou entre les épaules, des douleurs picotantes et de l'hyperesthésie cutanée dans les extrémités, symptômes qui, dans l'hémorrhagie médullaire, ne sont que secondaires et très modérés. En dehors de ces phénomènes, l'hémorrhagie méningée est encore accompagnée, si elle n'est pas trop considérable, d'une espèce de faiblesse des extrémités produite surtout par les douleurs des cuisses et s'améliorant bientôt; dans l'hématomyélie au contraire il existe une véritable paralysie paraplégique ou hémiplégique — selon le siège et les dimensions de l'épanchement sanguin — motrice et ordinairement aussi sensible; le développement de cette paralysie est très rapide, elle est complète immédiatement après l'attaque. Si à l'épanchement dans la moelle vient s'ajouter plus tard une irritation des méninges, on observera naturellement les symptômes décrits plus haut.

PRONOSTIC. — Il est ordinairement favorable pour les hémorrhagies méningées; les hémorrhagies médullaires peuvent produire la mort au bout de peu de jours ou sont presque toujours suivies de paralysies motrices et sensibles.

TRAITEMENT. — Chez les personnes vigoureuses on pratiquera d'abord une saignée, dans tous les cas on emploiera les sangsues *ad locum aff.*, la glace à l'exrieur, les dérivatifs, la morphine à l'intérieur ou en injections (form. 79, 81) contre les douleurs violentes. On combattra les paralysies par l'électricité, la strychnine (form. 108, 109) et on aidera la résorption par l'iodure de potassium (form. 75).

§ 4. Inflammation de la dure-mère spinale, pachyméningite spinale.

A. Aiguë.

ANATOMIE PATHOLOGIQUE. — Cette maladie peut affecter le tissu cellulaire lâche et abondant qui se trouve entre la dure-mère et les os (*pachyméningite externe* ou *péripachyméningite*) ou bien la face interne de la dure-mère (*pachyméningite interne*).

a. La *p. ext.* est une inflammation phlegmoneuse ordinaire, habituellement très circonscrite sous forme de foyer. La dure-mère est détachée de l'os par un épanchement purulent. On observe très souvent en même temps une arachnitis purulente.

Les causes de cette maladie sont : des vertèbres cariées, des suppurations du voisinage (decubitus, abcès du psoas, peripleuritis) se propageant dans le canal rachidien au travers des trous de conjugaison.

SYMPTOMES. — Les mêmes que ceux de la méningite spinale, si ce n'est que dans la plupart des cas il n'existe pas de symptômes indiquant le développement de la maladie dans la partie cervicale. Le diagnostic s'établira surtout sur l'existence d'une des causes.

b. La *p. int.* ou hémorrhagique présente les caractères de l'hématome du cerveau, elle produit des symptômes de méningite, et ce n'est que par les conditions étiologiques (elle s'observe surtout chez les aliénés et les buveurs) que l'on pourra soupçonner son existence.

TRAITEMENT. — Dans les deux formes il sera local et antiphlogistique; dans la p. ext. on tiendra compte des causes de la maladie.

B. Chronique.

C'est un épaississement du tissu conjonctif de la dure-mère spinale, se développant lentement et sans fièvre, accompagnée seulement des symptômes d'irritation très faibles de la méningite. Ce n'est jamais une maladie idiopathique, elle ne s'observe que dans les inflammations chroniques des vertèbres.

§ 5. Inflammation de la pie-mère et arachnoïde spin., méningite spinale.

A. Aiguë.

ANATOMIE PATHOLOGIQUE. — La pie-mère et les mailles de l'arachnoïde sont infiltrées, surtout dans la partie postérieure de la moelle, par un exsudat fibrineux ou fibrino-purulent; souvent la surface interne de la dure-mère est recouverte d'un enduit fibrineux. Le liquide rachidien est trouble. L'inflammation se propage facilement de la moelle au cerveau ou du cerveau à la moelle, par suite du rapport direct du sac arachnoïdien du cerveau avec celui de la moelle et du mouvement continuel du liquide céphalorachidien. La méningite spinale s'étend généralement assez loin, souvent sur toute la longueur de la moelle. A côté de l'exsudation, on observe une forte injection vasculaire de la pie-mère et presque toujours de nombreuses petites hémorrhagies.

ÉTIOLOGIE. — On peut distinguer une méningite *primaire* et une méningite *secondaire* ; la première se produit après des refroidissements sous l'influence de conditions particulières de température; la seconde est consécutive à des maladies infectieuses (scarlatine, fièvre typhoïde), elle peut s'observer à la suite de l'introduction de matières irritantes (pus) dans le canal rachidien (dans la carie des vertèbres etc.), comme complication de la pneumonie, enfin elle peut avoir pour origine l'extension d'une méningite cérébrale basilaire (dans la carie du rocher).

SYMPTOMES. — Comme la méningite spinale est presque toujours accompagnée de méningite cérébrale (méningite cérébro-spinale), les symptômes des deux maladies se mélangent et forment l'ensemble que nous avons décrit à la page 14. Nous trouverons comme symptômes spinaux : les douleurs violentes dans le dos et dans la région sacrée, la rigidité des muscles du dos, l'hyperesthésie cutanée dans les extrémités inférieures et les douleurs qui rayonnent vers ces extrémités ; quant à la fièvre, presque toujours très forte, elle fait aussi bien partie des symptômes spinaux que des symptômes cérébraux.

TRAITEMENT. — Celui de la méningite cérébro-spinale épidémique.

B. — Chronique.

La pie-mère devient trouble et s'épaissit pour constituer cette maladie. Ces altérations sont généralement circonscrites et s'observent à la suite de caries des vertèbres ou d'inflammations chroniques de la moelle. Les points malades sont caractérisés par un épaississement du tissu conjonctif de la pie-mère et par une adhérence intime de cette membrane avec la moelle, adhérence si prononcée que la séparation n'est pas possible.

Ces épaississements conjonctifs se métamorphosent assez souvent en masses calcaires plus ou moins considérables, qui, en comprimant les racines nerveuses, peuvent produire des phénomènes névralgiques très violents. Ordinairement ces changements intéressent aussi la dure-mère dont la face interne est opaque, granulée et parsemée de nombreuses petites excroissances de tissu conjonctif. Les symptômes de la méningite chronique sont les mêmes que ceux de la pachyméningite chronique, ils sont très incertains et peuvent consister en douleurs sourdes dans la région sacrée, en gêne des mouvements de la colonne vertébrale et des extrémités inférieures, en sensations anormales dans les muscles de la cuisse et en hyperesthésies cutanées légères.

§ 6. Inflammation de la moelle, myélite.

ANATOMIE PATHOLOGIQUE. — La myélite est un état pathologique analogue à l'encéphalite ; aussi tout ce que nous avons dit à propos de l'encéphalite pourra-t-il s'appliquer à la myélite. La myélite produit aussi des *foyers*, dans la substance grise comme dans la substance blanche.

Plus tard ces foyers de ramollissement se liquéfient de plus en plus, et, dans certains cas, s'enkystent, ou bien le contenu du foyer se condense et forme une masse caséeuse semblable à du mortier. Dans d'autres cas, le ramollissement est moins prononcé et le foyer est le siège d'une prolifération abondante de tissu conjonctif (sclérose); il est alors plus ou moins dur, semblable à du blanc d'œuf cuit et assez homogène à la coupe.

Ces foyers peuvent être arrondis, ou bien ils occupent, sous forme de traînées, des parties plus ou moins considérables de la moelle.

Le siège de prédilection de la myélite est la région lombaire, et souvent l'inflammation se propage de la moelle aux méninges.

ÉTIOLOGIE. — Les causes présumées de cette maladie sont des fatigues corporelles excessives, l'arrêt de la menstruation; elle peut aussi se développer chez des individus en transpiration s'endormant sur un sol froid et humide. La myélite est plus souvent secondaire, produite par l'extension aux méninges d'une phlegmasie voisine, comme dans la carie des vertèbres.

SYMPTOMES. — La myélite *aiguë* présente les caractères de la méningite spinale. On ne pourra distinguer ces maladies l'une de l'autre, que lorsque le développement d'une paralysie paraplégique des membres inférieurs, sensible et motrice, fixera le diagnostic de la myélite.

La myélite *chronique* est plus fréquente; elle n'est jamais accompagnée de fièvre. Les symptômes principaux sont : la douleur dans la région sacrée, la sensation particulière d'un anneau serrant le ventre ou la poitrine, des altérations de la sensibilité dans les parties périphériques du corps (picotements, fourmillements, engourdissement dans un ou plusieurs orteils) et finalement le développement d'une paralysie motrice et sensible des extrémités inférieures.

TRAITEMENT. — Dans la myélite aiguë il sera antiphlogistique : vessie remplie de glace sur la région sacrée, sangsues, etc. Dans la myélite chronique on ordonnera les dérivatifs les plus énergiques : moxa, séton, sangsues de temps en temps, purgatifs. On combattra les paralysies persistantes par l'électricité, les douches froides, les bains de boue.

§ 7. Dégénérescence grise des cordons postérieurs. — Tabes dorsualis (Romberg). — Ataxie locomotrice progressive (Duchenne). — Phtisie de la moelle des anciens.

Autrefois on appelait tabes dorsualis toutes les maladies chroniques de la moelle se terminant par l'abolition des mouvements des extrémités inférieures, et on rapportait cette abolition des mouvements à une destruction de la moelle; de nos jours on ne désigne sous ce nom que les maladies de la moelle qui ont, comme caractère anatomique, une dégénérescence grise des cordons postérieurs et comme symptôme principal l'impossibilité de produire des mouvements coordonnés malgré la persistance de la force, de sorte que la station et la marche sont impossibles (*ataxie locomotrice*).

La dégénérescence frappe la moelle sur toute sa longueur, elle part de l'extrémité inférieure et arrive jusqu'au cerveau; il est rare de la voir attaquer en même temps les cordons latéraux et extérieurs. La coloration grise est produite par la transformation de la substance blanche en une matière gélatineuse grise ou gris-rougeâtre; cette transformation a pour origine la disparition de la myéline des fibres nerveuses, et cette disparition constitue elle-même la première période de l'atrophie ou quelquefois de la destruction complète des fibres nerveuses (Rindfleisch). Dans tous les cas les racines postérieures (sensibles) des nerfs rachidiens sont atteintes par la dégénérescence.

Les caractères histologiques sont de deux sortes : 1) la substance intermédiaire normale existant entre les fibres nerveuses (névroglie) se change en une substance formée de fibres fines, il se développe une prolifération du tissu conjonctif interstitiel ; 2) les tubes nerveux s'atrophient, ils perdent d'abord la myéline, tandis que les cylinder-axis restent, dans la plupart des cas, intacts pendant assez longtemps. Finalement les fibres nerveuses ont complètement disparu ou bien il n'en reste que des débris, et la partie dégénérée ne forme plus qu'une masse de tissu conjonctif. Les vaisseaux ne présentent de remarquable qu'une prolifération du tissu conjonctif de la tunique adventice. Dans les parties dégénérées on trouve une grande quantité de corpuscules amylacés.

ÉTIOLOGIE. — On observe cette maladie surtout à l'âge moyen de la vie. Certains auteurs lui considèrent comme causes des excès sexuels, Romberg repousse cette opinion. Le plus souvent le tabes dorsualis se produit après un contact prolongé avec la terre froide et humide, après des fatigues musculaire excessives occasionnées par des marches épuisantes ou par la persistance trop longue dans une position forcée.

SYMPTOMES ET MARCHE. — La marche et surtout le début du tabes sont toujours chroniques. On observe d'abord une *faiblesse des extrémités inférieures ;* cette faiblesse ne consiste pas en une diminution des forces motrices, comme dans la myélite, mais en une diminution de la sensibilité tactile et du sens musculaire ; il s'agit donc d'une altération de la sensibilité. Le malade ne ressent plus distinctement ce qu'il produit par ses mouvements musculaires et il est obligé de recourir à la *vue* pour s'en assurer. Il lui semble qu'il y a une semelle de feutre entre la plante de son pied et la terre, et comme il ne sent plus le sol, il est obligé de le voir lorsqu'il veut marcher ; s'il ne peut le faire, comme dans l'obscurité ou lorsqu'il ferme les yeux, il lui est impossible de marcher et il tombe. Il cherche alors à remédier à cette absence du sens musculaire par une augmentation de ses efforts ; en marchant il lance le pied en avant, ce qui donne à sa démarche un caractère tout à fait particulier. Plus la paralysie sensible augmente, plus le malade est dans l'impossibilité de marcher ou de se tenir debout, finalement il perd complètement cette faculté malgré la conservation de la motricité des muscles.

Il ne s'agit donc pas, dans le tabes, d'une paralysie motrice, mais d'une altération de la coordination, d'une impossibilité de produire une action coordonnée des muscles par suite d'une paralysie de la sensibilité.

En dehors des phénomènes que nous venons de décrire, on observe souvent dans certains districts musculaires ou dans les articulations des douleurs névralgiques très violentes, s'irradiant avec la rapidité d'un éclair, ou bien il existe la sensation d'une constriction autour du corps, ou une sensation veloutée dans les pieds et dans les mains, etc.

La marche de la maladie est toujours très lente ; elle peut durer des années. Finalement l'affection gagne les extrémités supérieures et le cerveau ; les mouvements combinés des doigts sont impossibles, il se produit de l'amblyopie, de l'incontinence d'urine, et le malade meurt dans le marasme ou est emporté par une inflammation intercurrente (pneumonie).

TRAITEMENT. — La guérison peut à peine être espérée dans le début de la maladie ; dans cette période on ordonnera le repos musculaire, un régime fortifiant et des dérivatifs légers sur l'intestin et sur la peau. On recommandera au malade de rester au lit pendant quelque temps ou du moins de s'abstenir de toute fatigue musculaire, on lui prescrira les ferrugineux, le quinquina, des bains de malt ou d'eaux salines (Rehme, Gastein), de légers purgatifs (rhubarbe, taraxacum, infusion de feuilles de séné). L'électricité a quelquefois donné de bons résultats.

§ 8. Affection spinale semi-latérale, paralysie spinale de Brown-Séquard, hémiplégie spinale avec anesthésie croisée (Charcot).

Maladie produite par une affection circonscrite de la moelle et provoquant une paralysie motrice du côté qu'occupe l'affection et une anesthésie du côté opposé.

ÉTIOLOGIE ET ANATOMIE PATHOLOGIQUE. — On observe l'affection spinale semi-latérale surtout à la suite de coups de couteau ou d'épée ayant tranché une moitié de la moelle. Le développement de la maladie est alors soudain, tandis qu'il n'est que progressif lorsqu'elle a pour origine une tumeur de la moelle ou de la dure-mère comprimant une moitié de la moelle, ou bien un épanchement hémorrhagique, ou bien une altération pathologique inflammatoire chronique et circonscrite de la moelle engendrée par un refroidissement, par un ébranlement de la colonne vertébrale, par la syphilis, etc.

SYMPTOMES. — Le malade présente une *paralysie motrice semi-latérale*, qui occupe, selon le siège de la lésion dans la moelle, une extrémité inférieure et la moitié abdominale correspondante et de plus, lorsque la lésion existe dans la partie cervicale, l'extrémité supérieure du même côté. La limite supérieure des parties paralysées est formée par une zone *anesthésique* transversale correspondant à la hauteur de la lésion dans la moelle; dans certains cas on trouve immédiatement au-dessus une zone *hyperesthésique*. La peau des parties paralysées est très sensible au contact et aux influences atmosphériques. La température de ces parties est plus ou moins considérablement élevée par suite de la paralysie des vaso-moteurs. L'autre moitié du corps présente peu ou même point de symptômes paralytiques, par contre on y trouve de l'anesthésie de la peau, de sorte que les sensations de contact, de température et de douleur ne sont point perçues. Il n'y a pas de paralysie des vaso-moteurs. Il se produit souvent des troubles dans les évacuations d'urine et de matières fécales, et le côté paralysé maigrit rapidement. Ces symptômes trouvent leur explication dans le trajet des nerfs moteurs, sensibles et vaso-moteurs dans l'intérieur de la moelle.

La marche, le pronostic et le traitement varient selon la nature de l'affection de la moelle à laquelle cette maladie est consécutive.

§ 9. Paralysie spinale des enfants, paralysie spinale infantile.

ANATOMIE PATHOLOGIQUE. — Cette maladie se développe du sixième mois de la vie jusqu'à la fin de la deuxième année, et presque toujours sans cause connue. Autrefois on la considérait comme une paralysie spinale essentielle des enfants, mais il ressort des recherches les plus récentes que, dans presque tous les cas, elle a pour caractère anatomique une myélite subaiguë des cornes antérieures avec atrophie des cellules ganglionnaires, et qu'en général la maladie s'étend aux cordons antéro-latéraux et surtout aux cordons antérieurs. On trouve par conséquent une accumulation de granulations pigmentaires dans les cellules ganglionnaires et, selon le degré de la prolifération de la névroglie, une destruction et une disparition plus ou moins complète de ces cellules et des tubes nerveux formant les racines antérieures (motrices). Les muscles des extrémités inférieures sont atrophiés et ne forment, dans les cas très prononcés, qu'une masse tendineuse renfermant plus ou moins de graisse.

SYMPTOMES ET MARCHE. — En général la maladie débute subitement au milieu de la nuit; l'enfant est agité, il a de la fièvre, et le matin on trouve une paralysie ordinairement complète des deux extrémités infé-rieures. La sensibilité des parties paralysées est conservée. Dans certains cas on trouve aussi une paralysie des extrémités supérieures. Les parties paralysées prennent une teinte bleuâtre et sont plus froides que les parties saines. Au bout de quelques jours on remarque que la paralysie n'existe plus que sur une seule extrémité (un bras, une jambe), et là elle persiste. Les muscles de cette extrémité disparaissent bientôt, mais non d'une façon uniforme pour tous les muscles. L'atrophie finit par s'étendre aux os, et l'on observe les difformités les plus variées (*Pes varus* et *valgus*, déviations de la co-lonne vertébrale, etc.).

PRONOSTIC. — Favorable quant à la terminaison, mais défavorable quant à la guérison de la paralysie.

TRAITEMENT. — Au début 1-2 sangsues à l'anus, dé-rivatifs sur l'intestin (calomel), compresses froides sur les points malades de la colonne vertébrale. Contre la paralysie on emploiera la gymnastique et l'électricité (le pôle positif d'une batterie à courant constant modéré sur la colonne vertébrale, le pôle négatif sur les extré--mités).

CHAPITRE III

ALTÉRATIONS FONCTIONNELLES DU CERVEAU
ET DE LA MOELLE
ET DE CERTAINS NERFS CRANIENS ET RACHIDIENS

Les maladies que nous avons décrites dans les deux articles précédents présentent des changements anatomiques qui leur servent de base et qui expliquent leurs symptômes. Les caractères anatomiques des maladies dont nous allons parler ne nous sont point connus ou ne le sont qu'en partie, et nous serons obligés de nous en tenir aux symptômes. Ces maladies sont :

A. — LES HYPERESTHÉSIES ET LES NÉVRALGIES

On désigne sous le nom d'*hyperesthésie* une augmentation de la sensibilité de certaines fibres nerveuses sans altérations organiques reconnaissables. Si cette hyperesthésie se produit sous forme d'accès très douloureux suivis de rémissions plus ou moins complètes on lui donne le nom de *névralgie*. La névralgie se distingue de la *névrite* (inflammation des nerfs) par l'absence d'altérations organiques et par les accès douloureux; dans la névrite on trouve toujours des lésions inflammatoires (hypérémie, exsudat ou prolifération de tissu conjonctif entre les fibres nerveuses), et la douleur est ordinairement permanente.

§ 1. Névralgie du nerf de la cinquième paire, prosopalgie, tic douloureux de la face.

SYMPTOMES. — Cette névralgie frappe une ou deux branches, plus rarement les trois branches du trijumeau ; elle consiste en *accès* très douloureux de durée variable, ces douleurs suivent le trajet du nerf avec la rapidité de l'éclair. Après l'accès les douleurs se calment ou disparaissent complètement.

ÉTIOLOGIE. — Les causes peuvent agir sur la distribution *périphérique* du nerf, ce sont dans ce cas des refroidissements très forts du visage, des exostoses, des gonflements du périoste aux points de sortie des branches du trijumeau au travers des trous ou des autres ouvertures de la base du crâne et de la face (trous sus et sous-orbitaires), des tumeurs comprimant le nerf, des dents cariées, etc. ; d'autres fois les causes agissent sur le *tronc du nerf* dans la cavité crânienne (tumeurs de la base du crâne), et alors les douleurs existent sur les trois nerfs ; ou bien les causes sont de nature constitutionnelle, et la névralgie a pour origine l'anémie, la chlorose, l'hystérie. Cette névrose se rencontre aussi dans la fièvre intermittente et présente dans ce cas un caractère tout à fait typique.

TRAITEMENT. — On recherchera la cause de la névralgie et on combattra l'anémie et la chlorose par les ferrugineux, la fièvre intermittente par le quinquina, les exostoses par l'iodure de potassium et, dans le cas de refroidissement du visage, on emploiera les douches de vapeur très chaudes et la pommade de vératrine (0,5 : 10,0 axonge).

Contre les douleurs on mettra en usage les injections sous-cutanées de morphine, les frictions avec le chloroforme. L'hydrate de chloral à l'intérieur et l'application du pôle positif d'un courant constant pourront aussi être d'une certaine utilité.

§ 2. Névralgie sciatique.

SYMPTOMES. — La douleur ischiatique existe rarement dans toutes les branches du nerf sciatique, ordinairement elle occupe la portion qui s'étend du trochanter à la moitié de la jambe; on l'observe moins souvent à la face externe de la jambe jusqu'à la malléole externe, le long du bord externe du pied et tout à fait rarement à la plante du pied (*Névralgie plantaire*). Dans la plupart des cas, la névralgie ne frappe qu'une seule cuisse. En général la douleur se développe peu à peu, elle présente souvent des exacerbations sous forme d'accès, la douleur est alors atroce, fulgurante. Il n'y a pas, comme dans les autres névralgies, des pauses pendant lesquelles le malade ne souffre pas; ordinairement il existe une douleur profonde constante, surtout du côté du siège, et, si, à cet endroit, on presse le nerf contre les os, on augmente cette douleur.

DIAGNOSTIC. — La coxalgie se distingue presque toujours facilement, même à son début, de la sciatique par la douleur causée par les mouvements de l'articulation coxo-fémorale; les douleurs musculaires sont diffuses et ne suivent pas le trajet du nerf sciatique; dans la psoïtis, l'extension de la cuisse est douloureuse et il y a de la fièvre. Les douleurs articulaires hystériques sont presque toujours accompagnées d'autres phénomènes hystériques.

ÉTIOLOGIE. — Les causes de cette maladie peuvent être : une accumulation de matières fécales durcies dans l'S iliaque, un développement trop considérable d'hémorrhoïdes des plexus veineux sacrés, des tumeurs du bassin (quelquefois l'utérus gravide), l'inflammation, la tuberculose et le cancer des vertèbres, le refroidissement des cuisses après une grande fatigue, etc.

TRAITEMENT. — On instituera le traitement de la

cause lorsque cela est possible (purgatifs contre la constipation, douches de vapeur contre le refroidissement, émissions sanguines locales contre la pléthore abdominale, etc.).

Contre la névralgie elle-même on emploiera les irritants de la peau (bandes de vésicatoires, sinapismes, badigeonnages avec de la teinture d'iode, pointes de feu), le courant constant, les injections sous-cutanées de morphine, les bains d'eau froide et l'huile de térébenthine (5,0 : 30,0 de miel despumé, une cuillerée à café matin et soir — ou en capsules).

§ 3. Névralgies rares.

Ce sont : la névralgie *cervico-occipitale*, caractérisée par des douleurs dans la région des quatre premiers nerfs rachidiens (nuque, arrière-tête) ; la névralgie *cervico-brachiale*, qui a pour siège l'une des branches du plexus brachial; la névralgie *intercostale*, caractérisée par des douleurs dans les espaces intercostaux surtout du sixième au huitième ; la *mastodynie*, névralgie des mamelles ; la *sciatique crurale* (*ischias antica*), qui présente une douleur siégeant sur le trajet du nerf crural, c'est-à-dire à la face antérieure et interne de la cuisse ; la névralgie du *nerf obturateur*, qui a pour origine l'écrasement de ce nerf par une hernie obturatrice étranglée et qui siège dans la partie supérieure et interne de la cuisse.

§ 4. Hypochondrie, hyperesthésie psychique de Romberg.

Symptomes. — L'hypochondrie est caractérisée par un trouble mental consistant en une préoccupation incessante des fonctions de l'organisme, préoccupation qui engendre et entretient des sensations anormales dans le corps et qui pousse le malade à exagérer les altérations existantes et à leur attribuer une importance qu'elles n'ont pas. L'hypochondriaque voit toujours sa santé en danger : à la moindre sensation dans la région épigastrique il se croit atteint d'ulcère ou de cancer de l'estomac, après chaque coït il se croit infecté de vérole et voit déjà en esprit son nez rongé par la carie syphilitique, etc. Il se rapproche des aliénés en ce qu'il ne se laisse pas enlever ses idées, mais il en diffère en ce que ses idées ne sont pas de véritables idées fixes, c'est-à-dire qui n'ont aucun rapport avec la réalité.

L'hypochondrie a souvent comme point de départ des altérations de la digestion (hypochondrie *cum materia*) consistant en acidités des premières voies, éructations, sensation de pression dans la région épigastrique et constipation. Il peut aussi exister des lésions d'autres organes, par exemple du cœur. Dans un certain nombre de cas c'est le trouble mental qui constitue le début de la maladie (hypochondrie *sine materia* des anciens).

TRAITEMENT. — On s'occupera d'abord des altérations organiques existant réellement (lésions organiques du cœur, maladies de l'estomac, constipation, insomnie, etc.). Ensuite on cherchera à agir sur l'esprit par le raisonnement et les distractions, les voyages, la société, etc. Contre la forme purement psychique, l'hydrothérapie est ordinairement le meilleur traitement.

§ 5. Hystérie.

On désigne sous ce nom une altération cérébrale particulière aux sexe féminin, qui consiste tantôt en une faiblesse psychique irritable, tantôt en une combinaison des symptômes les plus hétérogènes du système nerveux périphérique et central et en une grande variabilité de ces symptômes, sans que l'on observe des changements matériels assez considérables pour expliquer la production et la variabilité de ces phénomènes. On admettait autrefois que l'hystérie se développait toujours sous l'influence de maladies de l'utérus et des ovaires ; mais cette opinion est erronée, puisque l'on a observé des cas d'hystérie coïncidant avec une absence de vagin, d'utérus et d'ovaires.

SYMPTOMES ET MARCHE. — Le début de la maladie est toujours lent et progressif et s'observe généralement de l'âge de quinze ans à celui de vingt-cinq ans. On peut considérer comme symptômes constants le manque de volonté et l'irritabilité psychique ; la personne hystérique change complètement de caractère et devient le jouet des sensations les plus désordonnées, auxquelles elle ne cherche d'ailleurs pas à résister. Les irritations les plus faibles produisent une agitation telle que l'intensité de la sensation n'est nullement en rapport avec l'importance de la cause qui l'a provoquée.

Les symptômes sont innombrables. On observe toutes les formes possibles de névralgies, d'anesthésies, de convulsions, de paralysies, etc., et il est souvent difficile de reconnaître l'origine hystérique de ces maladies Dans ce cas il est important de savoir que les maladies de ce genre à origine hystérique s'écartent généralement de leur marche habituelle.

TRAITEMENT. — Il est *prophylactique* : on cherchera par une éducation convenable à fortifier la volonté des jeunes filles contre toute espèce de sensation et on surveillera le développement de l'appareil sexuel. Si l'on remarque des troubles dans le développement de cet appareil on en recherchera la cause et on la combattra (chlorose et anémie, menstruation trop considérable, etc.).

La maladie une fois développée est, on peut le dire, une *crux medicorum*. On cherchera à combattre la faiblesse psychique par un changement complet de la manière de vivre et par le relèvement de la volonté. Contre les symptômes nerveux on emploiera les médicaments antihystériques : assa fœtida, valériane, castoréum, etc., qui donneront quelquefois de bons résultats. Le bromure de potassium peut aussi, dans certains cas, être d'une grande utilité. Contre les douleurs violentes et l'insomnie on recourra à l'opium et à l'hydrate de choral, néanmoins il ne faudra se servir qu'avec réserve de ces narcotiques.

B. — LES ANESTHÉSIES.

Les propriétés des nerfs sensibles sont, comme on le sait, divisées d'après E. H. Weber en sensations de lieu, de pression et de température. La sensation de lieu et celle de pression sont réunies sous le nom de sens du tact. On appelle *anesthésie* la perte d'une de ces facultés ou de toutes les trois. Lorsqu'on irrite fortement les nerfs sensibles, il se produit de la douleur, mais il est probable que pour les sensations nombreuses ce sont des éléments particuliers des nerfs sensibles qui entrent en action, de même que pour les sensations de tact et de température, puisque dans certains cas on ne peut provoquer de douleur malgré la conservation du sens du tact (*analgésie*). On observe l'analgésie dans les empoisonnements par le plomb et les narcotiques et dans l'hystérie ; si avec une épingle on perce la peau, après avoir produit une anesthésie locale par le chloroforme, on remarque bien l'endroit de la piqûre, mais on ne ressent point de douleur.

L'anesthésie est *périphérique* ou *centrale*, selon que l'interruption se trouve sur le trajet périphérique du nerf (par suite de division du nerf, de froids intenses, etc.), ou bien dans l'intérieur du cerveau ou de la moelle (par suite d'apoplexie cérébrale, de foyers d'encéphalite, de dégénérescence grise des cordons postérieurs).

Les conséquences des anesthésies consistent en altérations de nutrition de tout genre, amaigrissement, gangrène (decubitus), etc. On reconnaît le degré et l'étendue de l'anesthésie au moyen d'épingles, de pointes de compas émoussées, du courant induit.

Traitement. — On traitera les causes et on prescrira des irritants de la peau (frictions avec le liniment volatil, l'essence de moutarde, douches de vapeurs), l'électricité et la strychnine à l'intérieur ou en injections sous-cutanées (form. 108, 109).

§ 6. Anesthésie du trijumeau.

Elle peut frapper toutes les branches du trijumeau, ou seulement une des trois branches, ou bien seulement quelques fibres du nerf, et sera par conséquent plus ou moins étendue : tantôt elle comprendra toute la moitié du visage, c'est-à-dire la conjonctive, la muqueuse du nez, celle de la bouche et de la langue ; tantôt seulement de petits points circonscrits.

L'étendue de l'anesthésie du trijumeau dépend du siège de la cause qui l'a produite ; cette cause peut siéger sur le trajet périphérique du nerf, ou près de son origine centrale.

Lorsque l'anesthésie est *centrale*, elle occupe la moitié du corps opposée au siège de la cause dans le cerveau (la paralysie sensible affecte la forme croisée), et l'on trouve outre la paralysie sensible du trijumeau des paralysies d'autres nerfs crâniens (moteur oculaire commun, etc.) ; lorsque l'anesthésie est *périphérique*, elle siège du même côté que la lésion nerveuse. Le nerf est dit périphérique depuis sa sortie du cerveau jusqu'à sa distribution terminale à la surface de la peau.

On peut appliquer aux paralysies *périphériques* ce qui suit :

1. Plus le nombre des fibres du trijumeau frappées par l'anesthésie est petit, plus la cause est rapprochée de la périphérie. Cette proposition n'est vraie qu'en général ; car, dans certains cas, des lésions centrales peuvent parfaitement produire une anesthésie limitée à un petit nombre de fibres.

2. Si l'anesthésie s'observe non seulement sur la dis

tribution périphérique d'une branche entière à la surface de la peau, mais aussi sur la muqueuse de la cavité orbitaire du même côté, la cause agit sur une des grandes branches en un point qui se trouve entre le ganglion de Gasser et l'endroit où commence la distribution périphérique.

3. Lorsque les trois branches sont anesthésiées et qu'il se produit des altérations trophiques (inflammation et ulcérations de l'œil, gonflement et saignements des gencives, altération de la sécrétion de la parotide et de la glande sous-maxillaire), on peut affirmer que la cause siège sur le ganglion de Gasser ou sur le nerf dans le voisinage immédiat du ganglion.

4. Lorsqu'il y a en même temps abolition des mouvements de la mastication et par conséquent paralysie de la branche motrice du trijumeau, la cause agit sur le tronc du nerf à la base du crâne ou sur la troisième branche à sa sortie du trou ovale, avant la séparation des fibres sensibles et des fibres motrices.

TRAITEMENT. — Celui des anesthésies en général.

C. — LES CONVULSIONS.

Ce sont des contractions musculaires involontaires.

Les convulsions sont *cloniques* ou *toniques*, selon que les muscles présentent des spasmes, c'est-à-dire des alternatives de contracture et de relâchement, ou que la contracture est permanente. Les convulsions sont produites tantôt par le passage d'une irritation des nerfs sensibles aux nerfs moteurs (*convulsions réflexes*), tantôt par excitation de l'origine centrale des nerfs moteurs (*convulsions cérébrales et spinales*). Les convulsions s'observent seulement sur quelques muscles ou groupes de muscles lorsque l'excitation n'atteint qu'un seul nerf moteur (*convulsions partielles*), ou bien sur tous les muscles du corps (*convulsions générales*).

§ 7. Convulsion mimique de la face, tic convulsif.

A. — CONVULSIONS PARTIELLES.

Les spasmes sont produits par excitation du facial, tantôt du nerf entier, tantôt seulement de quelques filaments nerveux. Dans la majorité des cas ils n'occupent qu'un seul côté et provoquent, lorsqu'ils sont de nature clonique, des grimaces singulières; lorsqu'ils sont de nature tonique, des contractures très prononcées de certains muscles de la face. Ces convulsions ont pour causes des irritations de nature périphérique (air froid, dents cariées), ou bien elles sont d'origine réflexe (vers dans le canal intestinal, catarrhe intestinal), ou bien elles ont une cause centrale (danse de Saint-Guy, hystérie). Le traitement se divise en celui des causes (douches de vapeurs dans le refroidissement, injections sous-cutanées de morphine lorsqu'il y a une irritation réflexe trop considérable du trijumeau, etc.), et celui de l'affection même (électricité, vésicatoire derrière les oreilles).

§ 8. Crampe des écrivains, mogigraphie.

Elle consiste en un soulèvement convulsif de l'index lorsque le malade écrit, si les fibres du nerf radial sont affectées, ou en une flexion spasmodique, lorsque le médian est atteint, ou en une déviation convulsive de la main en dehors et à droite, quand la maladie frappe le nerf cubital. Le malade se plaint toujours d'une sensation de fatigue et de raideur dans le bras. On peut considérer la crampe des écrivains comme une altération de la coordination des muscles de l'avant-bras et de la main, car elle ne s'observe pas lorsque l'on écrit avec un crayon, mais seulement lorsque l'on écrit avec la plume, c'est-à-dire lorsque les mouvements combinés nécessaires des muscles des doigts, du métacarpe et de l'avant-bras sont nécessairement bien plus exacts.

On peut observer une crampe analogue à celles des écrivains chez les cordonniers, les couturières, les violonistes, etc.

TRAITEMENT. — La crampe des écrivains ne se guérit que dans des cas rares. Elle ne se produit qu'à la suite de fatigues produites par la pratique excessive de l'écriture, aussi l'on aura soin de s'appuyer convenablement l'avant-bras en écrivant, mesure prophylactique très importante. Lorsque la crampe est bien développée, on s'abstiendra pendant quelque temps d'écrire et l'on essayera de la combattre par un traitement local à l'eau froide et par le courant constant.

§ 9. Bégayement.

Le bégayement est constitué par une altération de la coordination des mouvements musculaires nécessaires pour produire la parole. Cette altération affecte les muscles de la langue, du voile du palais, des lèvres, du larynx et les muscles de la respiration. La cause de la maladie se trouve tantôt sur le trajet du pneumogastrique, tantôt à l'origine de ce nerf dans la moelle allongée. Le bègue n'est pas maître des mouvements musculaires nécessaires pour produire la parole, sa langue se presse spontanément contre le palais, etc., il cherche à surmonter l'obstacle par un renforcement des mouvements expiratoires au moyen des contractions très fortes des muscles de la poitrine et de l'abdomen; cet ensemble de phénomènes constitue le bégayement et est encore rendu plus caractéristique par les signes d'une grande excitation psychique.

TRAITEMENT. — Il est purement orthopédique. D'apr M. Rosenthal, le malade fera une forte inspiration avant de parler et dès qu'il sentira arriver la fin de l'expiration; il ne parlera que lentement, en accentuant les syllabes et en suivant la mesure ¼ qu'il aura soin d'indiquer lui-même par les mouvements de la main.

En dehors des convulsions isolées que nous venons de décrire, on en observe sur le trajet du nerf accessoire de Willis (la plus connue est celle du sterno-cleido-mastoïdien, *caput obstipum*) et dans les extrémités inférieures à la suite de la fièvre typhoïde, de la fièvre intermitente, etc., (convulsions musculaires idiopathiques).

B. — CONVULSIONS GÉNÉRALES.

Avec perte de connaissance.

§ 10. Épilepsie.

SYMPTOMES ET MARCHE. — L'épilepsie est une maladie *chronique*, caractérisée par des accès se produisant à des époques indéterminées et se manifestant par des convulsions générales, par la perte de connaissance et l'abolition de la sensibilité pendant ces accès.

Quelquefois les accès sont précédés de prodromes, tels que la sensation d'un souffle frais (*aura*) ou d'autres sensations particulières. Néanmoins dans la plupart des cas il n'y a pas de prodromes, l'attaque se produit subitement. Le malade tombe en poussant un cri perçant et perd connaissance ; il a des convulsions dans tous les muscles, les lèvres sont baignées d'écume par suite de la difficulté de la respiration ; le retour du sang veineux de la tête étant gêné, la face est fortement congestionnée, et cette congestion est si prononcée qu'il se produit souvent dans la peau de petites hémorrhagies punctiformes dont l'existence est très importante au point de vue du diagnostic. Pendant l'attaque, on peut pincer ou piquer le malade sans qu'il sente rien, l'irritabilité réflexe est complètement abolie. Au bout de quelques minutes l'attaque se termine et le malade reprend connaissance, mais il reste engourdi et souffre de la tête, ce n'est qu'après avoir dormi qu'il revient complètement à lui. Après l'attaque il y a une période plus ou moins longue de bonne santé relative, il ne se produit une nouvelle attaque qu'au bout de quelques semaines; quelquefois il y a une certaine régularité dans la production des accès.

Dans un certain nombre de cas les phénomènes diffèrent de ceux que nous venons de décrire. Il n'y a pas de cri au début de l'attaque, les intervalles entre les attaques sont très longs ($\frac{1}{2}$ - 1 année), ou bien plusieurs accès se succèdent rapidement et alors seulement vient une pause de longue durée, enfin l'attaque elle-même peut se produire seulement en partie; le malade ne tombe pas, il n'est qu'étourdi pendant quelques minutes au plus, il est pris de vertige (*vertigo épilept.*).

Les attaques répétées produisent toujours des désordres du côté des facultés intellectuelles, la mémoire diminue, l'intelligence s'affaiblit, le malade devient irritable, et, dans beaucoup de cas, la maladie se termine par la démence.

On ne connaît aucun caractère anatomique qui puisse s'appliquer à tous les cas; l'épilepsie est probablement un symptôme des altérations les plus diverses des organes centraux. D'après Tenner et Kussmaul, c'est l'anémie, d'après Schrœder van der Holk, la dilatation et l'hypérémie des vaisseaux de la moelle allongée, que l'on peut considérer comme représentant les caractères anatomiques des convulsions épileptiques.

ÉTIOLOGIE. — On ne sait que fort peu de chose des causes de l'épilepsie. Souvent il existe des preuves de maladies nerveuses (hystérie, aliénation mentale) ou même d'épilepsie chez les parents et les grands-parents. Les causes occasionnelles sont : de fortes émotions morales (terreur), l'onanisme et les excès vénériens.

Dans certains cas l'épilepsie est produite par des irritations prolongées des nerfs périphériques, par des terminaisons nerveuses entourées de tissu cicatriciel, et alors elle disparaît lorsqu'on éloigne la cause.

TRAITEMENT. — Il est prophylactique et consiste à combattre par une alimentation particulière et une éducation convenable tous les phénomènes nerveux chez les enfants dont les parents sont épileptiques. Lorsque la maladie est complètement développée, nous sommes réduits, par suite de l'absence ordinaire de toute indication étiologique, à employer les moyens recommandés par l'expérience, le curare, l'atropine, le bromure de potassium, etc. On administrera le curare et l'atropine sous forme d'injections sous-cutanées (form. 47, 26), le bromure de potassium par doses de 6 - 10,0 par jour, pendant un temps assez long (3 mois au moins).

§ 11. Éclampsie (épilepsie aiguë).

Les convulsions éclamptiques sont caractérisées, comme les convulsions épileptiques, par des contractures générales alternant avec des spasmes (convulsions toniques et cloniques) et par la perte de connaissance, mais elles se distinguent des convulsions épileptiques par les causes, par une marche très aiguë, de quelques jours seulement avec de courts intervalles de calme, et enfin par une gravité extraordinaire, un danger de mort constant.

Au point de vue étiologique on distingue :

1º L'ÉCLAMPSIE SATURNINE. — On l'observe chez les personnes souvent en contact avec les préparations saturnines. Généralement on trouve chez l'individu atteint d'éclampsie saturnine d'autres symptômes d'intoxication par le plomb (liséré livide autour des gencives, coliques, névralgies). D'après Rosenstein, on rencontre du plomb dans la substance cérébrale, et les convulsions sont produites par l'anémie du cerveau.

Le traitement consiste en émissions sanguines locales, application d'une vessie remplie de glace, aspersions froides, emploi de l'opium.

2º L'ÉCLAMPSIE PUERPÉRALE. — Elle s'observe dans

les derniers mois de la grossesse et au début de la période de l'accouchement. Les causes de cette maladie ne
sont pas connues, on sait seulement que ce n'est pas
l'introduction d'ammoniaque dans le sang qui la produit
(Rosenstein). Dans beaucoup de cas il semble exister
des rapports entre la néphrite et l'éclampsie, et on observe une albuminurie quelquefois très prononcée ; dans
d'autres cas l'éclampsie n'est probablement qu'une convulsion réflexe produite par le tiraillement et l'écrasement des nerfs par l'utérus gravide (Scanzoni, Krause).
Le traitement est constitué, lorsqu'il y a de l'hypérémie
cérébrale, par des émissions sanguines locales, l'emploi
de dérivatifs et des inhalations de chloroforme (Braun)
pour combattre l'exagération de l'irritabilité réflexe.

3° L'ÉCLAMPSIE DES ENFANTS. — Cette forme d'éclampsie est la plus fréquente et a pour origine une irritabilité réflexe individuelle anormale, par suite de laquelle
toutes les irritations se produisant dans le corps (irritation
de l'intestin et des dents, accumulation de mucus dans
les bronches, poisons morbides humains [rougeole, scar-
latine], émotions morales intenses, douleurs, etc.) peuvent produire des convulsions chez les enfants. Le traitement est dans certains cas dirigé par une indication
étiologique spéciale ; dans les cas ordinaires on emploiera
les lavements purgatifs et le bromure de potassium
(form. 71) si les convulsions sont faibles, les inhalations
de chloroforme, lorsqu'elles sont plus intenses et ne présentent point de pauses pendant lesquelles le malade reprend connaissance.

§ 12. Catalepsie.

La captalepsie est constituée par des contractures de
tous les muscles du corps se produisant subitement et
indépendamment de la volonté. Les muscles antagonistes
se font équilibre, et le corps reste, comme une statue,
dans la position qu'il avait au début de l'attaque ; plus

tard on peut donner aux membres et au corps la position que l'on veut, même si elle est forcée (*flexibilitas cerea*). Le malade peut ne pas perdre connaissance ; la respiration et les mouvements du cœur sont intacts. Cette maladie s'observe surtout chez les hystériques et chez les aliénés, souvent les attaques ne sont que simulées ; en somme la catalepsie n'est que peu connue. On mettra en usage les aspersions d'eau froide, le chloroforme et l'électricité.

B. — CONVULSIONS GÉNÉRALES.

Sans perte de connaissance.

§ 13. Chorée, danse de Saint-Guy (Ballisme).

On désigne sous le nom de chorée les convulsions involontaires de certains muscles et les mouvements désordonnés produits par les groupes de muscles que le malade veut faire agir dans un but quelconque.

La chorée débute généralement par des convulsions de quelques muscles de la face, des doigts ou de l'épaule. Si l'on place debout un enfant choréique et qu'on lui dise de se tenir tranquille et de ne faire aucun mouvement, l'on remarque bientôt qu'il se produit une pronation et une supination des mains. Dans le courant de la maladie tout le système musculaire, si ce n'est les sphincters de la vessie et du rectum, est affecté par la maladie, mais souvent les convulsions sont plus fortes d'un côté que de l'autre.

Les mouvements combinés sont impossibles, le malade ne peut ni écrire, ni manger sans le secours d'une autre personne, et, s'il essaye de prendre un objet sur la table, son bras s'écarte brusquement, sans qu'il puisse atteindre l'objet désiré. Cette *insanity of muscles* (*Bellingham*) ne cesse ou ne se calme que pendant le sommeil. Les mouvements du cœur, la respiration, la déglutition, se font habituellement d'une façon tout à fait normale ; la sensibilité n'est pas altérée, en dehors d'une légère sensation douloureuse à la pression dans les portions cervicale et dorsale de la colonne vertébrale.

Le développement de la maladie est très lent ; il en est de même de la guérison, qui n'arrive généralement qu'au bout de 6 à 8 semaines, quelquefois seulement au bout de quelques mois. On a attribué à cette maladie les lésions anatomiques les plus variées du cerveau et de la moelle, en somme nous ne connaissons rien des caractères anatomiques de la chorée.

ÉTIOLOGIE. — La chorée s'observe le plus fréquemment dans la période qui s'étend entre la deuxième dentition et la puberté, et surtout chez les femmes. On la trouve souvent combinée avec le rhumatisme et les maladies du cœur.

TRAITEMENT. — Les moyens les plus efficaces sont la liqueur de Fowler, 3 fois par jour 3-5 gouttes (Romberg), les bains chauds avec injections de morphine, les inhalations de chloroforme, le bromure de potassium (form. 71), le sulfate cuprico-ammonique (form. 17), le courant constant, l'application sur le corps de linges froids et humides suivis de bains froids (20 à 18° R.).

§ 14. Tétanos et trismus.

Le tétanos est caractérisé par des contractions toniques douloureuses des muscles volontaires, alternant avec des ébranlements convulsifs de tout le corps et accompagnées d'une exagération considérable de l'irritabilité réflexe. L'intelligence est intacte. Cette maladie est très dangereuse, mais ne s'observe que rarement. Les caractères anatomiques du tétanos nous sont encore inconnus ; mais, d'après les symptômes, on pourrait croire qu'ils consistent en une altération de la moelle épinière.

La maladie débute ordinairement par des frissonnements ou par un frisson. Plus tard il se produit des douleurs dans le cou, de la tension et de la raideur dans la nuque, et la déglutition est gênée ; on observe aussi une contracture des muscles masticateurs, les mâchoires sont fortement serrées l'une contre l'autre et les dents sont découvertes. La contracture s'étend aux muscles du tronc qui deviennent raides comme une planche ; les muscles des extrémités sont en général plus faiblement affectés. A la moindre irritation réflexe, au plus léger attouchement, on voit se produire, comme par une commotion électrique, une formidable explosion convulsive, pendant laquelle on observe bien souvent la rupture de fibres musculaires. La respiration est très difficile, la peau recouverte de sueur, et le malade est dans l'angoisse la plus grande. La mort arrive surtout par suite de la difficulté de la respiration et est précédée d'une élévation de la température jusqu'à 43-44° C. La marche de cette maladie est très rapide, et si la mort n'arrive pas déjà dans les deux premiers jours elle arrivera presque certainement dans la première semaine. On distingue plusieurs formes de tétanos, l'*opisthotonos*, l'*emprosthotonos*, la *pleurosthotonose*, selon que le corps décrit, par suite des contractures, un demi-arc de cercle à concavité postérieure, est dévié de côté ou courbé en avant.

Quelquefois la maladie est limitée aux muscles de la face et aux muscles masticateurs ; on voit alors les muscles de la face ressortir comme des cordes dures, la bouche est rétrécie et entourée de rides rayonnantes, etc. — *Trismus.* On observe ces contractures principalement chez les nouveau-nés (*trismus neonatorum*) à l'époque où se détache le cordon ombilical.

ÉTIOLOGIE. — Le tétanos se produit surtout consécutivement à des refroidissements à la suite de fréquents changements de température (humide et froide, puis chaude) — (*tétanos rhumatismal*) ; on l'observe aussi à la suite de lésions, quelquefois insignifiantes, de nerfs périphériques (*tétanos traumatique*). On n'a encore pu expliquer la corrélation existant entre des lésions de ce genre et le tétanos. Enfin il peut se produire après des empoisonnements par la strychnine, la brucine et autres poisons — (*tétanos par intoxication*).

DIAGNOSTIC. — On confondra difficilement le tétanos, dont les symptômes sont si violents, avec une contracture locale des muscles masticateurs (portion motrice du trijumeau) : dans ce dernier cas il n'y a pas de gêne de la déglutition, d'explosions convulsives, etc. Le tétanos se distinguera de l'hydrophobie par des conditions étiologiques différentes et l'absence de l'hypersécrétion salivaire.

TRAITEMENT. — On pourra enlever une partie de nerf au-dessus d'un point lésé, on ordonnera les bains de vapeurs et l'opium dans le tétanos rhumatismal, enfin on prescrira les injections de curare (form. 47), les lavements d'huile de térébenthine (15,0 par dose avec de la gomme arabique), le bromure de potassium et le courant constant.

D. — LES PARALYSIES.

En prenant le mot de paralysie dans son sens le plus large, on parle de paralysies *sensibles* et de paralysies *motrices*; les premières consistent en un affaiblissement ou en une abolition complète de la sensibilité (*anesthésie*), les autres sont constituées par l'affaiblissement (*parésie*) ou l'abolition complète (*acinésie*) des mouvements. Dans les deux cas la conductibilité des nerfs des parties affectées est diminuée sinon abolie complètement. Nous avons déjà traité plus haut les paralysies sensibles (voyez page 47), nous ne parlerons donc maintenant que des acinésies, des paralysies dans le sens spécial du mot.

La cause de la paralysie se trouve tantôt dans les organes centraux (cerveau et moelle) —*paralysie centrale*—, tantôt sur le trajet périphérique des nerfs.—*paralysie périphé-rique.*—On appelle trajet périphérique du nerf, non seulement la distance qui sépare la sortie du nerf du cerveau ou de la moelle de sa distribution terminale périphérique, mais aussi la partie du nerf qui est dans le cerveau ou la moelle dès qu'elle est isolée.

a — La paralysie *périphérique* se distingue de la paralysie centrale par l'abolition des mouvements réflexes et des mouvements sympathiques dans le territoire du nerf paralysé, par la disparition de la contractilité électrique des muscles paralysés et par l'absence des symptômes qui ne peuvent être occasionnés que par les organes centraux. Les causes des paralysies périphériques sont variables, tantôt un nerf est écrasé ou divisé, etc., tantôt une embolie empêche le sang artériel d'arriver dans le territoire d'un nerf; ces paralysies peuvent aussi avoir pour origine un refroidissement intense ou un travail musculaire excessif.

TRAITEMENT. — La guérison n'est possible que lorsque l'on peut éloigner la cause (paralysie rhumatismale, etc.). Dans ce cas on recourra à la faradisation locale, aux douches de vapeur chaudes, aux dérivatifs externes (vésicatoires, sinapismes, etc.), à la strychnine (form. 108, 109), et on enverra le malade aux bains de Tœplitz, de Wiesbaden et de Rehme.

b — La paralysie *centrale* est tantôt *cérébrale*, caractérisée par le développement de la paralysie sur la moitié du corps opposée au côté que la lésion occupe dans le cerveau (*paralysie croisée*), tantôt *spinale*, et dans ce cas la paralysie s'observe des deux côtés (*paraplégie*). La paralysie centrale peut être consécutive à des destructions de la substance cérébrale et médullaire par des épanchements sanguins, à des altérations inflammatoires et à la disparition de la substance cérébrale et médullaire sous l'influence d'une pression produite par une tumeur.

TRAITEMENT. — On s'occupera d'abord de la maladie qui a provoqué le développement de la paralysie, et on cherchera à la guérir ; ce n'est que plus tard qu'on agira directement sur la paralysie. On recourra, pour combattre la paralysie, aux remèdes que nous avons indiqués pour le traitement de la paralysie périphérique.

§ 15. Paralysie du nerf facial, paralysie de la face.

Cette paralysie ne frappe ordinairement qu'un seul côté de la face et se reconnaît facilement à l'immobilité des muscles du côté paralysé ; le coin de la bouche de la moitié affectée est abaissé, flasque et livre passage à la salive, le malade ne peut plus resserrer les lèvres pour siffler, dans les mouvements de mastication il se mord la face interne de la joue, celle-ci ne pouvant être écartée par suite de la paralysie du muscle buccinateur qui est innervé par le facial ; cette paralysie du buccinateur est aussi cause de l'accumulation des aliments du côté paralysé.

Lorsque la paralysie est *centrale*, elle ne s'étend qu'à quelques fibres du facial, car il est rare que les lésions centrales (apoplexie, encéphalite, etc.) soient assez considérables pour produire la paralysie de toutes les fibres du facial ; la contractilité électrique et l'irritabilité réflexe sont conservées, et il existe encore d'autres phénomènes cérébraux.

Lorsque la paralysie est *périphérique*, il peut se faire que la cause paralysante agisse a) sur le tronc du facial à l'intérieur de la cavité crânienne, depuis sa sortie du cerveau jusqu'à son entrée dans l'aqueduc de Fallope et avant sa division : toutes les fibres du facial sont alors paralysées, et la paralysie, dont la cause est généralement une tumeur augmentant toujours, se propage peu à peu aux nerfs voisins du facial dans le cerveau (5e et 6e paires, etc.); ou bien *b*) sur la partie du nerf facial engagée dans l'aqueduc de Fallope : dans ce cas il y a également paralysie de toutes les fibres du nerf et presque toujours de la dureté de l'ouïe (par suite de la paralysie du muscle interne du marteau), de la déviation de la luette et de la difficulté de la déglutition ; *c*) sur les fibres qui parcourent le visage : une partie seulement des muscles de la face sont paralysés, il n'y a pas de paralysies d'autres nerfs et la cause (pression, influence rhumatismale) indique facilement le siège de la lésion.

TRAITEMENT. — Le même que celui des autres paralysies.

CHAPITRE IV

MALADIES DES NERFS VASO-MOTEURS — TROPHIQUES

§ 16. Hémicrânie, migraine.

Symptomes. — La migraine se manifeste par des douleurs violentes, accompagnées de vomissements et ne présente pas de causes d'origine inflammatoire. Ces douleurs reviennent périodiquement, n'occupent généralement qu'un seul côté de la tête, durent un 1/2 ou 1 jour et disparaissent, dès que le sommeil se produit, pour une période ordinairement de plusieurs semaines. Les douleurs sont très violentes, et le malade est tellement sensible que le moindre bruit l'exaspère, il enfonce sa tête dans les coussins du lit pour ne rien entendre et ne rien voir. La maladie est très opiniâtre.

On distingue deux formes, la forme *paralytique* et la forme *spasmodique*; la première consiste en une paralysie des fibres du grand sympathique qui innervent l'artère carotide, la seconde en un tétanos des fibres musculaires des parois des vaisseaux du côté souffrant de la tête. Les deux formes ont pour symptômes communs le mal de tête et le malaise général; la forme *paralytique* est caractérisée par le rétrécissement de la pupille, une coloration rouge très prononcée et une élévation de température du côté malade, la dilatation de l'artère temporale, la forme *spasmodique* présente de la dilatation de la pupille, de la pâleur du côté malade et l'artère temporale est saillante comme une corde.

ETIOLOGIE. — Les causes sont peu connues. Dans certains cas la migraine est héréditaire. La migraine s'observe principalement chez des personnes hystériques et nerveuses surtout du sexe féminin, et l'attaque coïncide souvent avec la période de la menstruation. Cette maladie peut aussi être consécutive à un travail intellectuel excessif, à un accès de colère ou à des émotions de tout genre.

TRAITEMENT. — On laisse passer l'accès. Pendant les pauses on donnera de la caféine (Form. 45), on recommandera les bains de mer et d'eaux salines, les préparations ferrugineuses, l'air de la campagne ou des montagnes. Tout récemment on a obtenu, dans la forme paralytique, de très bons résultats en faisant des injections sous-cutanées avec 0,12-0,18 d'extrait aqueux de seigle ergoté, dans la forme spasmodique en faisant des inhalations au moyen de 2-10 gouttes de nitrite d'amyle répandues sur un mouchoir.

§ 17. Angine de poitrine, sténocardie.

On désigne sous ce nom des attaques pouvant durer quelques minutes ou quelques heures et constituées par des douleurs constrictives dans la région du cœur. Ces douleurs s'irradient de tous les côtés, surtout du côté du bras gauche et sont accompagnées d'une oppression terrible et d'une angoisse inexprimable. Après l'accès les malades ne souffrent d'aucune façon.

Les attaques se produisent ordinairement pendant la nuit et débutent brusquement. Les malades se soulèvent immédiatement dans leur lit ou se précipitent vers la fenêtre pour avoir de l'air. Le visage est pâle et défait, la peau se couvre d'une sueur visqueuse, les mains et les pieds sont froids. Le choc et les mouvements du cœur sont ordinairement faibles, indistincts pendant l'attaque, le pouls présente des intermittences. Quelquefois les mouvements du cœur sont tumultueux. Souvent la fin de l'accès est marquée par une émission abondante d'urine (*urina spastica*).

Cette maladie est une névrose des nerfs qui sont en rapport avec le cœur, les ganglions situés au milieu des fibres musculaires du cœur (système nerveux automatique du cœur) prennent part à l'attaque, ainsi que le nerf pneumogastrique et le grand sympathique. Autrefois on attribuait à la sténocardie, comme caractères anatomiques, la dégénérescence graisseuse du cœur, l'ossification des artères coronaires, l'endartérite, maladies qui effectivement coïncident souvent avec l'angine de poitrine. Mais des recherches plus récentes ainsi que l'existence d'un certain nombre de cas purs, c'est-à-dire ne présentant pas les altérations que nous venons d'énumérer, prouvent, presque avec certitude, que la maladie est une névrose. Les causes de cette angine sont à peu près inconnues ; on suppose qu'elle peut se produire à la suite d'abus de spiritueux ou à la suite de la syphilis, ou bien consécutivement à l'usage excessif du tabac, à des maladies des ovaires et de l'utérus, etc.

TRAITEMENT. — Contre l'attaque on emploiera les cataplasmes sinapisés appliqués sur la poitrine, les injections sous-cutanées de morphine (form. 81), les inhalations de nitrite d'amyle (4-8 gouttes versées sur un mouchoir), le chloroforme et le courant électrique. Après l'attaque on pourra se servir avec fruit du quinquina dans l'angine périodique, du fer dans la chlorose, des eaux minérales purgatives (Marienbad, etc.) chez les pléthoriques, de l'iodure de potassium chez les syphilitiques.

§ 18. Maladie de Basedow, goître exophtalmique.

SYMPTÔMES ET DIAGNOSTIC. — On appelle ainsi une combinaison particulière de *palpitations de cœur* et de *goître*, accompagnée plus tard d'*exophtalmie*. Le blanc de l'œil n'est plus recouvert par la paupière supérieure, ce qui donne au regard un caractère de colère ou d'étonnement. Le cœur est légèrement hypertrophié et dilaté, la glande thyroïde est plus grande qu'à l'état normal, le tissu adipeux est augmenté dans l'orbite. La nature de la maladie est très obscure, mais il existe beaucoup de preuves qui pourraient faire croire à une paralysie des fibres du grand sympathique du cou, sur lesquelles on a d'ailleurs souvent trouvé des altérations. La maladie de Basedow s'observe surtout dans le jeune âge et à l'âge moyen, principalement chez les femmes à la suite d'accouchements consécutifs trop rapprochés, de troubles de la menstruation et de l'hystérie.

TRAITEMENT. — Il n'y a aucun remède efficace contre cette maladie. On a employé avec plus ou moins de succès la quinine, la digitale, la strychnine et le courant constant.

APPENDICE : DENTITION DIFFICILE DES ENFANTS

Lorsque la dentition se fait normalement, on voit paraître, vers le cinquième ou sixième mois de la vie extra-utérine, d'abord les deux incisives médianes de la mâchoire inférieure l'une après l'autre, six ou huit semaines après les deux incisives médianes supérieures ; les autres dents apparaissent successivement avec des intervalles de deux à quatre mois ; au bout de la deuxième année les huit dernières dents, les molaires, sont sorties et la première dentition est finie. L'enfant possède alors vingt dents, quatre incisives, deux canines et quatre molaires pour chaque mâchoire.

Cet ordre d'éruption souffre beaucoup d'exceptions, dont la plus fréquente est le retard de l'éruption de la première dent jusqu'après la première année et même plus tard ; cet accident est presque toujours symptomatique du rachitisme et coïncide ordinairement avec d'autres signes de cette maladie.

Dans d'autres cas la première dentition est accompagnée d'un nombre plus ou moins considérable d'accidents morbides, et, quoiqu'un médecin raisonnable ne puisse mettre sur le compte de la dentition toute maladie se produisant pendant cette période, il n'en est pas moins vrai que la dentition peut effectivement être la cause des phénomènes morbides les plus variés. On évitera le plus facilement les erreurs, en se rappelant qu'il faut, pour toute altération existante, chercher d'abord toutes les autres causes et n'en attribuer l'origine à la dentition que lorsqu'on ne trouve aucune autre cause.

Presque tous les phénomènes morbides se produisant pendant la dentition ont pour origine l'exagération de l'irritabilité réflexe particulière aux enfants. Nous rangerons parmi les phénomènes ayant cette origine l'hypersécrétion salivaire, qui est si abondante que la salive s'écoule en quantité de la bouche de l'enfant (l'irritation de la gencive agit sur le centre de la salivation), le catarrhe des bronches et de l'intestin et surtout les convulsions générales ou limitées à certains muscles. Les convulsions générales amènent souvent la mort. Enfin il peut se développer pendant la dentition diverses éruptions cutanées (taches de roséole, eczéma, urticaire).

TRAITEMENT. — Les accidents produits par la dentition sont particulièrement opiniâtres; ainsi le catarrhe des bronches et la diarrhée ne guérissent pas avant que la dent, qui est en voie de faire sa sortie, n'ait traversé complètement la gencive; il est même certain qu'une diarrhée modérée empêche le développement de phénomènes morbides plus graves, tels que des convulsions, et que l'enfant est bien moins affaibli par une diarrhée consécutive à l'éruption des dents, que par une diarrhée dont la cause est une mauvaise alimentation. Il est donc de règle de ne rien faire contre le catarrhe des bronches et de l'intestin, aussi longtemps qu'il ne devient pas excessif. Dans ce cas, l'accumulation de mucus dans les voies respiratoires nous forcerait à recourir aux vomitifs, et une diarrhée débilitante exigerait immédiatement un traitement approprié (form. 32. — Solution gommeuse (2,0) 70, 0, teinture thébaïque, gouttes deux ou quatre, sirop simple 30, 0, on donnera toutes les heures une cuillerée à thé de cette potion). Contre les convulsions on emploiera des lavements d'infusion de camomille, des bains chauds et le bromure de potassium (form. 71); lorsque les convulsions sont très violentes et mettent la vie en danger, on pourra légèrement chloroformiser l'enfant.

LIVRE II

MALADIES DE L'APPAREIL CIRCULATOIRE

CHAPITRE PREMIER

MALADIES DU PÉRICARDE

§ 1. Péricardite, inflammation du péricarde.

ANATOMIE PATHOLOGIQUE. — La péricardite est *aiguë*
ou *chronique*.

La péricardite aiguë débute par l'hypérémie, le ramollissement et le gonflement de la séreuse et de la sous-
séreuse; l'épithélium se détache rapidement, et il se
produit une exsudation séreuse et fibrineuse. Lorsque
l'exsudat est riche en fibrine, il se dépose sur le péricarde et forme une fausse membrane qui présente
l'aspect d'une masse élastique ressemblant à un gâteau
de miel. On observe bientôt à la surface de la séreuse
des excroissances de tissu conjonctif. Ces excroissances
renferment des capillaires; elles ont la forme de tractus
et pénètrent dans la pseudomembrane qui, de cette façon,
adhère fortement à la séreuse. Le sérum est ordinairement louche par suite des flocons fibrineux et des

cellules épithéliales qu'il tient en suspension; il s'accumule d'abord dans la partie supérieure du péricarde, le cœur étant plus lourd remplit la partie inférieure; lorsque l'épanchement est considérable, le cœur se trouve complètement entouré de liquide. L'exsudat est quelquefois purulent ou hémorrhagique; il est purulent lorsque, dans le voisinage du péricarde, il existe un foyer purulent (carie des côtes ou du sternum), et que l'inflammation s'est propagée de ce foyer au péricarde; il est hémorrhagique dans les diathèses hémorrhagiques, dans le cancer et la tuberculose. Le cœur présente assez fréquemment une dégénérescence graisseuse de ses couches périphériques; elles sont pâles et ramollies. Il n'est pas rare non plus d'observer sur les valvules du cœur des altérations suites d'inflammation.

L'épanchement peut se résorber et tout revenir à l'état normal, ou bien il reste des adhérences partielles ou totales entre les deux feuillets du péricarde. L'exsudat peut encore se condenser en une masse caséeuse et s'ossifier; enfin l'on voit quelquefois, sous l'influence d'inflammations postérieures, de nouvelles exsudations s'ajouter aux anciennes. (*Péricardite chronique.*)

ÉTIOLOGIE. — La péricardite *primaire*, se développant chez un homme en bonne santé, est excessivement rare; elle est ordinairement *secondaire*, se produisant soit comme complication du rhumatisme articulaire aigu, soit sous l'influence d'une phlegmasie voisine (pleurésie) ou de matières étrangères qui se trouvent dans le sang et produisent une inflammation du péricarde (typhus, pyohémie, maladie de Bright). La péricardite secondaire s'observe assez fréquemment de l'âge de vingt à quarante ans, surtout pendant la saison froide.

SYMPTÔMES ET MARCHE. — La péricardite peut passer inaperçue; en général elle présente les symptômes suivants : au début, avant qu'un épanchement considérable n'ait séparé les feuillets du péricarde, on entend habituellement, à la région précordiale, un *bruit de frotte-ment* qui se distingue de celui de l'endocardite en ce qu'il suit un peu les bruits du cœur et de celui de la pleurésie par sa persistance même pendant l'arrêt de la respiration. Dès que l'exsudat devient plus considérable, on observe de la *matité* à la percussion, en premier lieu vers la base du cœur. Cette matité arrive assez souvent jusqu'à la seconde côte gauche et forme un triangle dont la pointe est dirigée en bas; ce n'est que plus tard qu'elle s'étend en largeur (N. B. — il faut faire asseoir le malade pour l'examen). Aussi long-temps que l'exsudat n'est pas très considérable, le *choc du cœur* est renforcé; cela provient de l'irritation du muscle cardiaque. La *matité* dépasse à gauche la pointe du cœur, tandis qu'à l'état normal elle a les mêmes limites.

On peut aussi observer un frisson initial, de l'élé-vation de la température, de l'accélération du pouls, des douleurs dans la région précordiale, des battements du cœur et de l'albuminurie. Mais ces symptômes, d'ailleurs peu importants au point de vue clinique, ne sont pas toujours constants; la dyspnée est le plus constant.

La durée de la maladie peut être de quelques jours ou de quelques semaines. Le pronostic est toujours incertain et s'établira sur les signes concomitants.

TRAITEMENT. — Dans la péricardite primaire, chez un malade vigoureux, le meilleur traitement sera l'ap-plication de dix à douze sangsues, de glace à la région précordiale et l'emploi de la digitale; dans la péricardite secondaire, la glace également et les purgatifs. Lorsqu'il n'y a plus ni irritation du cœur, ni fièvre, et qu'il ne s'agit plus que de faire résorber l'exsudat, l'on admi-nistrera des diurétiques, en ayant soin de soumettre le malade à un régime légèrement reconstituant. On recom-mandera de préférence, comme diurétique, l'iodure de potassium (2 : 120, 0, trois fois par jour une cuillerée

à bouche) et la digitale avec l'acétate de potasse
(form. 49).

On combattra la dyspnée par les ventouses sèches,
l'application d'emplâtres de cantharides sur la poitrine,
l'emploi de bains de mains et de pieds irritants. Contre
le refroidissement de la peau avec intermittence du
pouls, contre les syncopes (paralysie du cœur) on
emploiera le café fort, le champagne, le carbonate d'ammoniaque (form. 15).

On ne fera la paracentèse que si l'épanchement devenait
énorme et mettait la vie du malade en danger.

§ 2. Hydropéricarde.

Dans l'hydropisie générale ou à la suite d'une gêne
de la circulation locale du péricarde, il n'est pas rare
de rencontrer dans le péricarde une accumulation de
sérum assez considérable, pouvant même dépasser plusieurs litres. Les symptômes sont les mêmes que ceux
de l'exsudat de la péricardite; il faut en excepter toutefois le bruit de frottement qui manque dans l'hydropéricarde. L'existence de l'hydropisie générale rendra le
diagnostic facile.

§ 3. Pneumo-péricarde.

Il est très rare et s'observe lorsque, à la suite d'une lésion
traumatique du péricarde, de l'air a pu pénétrer dans sa
cavité. Habituellement il y a en même temps un épanchement purulent, sanieux ou hémorrhagique (*Pyo-
pneumo-péricarde*). Le diagnostic est facile et s'établira
sur l'existence à la région précordiale d'un son tympanique
fort dont le niveau change selon la situation du malade,
sur l'absence ou l'affaiblissement rapide du choc du cœur,
sur le tintement métallique accompagnant les bruits du
cœur ou bien, si on n'entend pas les bruits du cœur, sur

les bruits de clapotement à sonorité métallique qu'on perçoit. Le traitement consiste à appliquer une vessie pleine de glace sur le cœur et à pratiquer la paracentèse, en ayant soin de faire des injections d'eau chlorurée ou d'acide carbonique; on combattra le collapsus par le vin, le musc et le café.

CHAPITRE II

MALADIES DU CŒUR

§ 1. Palpitations nerveuses, cardialgie, cardiagme.

SYMPTOMES ET DIAGNOSTIC. — Cette maladie est constituée par une exagération et des irrégularités des mouvements du cœur se produisant sous forme d'accès et accompagnées d'un sentiment d'angoisse, sans qu'il existe une lésion organique du cœur. Les malades peuvent respirer profondément pendant l'attaque. La cardialgie peut être consécutive à une irritabilité nerveuse générale, à l'hystérie et à l'hypochondrie, à la chlorose et à l'anémie, à des abus de boissons excitantes (café, vin) et à l'usage excessif du tabac. Le traitement consiste en partie à éloigner les causes, en partie à combattre les symptômes par des compresses froides sur le cœur, par la poudre effervescente, la limonade, la teinture de valériane, etc.

§ 2. Dégénérescence graisseuse du cœur.

ANATOMIE PATHOLOGIQUE ET ÉTIOLOGIE. — Elle consiste tantôt en une *prolifération de tissu adipeux* dans les espaces qui séparent les fibres musculaires et au-dessous de l'épicarde, ou bien en une transformation de la substance musculaire des fibres musculaires primitives en graisse (*dégénération graisseuse*). Ces deux altérations coexistent souvent et ont la même action sur les fonctions du cœur. La dégénérescence graisseuse est tantôt partielle et s'observe comme altération terminale de portions du cœur hypertrophiées par suite d'une gêne de la circulation (lésions valvulaires, emphysème), tantôt elle s'étend à tout le cœur et se développe d'une façon *aiguë* dans les maladies à caractère fébrile très prononcé : fièvre typhoïde, pyohémie, intoxication par le phosphore, etc., ou d'une façon *chronique* dans la sclérose, la calcification et l'athérome du système vasculaire tout entier, particulièrement des artères coronaires, comme cela s'observe chez les vieillards pléthoriques (forme *sénile* ou *pléthorique*), ou bien dans l'anémie générale (forme *anémique*), dans ce dernier cas il n'existe pas d'altération des artères coronaires. La prolifération de tissu adipeux se rencontre en partie chez les personnes obèses, en partie chez les personnes atteintes de maladies épuisantes, telles que la tuberculose, le cancer.

SYMPTÔMES ET DIAGNOSTIC. — La dégénération *aiguë* ne se reconnaît pas facilement, elle contribue certainement à produire la terminaison fatale des maladies aiguës qu'elle accompagne. La dégénération *chronique* a comme symptôme caractéristique une augmentation de la matité du cœur, le choc de la pointe est à peine sensible, les bruits du cœur sont faibles, surtout le premier, le pouls est petit, souvent ralenti, la respiration difficile. Cette dégénération est particulièrement caractérisée par des attaques apoplectiformes, rarement suivies de paralysie mais plus souvent de mort. Si ces phénomènes s'observent chez des personnes grasses ou très anémiques, le diagnostic de dégénérescence graisseuse du cœur est parfaitement justifié.

TRAITEMENT. — Lorsque le malade présente des prédispositions à l'obésité on cherchera à arrêter la maladie par l'abstention d'aliments amylacés, de bière, etc., par une alimentation composée surtout de viandes maigres et par l'emploi des eaux minérales résolutives (Marienbad,

Karlsbad, etc.); lorsqu'il y a des signes de faiblesse du cœur on ordonnera des excitants modérés (café, vin en petites quantités), dans les attaques apoplectiformes on aura soin de coucher le malade horizontalement et d'employer des excitants énergiques (musc, champagne). On évitera de faire des émissions sanguines.

§ 3. Hypertrophie du cœur.

ANATOMIE PATHOLOGIQUE. — Le cœur est agrandi tantôt par suite d'une augmentation de volume des faisceaux musculaires primitifs, tantôt par une formation nouvelle de fibres musculaires (segmentation), tantôt par un accroissement du tissu conjonctif intermusculaire. L'hypertrophie ne s'observe en général que sur une partie du cœur et est presque toujours accompagnée d'une dilatation de la cavité correspondante (*hypertrophie excentrique*) ; cette dilatation prédomine quelquefois, ou bien elle ne vient qu'au second plan après l'hypertrophie. Il est possible que, dans certains cas, le cœur, par suite d'une action exagérée, se fatigue et soit dilaté, sans que pour cela il y ait de l'hypertrophie. A l'autopsie on trouve parfois le cœur normal contracté et un épaississement apparent de ses parois (*hypertrophie concentrique*). Ordinairement il se produit plus tard une dégénérescence graisseuse du muscle cardiaque hypertrophié.

ÉTIOLOGIE. — Si nous laissons de côté les cas rares dans lesquels l'hypertrophie s'est produite consécutivement à de grands efforts musculaires ou à des palpitations nerveuses, nous pouvons admettre qu'elle a toujours pour origine une gêne de la circulation provoquant une exagération de l'action du cœur. Cette gêne de la circulation peut être la conséquence de lésions organiques du cœur (lésions valvulaires, rétrécissements), ou d'une dégénérescence athéromateuse des artères, amenant une diminution de l'élasticité des parois artérielles, ou d'une destruction des capillaires, comme il s'en produit dans le poumon par suite d'emphysème, dans les reins par suite du mal de Bright. Sous l'influence de ces causes il se développe d'abord une stase veineuse en avant de l'obstacle à la circulation, par exemple une stase du sang dans le ventricule gauche en avant d'un rétrécissement de l'orifice aortique, etc., et consécutivement à cette stase une dilatation du ventricule. Le muscle cardiaque est donc obligé de surmonter l'obstacle et d'expulser le sang accumulé ; par suite de cette augmentation de travail il devient hypertrophique, dans ce cas l'hypertrophie est compensatrice et est un accident favorable.

SYMPTOMES. — 1° de la *dilatation hypertrophique* du ventricule gauche. C'est la forme d'hypertrophie du cœur la plus fréquente et qui atteint le degré le plus fort. Ses symptômes sont :

α — La pointe du cœur n'est plus sensible en dedans de la ligne mamelonnaire, elle bat en dehors de cette ligne et occupe un espace intercostal situé d'autant plus bas que la déviation est plus considérable. Lorsque l'hypertrophie est très forte, la pointe, au lieu de se trouver dans le 5e espace intercostal, peut descendre jusqu'au 7e et même au 8e. Le choc du cœur est renforcé, et l'on peut constater à l'inspection l'ébranlement du thorax à chaque systole.

6 — La matité est accrue à gauche et en haut. Elle commence souvent à la troisième côte gauche, de là elle s'étend, en décrivant un arc de cercle, en dehors de la ligne mamelonnaire, à droite elle est limitée par la ligne sternale gauche.

Les autres symptômes sont : l'accentuation du second bruit aortique et la dureté du pouls artériel par suite de l'augmentation de la résistance dans le système aortique et d'une exagération de la pression produite sur les parois vasculaires par l'onde sanguine artérielle, des palpitations de cœur et de l'anxiété à la suite de mouvements considérables du corps, etc., du vertige, des épistaxis, des hémorrhagies du cerveau, des éblouissements, etc.

2° De la *dilatation hypertrophique* du ventricule droit.

α — Le choc du cœur est renforcé, surtout à la suite d'une excitation quelconque, mais jamais autant que dans l'hypertrophie du ventricule gauche; la pointe du cœur est plus rapprochée du sternum, on la sent en dedans de la ligne mamelonnaire.

6 — La matité dépasse la ligne sternale droite, quelquefois même la ligne sternale gauche.

γ — Le second bruit de l'artère pulmonaire est augmenté.

Il arrive souvent que dans l'emphysème pulmonaire ces signes physiques restent cachés, mais l'emphysème pulmonaire peut être lui-même considéré comme une preuve de l'existence de l'hypertrophie du ventricule droit.

symptômes subjectifs. Ce sont des palpitations, souvent une dyspnée assez forte, accompagnée parfois d'épistaxis, une accumulation de sang dans tout le système veineux.

TRAITEMENT. — Les moyens employés jusqu'ici contre l'hypertrophie du cœur ont été non seulement sans action, mais même nuisibles. Nous devons, lorsqu'il existe une gêne de la circulation, essayer de produire l'hypertrophie, qui seule peut compenser une altération de la circulation. Nous chercherons donc à favoriser le développement de l'hypertrophie par une alimentation convenable composée surtout d'aliments azotés, par le soin que nous mettrons à éloigner tout ce qui peut altérer la nutrition et toutes les excitations, qui, en provoquant une exagération de l'action du cœur, affaiblissent cet organe. S'il se produit une altération compensatrice dans le cœur et qu'elle s'annonce par l'augmentation des symptômes subjectifs et de l'action du cœur, par l'extension de la matité au delà de la ligne sternale gauche, par un pouls irrégulier et intermittent, par la diminution de la sécrétion urinaire, nous chercherons, par l'application de glace sur le cœur et l'emploi de la digitale, à produire des battements de cœur plus lents et par suite plus utiles. Dans la plupart des cas on réussit de cette façon non seulement à régler l'action du cœur, mais aussi à éviter les suites de l'altération compensatrice : gonflement hydropique, vertige, dyspnée.

§ 4. Myocardite, inflammation du cœur.

ANATOMIE PATHOLOGIQUE. — La myocardite occupe ordinairement un espace circonscrit et s'observe surtout dans le ventricule gauche, en particulier sur la cloison, sur la paroi postérieure et à la pointe du cœur. On distingue :

a — La myocardite parenchymateuse. — Elle est produite souvent par l'extension d'une inflammation du péricarde ou de l'endocarde. Les fibres musculaires primitives se remplissent d'une substance albuminoïde, se gonflent et se détruisent en laissant un détritus graisseux qui donne au foyer une couleur gris-jaune. L'abcès ainsi formé se résorbe et se condense, et il se développe par prolifération fibreuse un noyau de tissu conjonctif qui cède à la pression du sang et devient l'origine de l'anévrysme chronique du cœur, ou bien l'abcès s'ouvre dans le péricarde ou à l'intérieur du cœur à travers l'endocarde. Dans ce dernier cas le détritus est emporté par le courant sanguin dans des organes plus ou moins éloignés (cerveau, rate, etc.,) où il forme des embolies, tandis qu'à la place de l'abcès on trouve un ulcère que le sang rend toujours de plus en plus profond (anévrysme du cœur partiel aigu). Lorsqu'un de ces abcès siège sur une valvule ou sur un muscle papillaire, il produira naturellement l'insuffisance de cette valvule;

b. — La myocardite purulente. — L'abcès contient du pus.

c. — La myocardite métastatique. — Elle consiste en une grande quantité d'abcès; ces abcès sont produits par des embolies, ils présentent le volume d'un grain de millet et contiennent une bouillie liquide composée de vibrions.

SYMPTOMES ET DIAGNOSTIC. — Un certain nombre de cas passent inaperçus. Les autres ont des symptômes si incertains ou sont tellement cachés par des maladies coexistantes (endocardite, péricardite, etc.) qu'il est à peu près impossible d'établir un diagnostic de la myocardite. Les signes les plus fréquents sont : une lassitude générale, un abaissement rapide de la température du corps, un choc du cœur faible, à peine sensible, un pouls petit, une extension de la matité précordiale, une diminution de la sécrétion urinaire, et de l'albuminurie. D'après Bamberger, le développement soudain d'une insuffisance valvulaire accompagnée d'embolies métastatiques indiquerait l'existence d'une myocardite, mais ces phénomènes s'observent aussi dans l'endocardite ulcéreuse. La maladie est tantôt aiguë et ne dure que quelques jours, tantôt chronique et s'accompagne alors d'hydropisie, d'affaiblissement, etc.

TRAITEMENT. — Lorsque les mouvements du cœur sont tumultueux on appliquera une vessie remplie de glace à la région précordiale, on emploiera les ventouses sèches, les sinapismes ; lorsque le pouls est petit et le choc du cœur faible, on pourra mettre en usage les stimulants : vin, éther, etc.

§ 5. Endocardite, inflammation de l'endocarde.

ANATOMIE PATHOLOGIQUE. — La surface interne du cœur est revêtue par une membrane délicate formée de fibres élastiques très fines, recouverte par un épithélium pavimenteux simple, et présentant, au moins par endroits, un réseau vasculaire dans ses couches profondes. Cette membrane est le siège de l'inflammation, qui d'ailleurs ne s'observe guère que dans le ventricule droit. L'inflammation débute par les points de contact des valvules lorsqu'elles sont fermées et se propage de là aux autres parties de l'endocarde. On remarque d'abord de l'hypérémie et une prolifération des cellules de la tunique adventice des artères; plus tard l'endocarde devient terne et se recouvre, par suite du gonflement des couches supérieures non vasculaires et d'une prolifération cellulaire, d'une grande quantité d'excroissances mamelonnées, de granulations enduites de fibrine sécrétée par l'endocarde et donnant à la surface de cette membrane un aspect rugueux. Ces granulations se détruisent facilement et à leur place on trouve une substance finement granuleuse qui est emportée par le courant sanguin dans des organes éloignés, où elle produit des métastases et des embolies. A l'endroit où siégeaient ces granulations, il se forme un ulcère, qui, lorsqu'il est sur une valvule, provoque fréquemment la dilacération et la perforation de cette valvule, lorsqu'il se trouve sur un autre point il est creusé par le courant sanguin et donne lieu à l'anévrysme du cœur (*endocardite ulcéreuse*). Dans certains cas, les granulations ne se détruisent pas, mais se métamorphosent en tissu conjonctif plus dense. Ces excroissances prennent la forme de tubérosités, de crêtes de coq ou de choux-fleurs (*endocardite fibreuse*) et empêchent les valvules de se fermer convenablement (*insuffisance valvulaire*) ou bien rétrécissent les orifices (*sténose*).

ÉTIOLOGIE. — L'endocardite peut être *primaire*, à la suite de traumatismes, etc., et s'observe alors très rarement, ou bien elle est *secondaire* et se produit consécutivement au rhumatisme articulaire, à la pyohémie, à la fièvre puerpérale, à l'ostéomyélite, à la fièvre typhoïde et au mal de Bright. Cette seconde forme est la plus fréquente.

SYMPTOMES ET MARCHE. — La maladie est tantôt *aiguë*, tantôt *subaiguë*. L'endocardite *aiguë* présente tous les caractères d'une pyohémie, elle débute par un ou plusieurs frissons, la température s'élève considérablement, on observe de la prostration, de la torpeur, du délire, quelquefois du gonflement de la rate et de l'ictère, et au bout de quelques jours la mort arrive. On peut exceptionnellement établir le diagnostic de l'endocardite aiguë, lorsqu'on trouve des bruits de souffle à l'auscultation du cœur, une extension de la matité à droite, ou si l'on peut constater le développement d'une insuffisance valvulaire. Dans la plupart des cas cette maladie passe inaperçue.

L'endocardite *subaiguë* accompagne souvent le rhumatisme articulaire fébrile et se développe dans la seconde semaine de cette maladie; tantôt elle passe inaperçue, tantôt elle présente les symptômes suivants : sensation de pression à la région précordiale, palpitations, dyspnée, renforcement du choc du cœur, bruit de souffle immédiatement après le premier temps et extension de la matité précordiale. Les changements de caractère et de lieu du bruit de souffle dans l'espace de quelques jours indiqueront qu'il s'agit d'une endocardite nouvelle.

TRAITEMENT. — Il n'est que symptomatique : application de glace sur le cœur et digitale, lorsqu'il y a une exagération de l'action du cœur, émissions sanguines locales, lorsqu'il y a beaucoup d'oppression et que des crachements de sang indiquent une accumulation de sang dans les poumons, vin et ammoniaque, si le malade est dans le collapsus. Le malade évitera toute fatigue corporelle et intellectuelle; on ordonnera, lorsque le malade est vigoureux, une alimentation légère et peu nourrissante; s'il est faible, l'alimentation sera fortifiante dès le début.

§ 6. Insuffisances des valvules et rétrécissements des orifices (sténoses).

ANATOMIE PATHOLOGIQUE ET ÉTIOLOGIE. — On désigne sous le nom *d'insuffisance* l'impossibilité dans laquelle sont les valvules de se fermer convenablement, sous celui de *sténose* le rétrécissement des orifices par suite d'épaississements fibreux, cartilagineux, calcaires ou osseux, ou par suite d'ulcérations. Les causes de ces altérations proviennent presque toujours de la myocardite ou de l'endocardite aiguë et subaiguë, ou bien de l'endocardite chronique, maladie présentant tous les caractères de l'endartérite déformante et consistant en un développement de masses de tissu conjonctif gélatineux ou dur (sclérose), suivi de calcification ou d'ossification ou de dégénérescence graisseuse (ramollissement athéromateux). Les valvules le plus souvent malades sont celles du cœur gauche, surtout la valvule mitrale. Généralement on observe, en même temps, l'insuffisance et le rétrécissement sur la même valvule.

Les lésions valvulaires se développent ordinairement avant l'âge de quarante ans, par suite de la fréquence du rhumatisme articulaire, cause habituelle de l'endocardite, dans les années de la vie qui précèdent cet âge; on observe aussi ces lésions dans la vieillesse par suite de dégénérescence athéromateuse.

APERÇU GÉNÉRAL DES SYMPTOMES DES LÉSIONS ORGANIQUES DU CŒUR

Insuffisance de la valvule mitrale et rétrécissement de l'orifice auriculo-ventriculaire gauche.	*Insuffisance des valvules aortiques et rétrécissement de l'orifice artériel gauche.*	*Insuffisance de la valvule tricuspide et rétrécissement de l'orifice auriculo-ventriculaire droit.*	*Insuffisance des valvules de l'artère pulmonaire et rétrécissement de l'orifice artériel droit.*
Lésions fréquentes dans la jeunesse, par suite de la fréquence du rhumatisme articulaire à cet âge.	Lésions fréquentes dans la vieillesse par suite de dégénérescence athéromateuse.	Lésions rares.	Lésions trés rares.
On entend, lorsqu'il y a insuffi-	Lorsque les valvules aortiques sont	Lorsque la valvule tricuspide est	Lorsque les valvules sigmoï-

Insuffisance de la valvule mitrale et rétrécissement de l'orifice auriculo-ventriculaire gauche.	*Insuffisance des valvules aortiques et rétrécissement de l'orifice artériel gauche.*	*Insuffisance de la valvule tricuspide et rétrécissement de l'orifice auriculo-ventriculaire droit.*	*Insuffisance des valvules de l'artère pulmonaire et rétrécissement de l'orifice artériel droit.*
sance de la valvule mitrale, un bruit systolique coïncidant avec les bruits du cœur, lorsqu'il y a un rétrécissement de l'orifice aur.-vent. gauche, un bruit diastolique à la pointe du cœur et le long du bord gauche du sternum.	insuffisantes, on entend un bruit diastolique au-dessus de l'orifice aortique (le long du sternum à partir de la troisième côte); lorsqu'il y a un rétrécissement de l'orifice aortique, on entend un bruit systolique.	insuffisante, on entend un souffle systolique sous le sternum, dans l'espace qui sépare les points de contact du cartilage de la quatrième côte avec les os. Lorsqu'il y a un rétrécissement de l'orifice, on entend un bruit diastolique en ce point.	des sont insuffisantes, on entend un frémissement diastolique le long du bord sternal gauche, au niveau du deuxième espace intercostal et au-dessus du cartilage de la deuxième côte. Lorsqu'il y a un rétrécissement, on entend un frémissement systolique.
Le deuxième bruit de l'artère pulmonaire (bord gauche du sternum, deuxième espace intercostal) est plus fort par suite de stase dans les poumons.	Comme dans l'insuffisance de la valvule mitrale.	Le deuxième bruit de l'artère pulmonaire est affaibli.	Le premier bruit et souvent aussi le second bruit de l'artère pulmonaire manquent.
La matité précordiale s'étend, par suite de dilatation du ventricule droit, au delà du bord gauche du sternum et, par suite d'hypertrophie du ventricule gauche, au delà de la ligne mamelonnaire gauche.	Étendue considérable de la matité précordiale. Elle s'étend de la deuxième ou troisième côte jusqu'au delà de la ligne mamelonnaire gauche; quelquefois elle dépasse aussi la ligne sternale gauche.	La matité précordiale dépasse de beaucoup le bord sternal droit, mais non la ligne mamelonnaire gauche.	La matité se prolonge à droite.
Le choc du cœur est renforcé, lorsque la valvule mitrale est insuffisante, affaibli, s'il y a un rétrécissement de l'orifice, renforcé, si les deux lésions coexistent.	Le choc du cœur est considérablement renforcé et ébranle la paroi thoracique tout entière.	Le choc du cœur est renforcé, surtout vers le sternum.	Le choc du cœur est tantôt affaibli, tantôt renforcé; tantôt il s'observe à sa place normale, tantôt un peu en dehors de la ligne mamelonnaire gauche; il ne pourra donc fournir aucun symptôme caractéristique.

Insuffisance de la valvule mitrale et rétrécissement de l'orifice auriculo-ventriculaire gauche.	*Insuffisance des valvules aortiques et rétrécissement de l'orifice artériel gauche.*	*Insuffisance de la valvule tricuspide et rétrécissement de l'orifice auriculo-ventriculaire droit.*	*Insuffisance des valvules de l'artère pulmonaire et rétrécissement de l'orifice artériel droit.*
Les stases dans les poumons et dans le système veineux sont modérées. Ce n'est que lorsqu'il se produit une altération de la compensation qu'on observe de la dyspnée, une diminution de la sécrétion urinaire et quelquefois des hémoptysies, un œdème des mains et des pieds.	Les symptômes de stase dans le poumon sont généralement encore plus faibles que dans l'insuffisance mitrale. Dans la région sus-claviculaire on voit et on sent les pulsations de l'aorte renforcées par suite de la dilatation de cette artère; les battements des carotides sont visibles et l'on perçoit dans les petites artères superficielles un espèce de frémissement et de retentissement.	Il y a des symptômes de stase très considérables et qui augmentent facilement dans les veines caves et les autres veines du corps. Jamais la compensation n'est complète. Les symptômes de stase sont un gonflement et des pulsations des jugulaires, des pulsations du foie, de l'hydropisie et de l'albuminurie. Le pouls artériel est faible par suite de la faiblesse de la tension sanguine dans les artères.	La compensation se fait facilement, et on n'observe que peu de stases veineuses. Par contre une hypertrophie très développée du ventricule droit produit assez souvent une dilatation énorme de l'artère pulmonaire et par conséquent une accumulation du sang dans les poumons avec des hémoptysies. D'un autre côté on voit souvent la phtisie pulmonaire se développer à la suite d'une nutrition insuffisante du poumon consécutive à un rétrécissement très prononcé.

Ces lésions ont un caractère intéressant, elles ne coïncident que rarement avec la phtisie pulmonaire; mais il ne s'agit alors que des lésions de l'orifice auriculo-ventriculaire gauche, car celles des valvules de l'orifice aortique ou de l'orifice de l'artère pulmonaire se rencontrent assez souvent avec la phtisie pulmonaire.

Les conséquences de l'insuffisance et du rétrécissement sont en général les mêmes. Le courant sanguin ne peut passer avec assez de facilité par un orifice rétréci, une valvule insuffisante permet le retour d'une certaine quantité de sang, mais, dans les deux cas, il y a une diminution de la quantité de sang expulsé. Les vaisseaux artériels reçoivent trop peu de sang, tandis que la pression sanguine augmente forcément dans les vaisseaux situés en arrière du rétrécissement ou de la valvule insuffisante (par exemple dans les poumons, dans les veines caves, dans le système veineux tout entier). Pour que ces altérations soient réparées (compensation), il faut que la force de la partie du cœur correspondante soit augmentée, et c'est alors que l'hypertrophie intervient favorablement. Ainsi nous voyons, dans le cas d'insuffisance des valvules sigmoïdes et de rétrécissement de l'orifice aortique, se développer, au bout de quelque temps, une hypertrophie du ventricule gauche ; il en est de même dans le cas d'insuffisance de la valvule mitrale, puisque le travail du cœur doit être d'autant plus considérable qu'il revient plus de sang du ventricule dans l'oreillette et que ce sang à son retour dans le ventricule exige une nouvelle contraction des muscles du ventricule. Le ventricule est donc forcé de chasser non seulement la quantité ordinaire de sang, mais encore le sang renvoyé dans l'oreillette par la contraction précédente ; il faut donc que la force du cœur soit augmentée et c'est ce qui arrive à la suite de l'hypertrophie. Avant le développement de cette hypertrophie il peut se produire une paralysie du cœur. Nous distinguerons donc deux périodes dans la marche des lésions organiques, la période avant la compensation et la période de compensation ; cette distinction est surtout importante au point de vue thérapeutique.

TRAITEMENT. — Les lésions organiques ne peuvent jamais se guérir complètement ; le traitement consistera donc : 1) à favoriser le développement de l'hypertrophie compensatrice par un régime fortifiant et par le repos du corps et de l'esprit, et 2) à éloigner tout ce qui pourra troubler la compensation. Dans ce dernier cas on emploiera la digitale et les compresses d'eau froide appliquées sur la région précordiale. La digitale (form. 48) calme l'agitation du cœur et est en même temps le remède le plus efficace contre les phénomènes caractérisant les altérations de la compensation, tels que hydropisie, hémoptysie, etc.

§ 7. Artérite, inflammation des artères.

ANATOMIE PATHOLOGIQUE. — *a* — L'artérite *aiguë* ne s'observe généralement que dans les cas d'oblitération d'une artère par un caillot, et alors le thrombus est la cause de l'inflammation des tuniques ; l'inverse n'a jamais lieu. La paroi artérielle, siège de l'inflammation, est considérablement épaissie, les vasa vasorum sont injectés, la tunique interne est terne, rude, mais non revêtue d'un exsudat, la tunique musculaire et surtout la tunique adventice (d'où le nom de *périartérite*) infiltrées de cellules en grande quantité. Plus tard les tuniques artérielles se métamorphosent, aux points occupés par l'inflammation, en un tissu fibreux rude, ou bien il se forme dans la tunique adventice des abcès purulents qui s'ouvrent assez souvent dans l'intérieur de l'artère, ou bien les foyers peuvent devenir sanieux. Le diagnostic est impossible pendant la vie.

b — L'artérite *chronique (endartérite chronique deformans, dégénérescence athéromateuse)* est très fréquente dans la veillesse et s'observe surtout chez les buveurs ou chez les personnes riches adonnées à la bonne chère. Elle se montre surtout aux endroits où le courant sanguin irrite le plus la paroi du vaisseau, tels que la crosse de l'aorte ou les points de division des artères. Elle débute par une infiltration cellulaire et une prolifération des fibres de tissu conjonctif de la tunique interne, à la surface de laquelle il se forme de petites excroissances mamelonnées. Ces excroissances sont dures et ont une coloration bleuâtre ou gris-bleuâtre (sclérose). Plus tard il se développe dans ces excroissances de la tunique interne, tout près de la tunique moyenne, une dégénérescence graisseuse des cellules, la substance fondamentale conjonctive se détruit, et il se forme un *abcès athéromateux* qui s'ouvre à l'intérieur et produit l'*ulcère athéromateux*; dans d'autres cas, on observe à la place de la dégénérescence une calcification dans les couches profondes de la tunique interne atteinte de sclérose, et il se forme dans cette tunique des plaques calcaires plus ou moins grandes, semblables à des os; ces plaques peuvent quelquefois changer tout le vaisseau en un tube rigide; elles sont généralement déprimées au centre, et leurs bords devenus libres par suite du ramollissement athéromateux font saillie à l'intérieur du vaisseau.

Il existe encore une autre altération qui diffère de la dégénération inflammatoire, c'est l'*usure graisseuse non inflammatoire*, qui consiste en une simple destruction graisseuse des cellules, en une destruction de la tunique interne et en une transformation régressive. Cette altération n'occupe que de petits points bien circonscrits et donne à la surface muqueuse un aspect rude et opaque.

Les conséquences de la dégénérescence athéromateuse sont : le transport par l'onde sanguine de détritus graisseux dans des territoires vasculaires éloignés, la production de dépôts fibrineux à la surface des excroissances, la dilatation des gros troncs vasculaires, surtout dans les parties supérieures de l'aorte, les rétrécissements, les thromboses et la formation d'anévrysme dans de petites artères. Ces dernières altérations s'observent surtout dans le cerveau de personnes très âgées, et en général c'est la rupture des petits anévrysmes des artères du cerveau qui produit les hémorrhagies cérébrales chez les vieillards, tandis que les rétrécissements et les thromboses dans le cerveau sont généralement l'origine d'une encéphalite.

SYMPTÔMES ET DIAGNOSTIC. — Le début de la maladie n'est signalé par aucun symptôme caractéristique. Plus tard même il ne nous est possible de reconnaître que la dilatation de l'aorte ascendante et de la crosse de l'aorte, et la calcification des artères périphériques. La dilatation de l'aorte est caractérisée par un souffle systolique particulier que l'on entend au niveau de l'orifice aortique et de la crosse de l'aorte, et par une sonorité singulièrement claire et retentissante du deuxième bruit aortique; on observe presque toujours en même temps les symptômes de l'insuffisance et du rétrécissement de la valvule mitrale et de l'hypertrophie du ventricule gauche. L'ossification des artères superficielles commence ordinairement par les artères radiale et temporale, qui produisent, lorsqu'on les touche, la sensation d'une corde dure et flexueuse. Si en même temps l'on observe des attaqués d'apoplexie ou des symptômes d'embolies dans la rate, les reins, les jambes (gangrène sénile), etc., et si le malade est vieux, l'on se trompera difficilement en diagnostiquant une endarteritis deformans.

TRAITEMENT. — Pas de guérison possible. On recommandera au malade d'éviter toute espèce d'excitations pour ne pas s'exposer à une rupture de l'aorte ou des vaisseaux cérébraux. On combattra les différents symptômes par les moyens appropriés.

§ 8. Anévrysme de l'aorte.

ANATOMIE PATHOLOGIQUE. — L'anévrysme de l'aorte est constitué par une dilatation circonscrite des trois tuniques de l'aorte et s'observe surtout à l'orifice aortique immédiatement au-dessus des valvules et sur la crosse de l'aorte. Dans les anévrysmes anciens la tunique moyenne, musculaire, n'existe plus; lorsque les anévrysmes sont considérables (ils peuvent acquérir les dimensions d'une tête d'enfant), on trouve souvent la paroi formée seulement par une masse fibreuse, dans laquelle on ne reconnaît plus les tuniques artérielles. La surface interne de l'anévrysme est ordinairement hérissée de saillies produites par les plaques calcaires et est recouverte par un dépôt fibrineux en forme de lamelles.

L'anévrysme refoule les tissus voisins, ces tissus (même les os) peuvent disparaître sous l'influence de la pression qu'ils subissent de part de l'anévrysme, de sorte que celui-ci arrive souvent plus tard jusqu'à la surface de la poitrine ; la circulation du sang artériel est gênée, et il se produit une dilatation hypertrophique du ventricule gauche, etc. La dégénérescence athéromateuse des parois de l'artère est la cause principale des anévrysmes de l'aorte.

SYMPTÔMES ET DIAGNOSTIC. — Les malades se plaignent quelquefois de douleurs sous le sternum, de dyspnée et de palpitations. Mais un signe plus important est fourni par la percussion, par laquelle on constate l'existence d'une matité circonscrite près du bord droit du sternum, au niveau de la deuxième et de la troisième côte ; cette matité est séparée quelquefois de la matité précordiale par un espace sonore, mais elle se continue bien plus souvent avec elle, par suite de l'existence d'une dilatation hypertrophique du ventricule gauche. De plus on observe presque toujours à cet endroit un ébranlement systolique, un frémissement vibratoire du thorax. Lorsque l'anévrysme a détruit le sternum et est en contact avec la peau, on observe une tumeur molle, présentant quelquefois les dimensions d'un poing ; en appliquant la main sur cette tumeur on perçoit un double choc ou un frémissement rythmique très sensible. A l'auscultation de la tumeur on entend un double bruit sans souffle, ou bien un bruit de souffle systolique, et souvent aussi un bruit de souffle diastolique. Le pouls est retardé par suite du ralentissement du courant sanguin.

TRAITEMENT. — On n'a pas réussi jusqu'ici à guérir l'anévrysme de l'aorte, le traitement sera donc symptomatique. On soutiendra les forces du malade par une bonne alimentation ; on modérera l'action du cœur, si elle augmente, par la digitale et l'application de glace sur le cœur, contre les douleurs on ordonnera l'hydrate de chloral (form. 43), ou bien l'on fera des injections sous-cutanées de morphine ; si l'anévrysme arrive à la surface, on le protégera au moyen d'un appareil convenable, etc.

LIVRE III

MALADIES DE L'APPAREIL RESPIRATOIRE

---

§ 1. Épistaxis, saignement du nez.

L'épistaxis peut avoir pour causes un traumatisme
(coup sur le nez), une fragilité considérable des vaisseaux consécutive à un ramollissement de la muqueuse,
par exemple dans le catarrhe chronique ou à la suite de
l'hémophilie, une gêne de la circulation veineuse de la
tête par suite de lésions organiques du cœur, une congestion des vaisseaux de la tête provoquée par des émotions morales. Quelquefois on observe des saignements
de nez au début de la tuberculose.

Traitement. — Le malade aspirera de l'eau glacée
ou mélangée avec du vinaigre ou du sesquioxyde de fer
(10 gouttes dans une soucoupe pleine d'eau). Chez les
hémophiles ou chez les personnes qui ont habituellement des saignements de nez, on ordonnera du sel de
Glauber (sulfate de soude 30,0, eau distillée 100,0, sirop
20,0, 2 fois par heure 1 cuillerée à bouche).
Dans les cas graves, c'est à dire lorsque les saignements sont abondants et créent un état anémique, on
pratiquera le tamponnement avec de la ouate ; souvent
dans ce cas il arrivera de boucher en même temps l'ori-

fice des sinus au moyen de la sonde de Belloc ou du cathéter.

§ 2. Catarrhe de la muqueuse des fosses nasales, rhume, coryza.

A. — Catarrhe aigu.

ANATOMIE PATHOLOGIQUE. — La muqueuse nasale est gonflée et sécrète un liquide d'abord aqueux, plus tard muco-purulent. Le catarrhe peut s'étendre dans les sinus frontaux, dans la trompe d'Eustache, et quelquefois il gagne la muqueuse du larynx et des bronches.

ÉTIOLOGIE. — Les causes du coryza sont le refroidissement, les irritations directes de la muqueuse des fosses nasales, l'emploi de l'iode et de l'iodure de potassium à l'intérieur.

TRAITEMENT. — Inhalations de vapeurs humides et chaudes, injections avec de faibles solutions d'alun et de tannin. Quelquefois il suffira d'un bain de vapeurs pour calmer et même pour guérir complètement le coryza.

B. — Catarrhe chronique.

ANATOMIE PATHOLOGIQUE. — La muqueuse est gonflée, elle présente une couleur ardoisée et une dilatation variqueuse des veines qui la parcourent. Quelquefois l'accumulation des matières sécrétées produit une odeur fétide (*ozène non ulcéreux*, *punaisie*); mais dans la plupart des cas il se développe des ulcérations profondes pouvant pénétrer jusqu'aux os (*ozène ulcéreux*). On appelle *enchifrènements* le coryza qui a envahi les sinus frontaux.

ÉTIOLOGIE. — Le coryza devient chronique lorsque l'on néglige un coryza aigu, mais surtout chez les scrofuleux, les tuberculeux et les syphilitiques. Les enfants, qui viennent au monde avec une respiration reniflante et des croûtes au pourtour de l'orifice des fosses nasales, sont presque toujours atteints de syphilis héréditaire.

TRAITEMENT. — Le traitement le plus efficace du coryza chronique simple consiste en injections journalières avec une solution de nitrate d'argent (1,0 : 100,0). Chez les nouveau-nés syphilitiques on ordonnera le calomel (0,01 par dose, 3 fois par jour) et des injections avec une infusion de camomille. Chez les enfants scrofuleux on recourra aux bains d'eaux salines, à un régime fortifiant (huile de foie de morue) et aux injections avec des eaux faiblement salines. On combattra l'écoulement fétide par des injections de chlorate de potasse (2,0 : 100, 0) ou d'acide phénique (1 : 100).

§ 3. Catarrhe du larynx.

A. — Catarrhe aigu.

ANATOMIE PATHOLOGIQUE. — Le gonflement et la coloration rose de la muqueuse est ordinairement limitée à certaines parties du larynx, surtout à l'épiglotte, aux plis aryépiglottiques ou aux cordes vocales; les produits de la sécrétion sont d'abord séro-muqueux, plus tard ils deviennent riches en globules de pus. Chez les enfants le gonflement est parfois si considérable, qu'il se produit un rétrécissement de la glotte présentant les caractères du croup (*angine catarrhale — faux croup*). L'inflammation du catarrhe aigu gagne les petites bronches et les alvéoles et constitue la *bronchite capillaire* ou *pneumonie catarrhale*.

ÉTIOLOGIE. — Les causes les plus fréquentes sont : l'inspiration d'un air froid au milieu d'une forte transpiration, l'exercice exagéré de la voix, l'extension d'un catarrhe du nez ou du pharynx, et enfin certaines maladies constitutionnelles pouvant se localiser sur le larynx : rougeole, syphilis, tuberculose.

SYMPTÔMES. — Une sensation de rudesse et de picotement dans le larynx, une voix rauque, enrouée, quelquefois même complètement sourde, un toussotement continuel, l'expectoration de crachats rares et gluants au début, abondants plus tard, tels sont les symptômes ordinaires de cette maladie. Dans le faux croup la toux est rauque, sourde et caractérisée par des inspirations pénibles et sifflantes et par des accès de suffocation. Au point de vue du diagnostic, le faux croup se distingue du vrai croup par l'existence d'autres symptômes catarrhaux : coryza, catarrhe du pharynx et de l'épiglotte, par l'absence de lambeaux de fausses membranes dans les matières expulsées et de dépôts membraneux à la surface des amygdales et enfin par sa fréquence chez le même enfant; le vrai croup est une maladie rare. Dans un certain nombre de cas de laryngite catarrhale aiguë, on n'observe pas d'autres symptômes catarrhaux, tels que coryza, toux, etc.; d'autres fois le vrai croup peut être accompagné de coryza et de toux et ne pas présenter de dépôts membraneux sur les amygdales, ni de lambeaux de fausses membranes dans les crachats; dans ces cas le diagnostic est momentanément incertain, mais devient plus facile dans le courant de la maladie par suite de la présence de membranes dans les crachats ou par suite de la malignité bien plus considérable de la maladie dans le croup que dans le catarrhe. Dans le croup l'état du malade empire chaque nuit.

TRAITEMENT. — On recommandera aux adultes de se mettre des linges froids et humides autour du corps et de transpirer, de s'abstenir de toute boisson froide et de boire fréquemment et à petites gorgées du lait bouillant avec de l'eau de Seltz. Chez les enfants atteints de faux croup on ordonnera un vomitif (form., 115, 20) dès que l'inspiration devient difficile; jusque-là on se contentera de faire rester le malade au lit, de lui faire boire du lait sucré aussi chaud que possible, appliquer des cataplasmes chauds autour du cou et prendre un peu de soufre doré d'antimoine (form. 112). Si malgré

le vomitif la respiration ne devient pas plus facile au
bout de quelques heures; on appliquera quelques sangsues à la partie supérieure du sternum, et, si ce moyen
reste sans effet, on pratiquera la trachéotomie.

B. — Catarrhe chronique.

ANATOMIE PATHOLOGIQUE. — La muqueuse est épaissie, elle présente une coloration rouge sombre quelquefois même ardoisée et sécrète un liquide muco-purulent;
on trouve souvent des granulations sur les cordes vocales
ainsi que de petits ulcères cratériformes à la paroi postérieure du larynx. D'après Stork, il se produit très souvent à la suite du catarrhe chronique une déchirure de
la paroi postérieure du larynx, qui se transforme en un
ulcère gagnant en profondeur et en superficie et allant
quelquefois jusqu'à la sous-muqueuse.

ÉTIOLOGIE. — Un catarrhe aigu négligé est souvent
l'origine du catarrhe chronique; le catarrhe chronique
est parfois consécutif à la syphilis ou est un symptôme
concomitant de la phtisie pulmonaire. Dans ces deux
cas il y a presque toujours des ulcères dans le larynx.

SYMPTÔMES ET DIAGNOSTIC. — Le diagnostic s'établira
sur le caractère rauque et sourd de la voix, sur l'existence de picotements dans le larynx, sur l'aspect des
crachats, qui sont tantôt visqueux, tantôt fluides et toujours muco-purulents, et sur la constatation, au moyen
du laryngoscope, des altérations anatomiques décrites
plus haut.

TRAITEMENT. — Éviter de boire des boissons froides
et alcooliques et de respirer un air froid et chargé de
poussière. On fera des cautérisations avec une solution
de nitrate d'argent (2 : 10,0) au moyen d'un pinceau ou
d'une éponge. Plus tard on recommandera au malade
de passer une saison à Ems ou Neuenahr, ou de boire

pendant plusieurs semaines de l'eau d'Ems (source Victoria) ou de l'eau de Weilbach (source sulfureuse).

§ 4. Angine membraneuse, croup.

ANATOMIE PATHOLOGIQUE. — On trouve à la surface de la muqueuse du larynx une membrane grise, élastique, qui adhère au début intimement aux autres tissus, mais qui plus tard est décollée. La muqueuse sous-jacente est hypérémiée et légèrement gonflée. Les ganglions lymphatiques du cou ne sont pas engorgés. Lorsque la membrane croupale est tombée, la muqueuse revient à l'état normal.

D'après E. Wagner, le croup et la diphthérie forment une même maladie dont le croup est la forme la plus faible. D'après le même auteur, la membrane du croup est produite par une métamorphose de l'épithélium qui est remplacé par cette membrane. Cette métamorphose débute par un gonflement des cellules épithéliales, par suite de l'augmentation du protoplasma; plus tard il se forme des lacunes dans ce protoplasma, ce qui donne aux cellules un aspect dentelé; ces lacunes se remplissent de sérum et de globules de pus (probablement des globules blancs), tandis que les autres parties des cellules deviennent particulièrement claires, brillantes et résistantes. D'après Buhl, la membrane du croup est produite par l'épithélium; d'après d'autres auteurs, elle est le résultat d'une exsudation fibrineuse. Jamais cette membrane ne pénètre dans le tissu de la muqueuse, elle renferme dans ses mailles des amas de champignons punctiformes. On trouve assez fréquemment, à côté du croup, un exsudat diphthéritique sur les amygdales et sur le voile du palais, et dans les petites bronches des produits de sécrétion catarrhale.

ÉTIOLOGIE. — Le croup est une maladie primaire et s'observe surtout au printemps et en automne, principalement chez des enfants de 3 à 4 ans. Il peut aussi être secondaire, et a pour origine, dans ce cas, l'extension de l'inflammation de la diphthérie pharyngienne. Il n'est pas contagieux.

SYMPTÔMES. — Les symptômes du croup se manifestent tantôt après un enrouement de plusieurs jours, tantôt leur début est brusque et arrive ordinairement au milieu de la nuit. Les principaux symptômes consistent en une toux rauque et sourde et en une inspiration difficile et sifflante. Plus la glotte devient étroite, plus l'inspiration devient difficile; l'enfant s'agite avec désespoir et fait les mouvements les plus variés pour vaincre l'obstacle qui l'étouffe. Vers le matin les symptômes de suffocation se calment quelquefois, mais reviennent toujours la nuit suivante. La mort arrive ordinairement par suffocation au bout de 2-3-4 jours. Le diagnostic est facile lorsque des lambeaux de fausses membranes sont rejetés par la toux ou le vomissement, ou bien si l'on trouve des dépôts membraneux dans l'arrière-bouche.

TRAITEMENT. — Lorsqu'on découvre des dépôts membraneux, on les touchera immédiatement avec une solution concentrée de nitrate d'argent (1 : 30), et le malade se gargarisera ensuite avec du chlorate de potasse (2 : 100).

On combattra l'inflammation locale du larynx par l'application de glace sur la région du larynx et de 2-3 sangsues à la partie supérieure du sternum, à moins que l'anémie générale ou la faiblesse du malade n'interdisent toute émission sanguine. S'il se produit de la suffocation on emploiera les vomitifs suivants : sulfate de cuivre 0,2, solution gommeuse 0,5 (faire doses semblables, n° 3) tous les quarts d'heure une potion — ou bien ipécac. 3,0, sucre 2,0 (faire 3 parties) 1 potion tous les quarts d'heure — ou bien tart. stib, 0,05, ipécac. 1,5, sucre 2,0 (faire 3 parties) 1 potion tous les quarts d'heure; on donnera après chacun de ces vomitifs de petites doses de tart. stib. (tart. stib. 0,02, aq. dest. 50,0, sirop s. 30,0, 1 c. à b. toutes les 2 heures. Si le malade ne vomit pas après avoir pris le vomitif, on aura soin de lui asperger la tête et le dos avec de l'eau froide avant de lui donner une nouvelle dose de vomitif. Si malgré tout le rétrécissement du larynx persiste, et si l'on observe les symptômes de l'intoxication par l'acide carbonique (lèvres bleuâtres, engourdissement), on pratiquera immédiatement la trachéotomie.

§ 5. Ulcères du larynx.

Les ulcères du larynx ne s'observent généralement que chez les scrofuleux, les tuberculeux et les syphilitiques.

Chez les scrofuleux et les tuberculeux les ulcères sont arrondis, cratériformes et se trouvent sur les cordes vocales, sur la paroi postérieure du larynx, sur l'épiglotte et sur les ligaments ary-épiglottiques; ils s'étendent en surface et en profondeur et par suite perdent leur forme arrondie et détruisent quelquefois les cartilages du larynx (*périchondrite laryngée*); d'autres fois on trouve des ulcérations superficielles, produites probablement par le contenu des cavernes qui est rejeté par le larynx; on peut aussi rencontrer des ulcères *tuberculeux*, petites pertes de substance tout à fait superficielles produites par la destruction de petites saillies miliaires de la muqueuse constituées par des cellules ; ces ulcères ne présentent pas de signes de dégénérescence caséeuse; enfin il existe quelquefois dans le larynx des ulcérations étendues, irrégulières, à bords déchiquetés, durs, épaissis et contenant des tubercules miliaires; ces ulcérations gagnent toujours et produisent des lésions très considérables dans le larynx.

Chez les syphilitiques on trouve, en dehors des altérations catarrhales de la muqueuse qui, dans certains cas, est hérissée de saillies mamelonnées, des *condylomes* tantôt pointus, tantôt larges, ou bien des ulcérations plus ou moins étendues, surtout sur l'épiglotte et les cordes vocales. Lorsque ces ulcères guérissent, il se forme ordinairement des cicatrices rayonnées qui se rétractent plus tard.

SYMPTOMES ET DIAGNOSTIC. — Lorsque, chez une personne tuberculeuse ou syphilitique, il se développe un enrouement opiniâtre, on pourra croire à l'existence d'un ulcère du larynx; le diagnostic s'établira surtout sur les constatations qu'on fera au moyen du laryngoscope.

TRAITEMENT. — Lorsque les ulcères sont d'origine catarrhale et syphilitique, on fera des cautérisations énergiques et fréquentes, au moyen d'une solution de nitrate d'argent, combinées, dans le cas de syphilis, avec un traitement antisyphilitique; on obtiendra souvent de cette façon de bons résultats. Lorsque les ulcères sont d'origine tuberculeuse, il faudra s'abstenir de tout traitement local qui ne ferait qu'aggraver le mal. On se contentera de recommander au malade de s'envelopper le cou, de boire de l'eau d'Ems, etc.; on calmera les picotements par la morphine avec le bicarbonate de soude (form. 83).

§ 6. Œdème de la glotte.

ANATOMIE PATHOLOGIQUE. — Cette maladie consiste en une infiltration aqueuse des replis ary-épiglottiques, de sorte qu'ils forment deux bourrelets fortement tendus, qui vont de la base de l'épiglotte jusqu'aux cordes vocales.

ÉTIOLOGIE. — L'œdème de la glotte est toujours consécutif à une autre maladie; il s'observe surtout à la suite d'ulcères du larynx ou d'inflammations du tissu cellulaire du cou, quelquefois dans le courant de la variole ou de l'érysipèle de la face, plus rarement dans l'hydropisie générale.

SYMPTOMES ET DIAGNOSTIC. — Si, dans les conditions étiologiques que nous venons d'indiquer, il se développe un enrouement considérable, si l'inspiration devient difficile, sifflante, s'il y a menace de suffocation, on devra s'assurer, au moyen du laryngoscope ou en introduisant le doigt dans la gorge, si les deux bourrelets, dont nous avons parlé, existent des deux côtés de l'épiglotte ; s'ils existent, le diagnostic ne présentera naturellement aucune difficulté.

TRAITEMENT. — Tout d'abord on fera une incision dans ces bourrelets ; s'il n'y a pas de résultat, on pratiquera la trachéotomie. Les autres moyens sont : la glace, avalée lentement, les sangsues, les drastiques, mais ces derniers ne produisent presque jamais d'effet.

§ 7. Spasme de la glotte.

On désigne sous ce nom des accès de suffocation consécutifs à une occlusion de la glotte ayant pour origine non une lésion organique du larynx (croup, etc.), mais une contraction spasmodique des muscles du larynx, contraction produite par une excitation anormale des fibres motrices du pneumogastrique qui innervent le larynx.

ÉTIOLOGIE. — Cette maladie s'observe chez les nouveau-nés mal nourris et présentant par conséquent une exagération de l'irritabilité réflexe qui, déjà à l'état normal, est si considérable dans le jeune âge. Les causes irritantes peuvent être l'inspiration d'air froid, les bains froids, l'existence d'un catarrhe dans les voies respiratoires et dans l'intestin, quelquefois les émotions morales. On observe aussi parfois le spasme de la glotte à l'époque de la première dentition, du cinquième mois à la deuxième année de la vie, et, dans ce cas, le rachitisme est ordinairement la cause de l'exagération de l'irritabilité réflexe.

SYMPTOMES ET DIAGNOSTIC. — Les spasmes se manifestent sous forme d'accès séparés par des moments de calme ; pendant ces accès il y a un arrêt complet de la respiration, le malade ne peut ni expirer, ni inspirer et se trouve toujours sur le point de suffoquer. Au bout de quelques secondes ou d'une demi-minute l'accès se termine par une inspiration sifflante, semblable au cri du coq, et l'enfant respire tout à fait normalement jusqu'à ce qu'il se produise un nouvel accès, ce qui arrive souvent au bout de quelques heures. Cette maladie est très dangereuse, la mort arrive dans les trois quarts des cas.

Le spasme de la glotte se distingue du croup par l'absence de l'enrouement de la voix dans les périodes de calme et par le manque complet de la toux rauque et sourde qui caractérise le croup.

TRAITEMENT. — On s'occupera surtout d'améliorer la nutrition. On ordonnera donc du bon lait de mère, des bains de malt ; on recommandera de tenir la chambre à coucher chaude et bien aérée ; chez les enfants plus âgés l'air de la campagne, s'il est doux, pourra être utile. On combattra les accès par la teinture d'ambre et le musc, 5-6 gouttes plusieurs fois par jour, et le bromure de potassium (form. 71).

§ 8. Paralysies des cordes vocales.

On appelle ainsi l'impossibilité dans laquelle se trouvent les muscles du larynx, par suite de la paralysie des nerfs du larynx, de produire les modifications de la glotte nécessaires pour la production de la parole. Une paralysie de ce genre peut être *centrale*, et alors sa cause se trouve à l'origine du pneumogastrique dans la moelle allongée, ou bien elle est *périphérique*, lorsque la cause agit sur le tronc ou les terminaisons du pneumogastrique (nerf récurrent et laryngé supérieur). La paralysie centrale est toujours bilatérale, mais il ne faudrait pas déduire de cela que toute paralysie bilatérale est nécessairement centrale. Pour déterminer le siège central, on se basera sur l'existence d'une maladie cérébrale ou d'une paralysie d'autres nerfs voisins dans le cerveau; quant au siège périphérique, on le déterminera en prenant pour point de départ l'existence d'un catarrhe chronique du larynx, de polypes du larynx, d'une pression opérée par un anévrysme de l'aorte ou une autre tumeur du cou.

Ordinairement la paralysie ne frappe qu'une seule corde vocale, ce qui est facile à reconnaître. On introduit le laryngoscope dans la gorge du malade et on lui fait prononcer la lettre æ , la corde vocale atteinte ne se rapproche pas suffisamment de l'autre et il se produit une altération caractéristique de la forme de la glotte.

Lorsque les deux cordes vocales sont paralysées (rare), elles restent toutes les deux écartées de la ligne médiane dans la phonation et donnent à la glotte la forme d'un coin dont la base est en arrière.

La voix est toujours altérée par les paralysies des cordes vocales; lorsque la paralysie est unilatérale, le malade ne peut produire de sons bas, les sons moyens sont faibles, les sons élevés peuvent encore être chantés; lorsque la paralysie est bilatérale, il y a aphonie plus ou moins complète; la voix du malade est enrouée et sourde, même lorsqu'il fait de grands efforts.

Traitement. — Lorsque la paralysie est consécutive à un catarrhe chronique du larynx, on traitera le catarrhe. D'après certains auteurs, on peut espérer de bons résultats de l'emploi du courant électrique et de la strychnine (form. 108, 109), lorsque la paralysie est purement nerveuse (hystérique etc.). Dans tous les cas, il est de la plus haute importance de ménager la voix pendant longtemps.

§ 9. Pleurésie, inflammation de la plèvre.

Anatomie pathologique. — On distingue une pleurésie sèche, séreuse, séro-fibrineuse, purulente et hémorrhagique.

Dans la pleurésie *sèche*, la séreuse est rouge, l'épithélium est terne et se détache, et l'on trouve à la surface de la plèvre un dépôt sous forme de membrane ou de traînées d'exsudat fibrineux ; il se développe en outre, par suite de la métamorphose des cellules épithéliales détachées en cellules fusiformes de tissu conjonctif et de la prolifération du tissu conjonctif de la séreuse, un tissu jaune, qui se change de plus en plus en tissu fibreux et soude les surfaces de la plèvre qui sont en contact ou bien donne lieu à des épaississements de la plèvre blancs, tendineux, lorsque les mouvements de la respiration empêchent les surfaces de la plèvre de se souder. La marche de la pleurésie sèche est ordinairement subaiguë ou chronique ; cette maladie s'observe à la suite d'altérations pneumoniques chroniques (dans la phtisie pulmonaire avec prolifération du tissu conjonctif interstitiel) et particulièrement, dans ce cas, aux sommets des poumons.

Dans la pleurésie *séreuse* les vaisseaux de la séreuse sont hypérémiés, et il se produit plus ou moins rapidement un épanchement aqueux quelquefois très considérable (quelques litres) dans la plèvre ; le liquide épanché est alcalin, ressemble au sérum du sang et contient ordinairement quelques flocons de fibrine, en même temps que des globules du pus et du sang. Lorsque la fibrine est abondante, la pleurésie porte le nom de pleurésie *séro-fibrineuse* et, dans ce cas, la surface de la plèvre est généralement revêtue d'une couche épaisse de fibrine. L'exsudat séro-fibrineux peut être complètement résorbé au bout de quelques semaines, et la santé redevient bonne ; dans les cas de ce genre les flocons fibrineux passent d'abord par une décomposition muqueuse et graisseuse ; très souvent le sérum seul est résorbé et les dépôts fibrineux se changent en une masse de tissu conjonctif dure et épaisse et qui présente des adhérences plus ou moins nombreuses avec les surfaces de la plèvre qui sont en contact avec elle. Enfin l'exsudat peut devenir *purulent*, et cette transformation se produit ordinairement au bout de deux, quatre semaines (*pleurésie purulente, empyème, pyothorax*). Dans quelques cas rares l'exsudat est purulent dès le début; cela arrive lorsque la pleurésie est d'origine métastique ou est produite par l'extension à la plèvre d'une inflammation purulente du voisinage (carie des côtes). L'exsudat de la pleurésie purulente est purulent, gris-jaunâtre et n'est presque jamais résorbé; il présente une tendance à faire irruption à l'extérieur ou à s'ouvrir dans les poumons ou les bronches. Enfin nous citerons encore l'exsudat *hémorrhagique*, qui s'observe surtout dans le scorbut, dans l'hémophilie et lorsqu'il se produit des tubercules dans la plèvre et dans les masses de tissu conjonctif nouvellement formées.

Ces quatre formes de pleurésie ont une marche *aiguë*, surtout la forme séro-fibrineuse, qui est la plus fréquente.

Lorsque l'exsudat est considérable, il peut comprimer le poumon correspondant et déplacer les organes voisins, surtout le cœur. Si le poumon n'est comprimé que pendant peu de temps, il se dilate de nouveau quand l'exsudat est enlevé; mais si la compression a duré trop longtemps, le poumon se présente, dans les cas extrêmes, sous la forme d'une masse rougeâtre, racornie et vide d'air, appliquée sur les côtés de la colonne vertébrale; le tissu de l'organe est complètement détruit, le côté correspondant du thorax est déprimé, et les côtes sont appliquées l'une sur l'autre comme les tuiles d'un toit.

On distingue, d'après les causes, une pleurésie *primaire* et une pleurésie *secondaire*. La première est produite par un refroidissement (pleurésie *rhumatismale*) et par des lésions traumatiques de la plèvre, l'exsudat est séreux ou séro-fibrineux; la seconde se développe à la suite d'autres maladies, (inflammation chronique du poumon, mal de Bright), l'exsudat est fibrineux et peu abondant, mais il y a une prolifération considérable de tissu conjonctif, ou bien il est purulent.

Symptomes et diagnostic. — Quoique la pleurésie soit souvent accompagnée de douleurs locales plus ou moins prononcées, surtout à l'inspiration, et de phénomènes fébriles, il y a néanmoins un certain nombre de cas qui ne présentent pas ces symptômes, et d'autres dans lesquels ils sont trop insignifiants pour permettre d'établir un diagnostic. Pour reconnaître la pleurésie, il faut que l'on trouve les symptômes physiques suivants :

1. Les *bruits de frottement pleurétiques*. Ces bruits sont produits par le frottement des surfaces de la plèvre, devenues rugueuses par suite du gonflement inflammatoire ou du développement d'excroissances papillaire l'une contre l'autre pendant la respiration et manquent lorsque ces surfaces sont séparées par un exsudat liquide. On les entend souvent au début, avant que l'épanchement n'existe, et surtout pendant la période de résorption.

2. La *diminution de sonorité à la percussion*. Dans la plupart des cas l'exsudat est liquide et se trouve dans la partie inférieure de la plèvre, ce qui fait que, lorsque l'exsudat est un peu considérable, l'on observe le plus haut degré de matité près de la colonne vertébrale, plus bas que l'omoplate; de là la ligne de niveau descend en décrivant des courbes et arrive sur le devant du thorax; souvent la ligne de niveau se confond déjà dans la ligne axillaire avec la matité du foie.

3. Toujours, lorsque l'épanchement est considérable, il y a *disparition* du *frémissement pectoral*, c'est-à-dire des vibrations de la paroi thoracique produites lorsqu'on fait parler le malade à haute voix.

4. Plus l'exsudat est considérable, plus le côté correspondant du thorax est *dilaté*, le cœur *dévié* et, si l'exsudat est à droite, le *foie refoulé en bas.*

Les autres symptômes les plus importants sont l'affaiblissement ou l'abolition des bruits de la respiration au-dessus de l'exsudat, la dyspnée, qui s'observe très fréquemment, la voussure et par conséquent l'inaction des muscles intercostaux pendant la respiration.

La pleurésie se termine soit par *résorption*, ce que l'on reconnaît à la diminution de l'étendue de la matité, soit par *irruption de l'exsudat* dans les bronches, à l'extérieur, dans la cavité abdominale, ou bien l'exsudat reste dans la plèvre, et le malade meurt par suite d'une dyspnée extrême et d'altérations de la digestion.

TRAITEMENT. — Lorsque la fièvre est considérable et le malade vigoureux, on fera une saignée. Ensuite on fera recouvrir pendant des journées entières le côté malade de compresses d'eau glacée. A l'intérieur on ordonnera d'abord un purgatif et, après que le purgatif aura agi, la digitale à fortes doses (form. 48). On combattra les points de côté trop douloureux par une injection sous-cutanée de morphine. La diète sera sévère. — Quand les symptômes aigus ont disparu, si l'exsudat n'est pas trop considérable, on en favorisera la résorption par l'emploi de l'iodure de potassium (form. 75) à l'intérieur, par des vésicatoires ou des badigeonnages de teinture d'iode à l'extérieur; on pourra aussi se servir de cataplasmes chauds. Lorsque l'exsudat est considérable ou que, malgré les dimensions non exagérées de l'exsudat, la résorption tarde à se produire, ou enfin s'il y a menace de suffocation, on pratiquera la thoracentèse.

§ 10. Hydrothorax.

Cette maladie est constituée par un *épanchement séreux non inflammatoire* se produisant dans la plèvre droite ou gauche. Les poumons sont comprimés par l'épanchement, quelquefois ils sont complètement atélectasiques. A côté de l'hydrothorax on trouve souvent des accumulations de liquide dans d'autres cavités du corps et dans le tissu cellulaire sous-cutané; l'hydrothorax forme ordinairement l'accident terminal d'autres maladies épuisantes, dès que, par suite de faiblesse du cœur (dans le marasme général ou à la suite de lésions organiques non compensées du cœur), il survient une stase de la circulation veineuse.

SYMPTOMES. — L'hydrothorax, lorsqu'il est considérable, est signalé par une forte dyspnée et une diminution de sonorité à la percussion dans la partie inférieure du thorax. De plus, le sérum étant libre dans la plèvre, la ligne de niveau de la matité change selon la position du malade. Si à ces symptômes s'ajoutent ceux de l'hydropisie générale, l'existence d'un hydrothorax est certaine. Il n'y a ni fièvre, ni point de côté.

TRAITEMENT. — On essayera de combattre la faiblesse du cœur et l'hydropisie. On emploiera les diurétiques (form. 16, 69) et l'on excitera l'action du cœur par une cuillerée à bouche de bon vin donnée plusieurs fois par jour.

§ 11. Pneumothorax.

ANATOMIE PATHOLOGIQUE. — Le pneumothorax n'occupe généralement qu'une des cavités pleurales. Cette cavité est considérablement dilatée, le poumon est comprimé, le médiastin, le cœur et l'aorte sont refoulés du côté sain. On trouve ordinairement dans la cavité malade un exsudat fibrineux qui recouvre la surface de la plèvre, et celle-ci est remplie dans sa partie inférieure d'un liquide séro-purulent ou sanieux (Pneumopyothorax). Lorsqu'on fait une piqûre dans la cavité pleurale attaquée, l'air sort en produisant un fort sifflement.

ÉTIOLOGIE. — Dans certains cas exceptionnels la plèvre n'est pas lésée et le développement des gaz a été provoqué par des exsudats pleurétiques, mais ordinairement le pneumothorax a pour origine une communication entre une caverne tuberculeuse ou un abcès du poumon et la cavité pleurale et l'entrée de l'air dans cette cavité pendant l'inspiration, ou bien la perforation de la plèvre par traumatisme, etc.

SYMPTOMES ET DIAGNOSTIC. — Dès qu'une perforation se produit, le malade a une sensation de rupture ou de déchirure dans sa poitrine, il y ressent de vives douleurs et se plaint d'une dyspnée très forte. Les signes physiques sont d'une immobilité complète du côté malade pendant la respiration, une dilatation de plus en plus considérable, une sonorité tympanique avec un retentissement métallique et, lorsque la tension est très prononcée, de la matité, enfin un affaiblissement ou une abolition complète des bruits de la respiration. Lorsque l'on retourne rapidement ou que l'on secoue le malade (*succussion hippocratique*), on entend un bruit de clapotement à sonorité métallique.

TRAITEMENT. — Il sera sans efficacité si le malade est tuberculeux; quand le pneumothorax est d'origine traumatique, on modérera par une saignée l'hypérémie de la partie saine du poumon, on diminuera par l'opium le besoin de respirer, on calmera la dyspnée en ouvrant, par une piqûre avec un trocart, un passage à l'air comprimé, et l'on combattra le développement d'une pleurésie par des compresses froides.

§ 12. Bronchectasie, dilatation des bronches.

ANATOMIE PATHOLOGIQUE. — On distingue une bronchectasie *cylindrique* et une bronchectasie *sacciforme* selon la forme de la dilatation; dans la dernière forme on trouve assez fréquemment sur la même bronche un ou plusieurs renflements en chapelet. La bronchectasie cylindrique s'observe surtout sur les grosses bronches, la bronchectasie sacciforme sur les petites. Dans les ectasies nouvellement produites (par exemple dans la coqueluche) les parois ne présentent que les caractères d'un gonflement catarrhal, dans les ectasies anciennes les parois sont épaisses, raides, la muqueuse est boursouflée. Le contenu des bronches dilatées est muqueux et purulent, quelquefois même sanieux et fétide lorsqu'il n'a pas été rejeté dès sa formation; dans d'autre cas le contenu se dessèche et devient calcaire (*calculs du poumon*). Le tissu pulmonaire situé entre de grosses dilatations bronchiques est racorni, et les vaisseaux qui le traversent ne laissent plus passer le sang, ce qui occasionne des stases dans le cœur droit et le système veineux. On observe assez souvent un emphysème des parties du poumon non atteintes de bronchectasie.

ÉTIOLOGIE. — La bronchectasie a pour origine une augmentation de l'effort d'expiration dans les bronches (dans la coqueluche, dans un catarrhe bronchique intense), surtout lorsqu'un certain nombre de petites bronches sont oblitérées par les produits de la sécrétion et que la muqueuse des bronches encore libres est ramollie par le catarrhe et cède à la pression; elle peut se produire consécutivement à la disparition du tissu pulmonaire suivie de rétraction du tissu conjonctif, cette rétraction attire en dehors les parois des bronches (cirrhose du poumon, pneumonie chronique); enfin la bronchectasie peut avoir pour cause l'adhérence des deux feuillets de la plèvre, par suite de laquelle le poumon ne peut se rétracter et l'air s'accumule dans les bronches.

SYMPTÔMES ET DIAGNOSTIC. — Cette maladie a toujours un développement lent et non fébrile, elle ne présente au début que des symptômes de catarrhe. Le diagnostic n'est possible que lorsqu'il y a des dilatations considérables et rapprochées de la surface.

Toute cavité grande et vide produit à la percussion un son tympanique élevé, si la bouche est ouverte, bas, si elle est fermée.

Pour distinguer si une cavité de ce genre est d'origine bronchectatique ou d'origine phtisique, il faudra se rappeler que la bronchectasie siège surtout dans la partie inférieure du poumon et la phtisie dans les sommets, il faudra surtout s'assurer si le son tympanique du point en question fait place quelquefois à de la matité, ou si l'inverse a lieu, ce qui ne s'observe le plus souvent que dans la bronchectasie par suite de l'expulsion fréquente du contenu de la bronche dilatée.

Les autres symptômes sont bien moins caractéristiques. Le malade rejette, après quelques accès de toux, des crachats très abondants, quelquefois de véritables vomiques, qui ont une odeur douceâtre, écœurante; ce symptôme s'observe surtout le matin; à l'auscultation on entend, lorsque les cavités renferment de l'air, un souffle bronchique et une respiration indécise; lorsqu'elles renferment des produits de sécrétion, on perçoit des rhonchus ayant souvent un retentissement métallique, et, lorsque les cavités sont complètement remplies, les bruits de la respiration sont quelquefois complètement abolis. Les malades atteints de bronchectasie présentent pendant longtemps un état général très satisfaisant, et ce n'est qu'au bout de plusieurs années que la mort arrive dans le marasme, la phtisie au contraire a une marche bien plus rapide.

TRAITEMENT. — On combattra le catarrhe (voir catarrhe chronique des bronches), on modérera et on améliorera la sécrétion par l'emploi des balsamiques à l'intérieur ou sous formes d'inhalations (baume du Pérou form. 29, huile de térébenthine [respirer les vapeurs produites par six ou huit gouttes répandues sur de l'eau bouillante], térébenthine form. 116) et de l'acide phénique (sous forme d'inhalations 1 200). Le malade suivra un régime fortifiant (nourriture animale), afin de garder ses forces dans un état satisfaisant.

§ 13. Bronchosténose, rétrécissement des bronches.

Cette maladie est produite soit par une *pression externe* sur les bronches, pression provenant de glandes lymphatiques gonflées siégeant au point de division de la trachée ou près du pédicule du poumon, d'un anévrysme de l'aorte, d'un goître, etc., soit par une *altération de la texture* des parois des bronches par des épaississements polypeux de la muqueuse bronchique ou par des cicatrices et des brides d'origine syphilitique. Au-dessous du rétrécissement la bronche est toujours dilatée, et le tissu pulmonaire présente de l'hypérémie ou de l'inflammation, il est affaissé et ne contient pas d'air, et le rétrécissement est très prononcé.

SYMPTOMES ET DIAGNOSTIC. — La respiration est très fatigante et ne s'effectue qu'au moyen de tous les muscles inspirateurs, elle s'accompagne d'un bruit de sifflement retentissant et ne provoque que de petits mouvements du larynx (1 centim.), caractère qui distingue la bronchosténose de la sténose du larynx. Lorsque le malade essaye de faire une inspiration profonde, il est pris d'un accès de suffocation; le bruit de la respiration est affaibli ou complètement aboli au-dessous du rétrécissement.

TRAITEMENT. — Lorsque la bronchosténose se produit à la suite de la scrofulose ou de la syphilis, on instituera le traitement de ces deux maladies; contre un gonflement catarrhal on emploiera un vomitif, on pourra se servir de l'opium (form. 92) pour rendre le besoin de respirer moins vif.

§ 14. Bronchite aiguë, catarrhe aigu des bronches.

ANATOMIE PATHOLOGIQUE.— Le catarrhe aigu peut s'observer aussi bien dans les grosses bronches, que dans les moyennes et les petites (*bronchite capillaire*), il est caractérisé par un gonflement et une rougeur hypérémique de la muqueuse et par la sécrétion d'une matière d'abord rare, visqueuse, pauvre en cellules (*période de crudité*), plus tard abondante, ramollie, riche en cellules (*période de solution ou de coction*). La bronchite capillaire a un caractère de gravité tout à fait particulier, car la matière sécrétée obstrue facilement les petites bronches, et l'échange de gaz ne peut plus se faire convenablement dans les poumons; il en est de même du catarrhe des vieillards, qui gagne souvent toutes les bronches des deux poumons. On donne à la maladie le nom de *pneumonie catarrhale*, lorsque le catarrhe existe aussi dans les lobules, et que le tissu pulmonaire interstitiel présente des altérations inflammatoires (infitration cellulaire et séreuse), qui d'ailleurs n'occupent généralement qu'un espace limité.

ÉTIOLOGIE. — Les causes les plus fréquentes de la bronchite aiguë sont : l'extension aux bronches d'un catarrhe de la muqueuse du nez, l'inspiration d'un air irritant ou chargé de poussière, le refroidissement d'une partie du corps, surtout des pieds, lorsqu'il existe une prédisposition particulière aux catarrhes des bronches, l'irritation produite par certains poisons morbides existant dans le sang (rougeole, fièvre typhoïde), la stase du sang dans les vaisseaux pulmonaires par suite de troubles de la compensation lorsqu'il y a une lésion organique du cœur, et enfin l'irritation réflexe (par exemple dans la dentition).

SYMPTOMES ET MARCHE. — La bronchite aiguë débute assez fréquemment, surtout chez les enfants, par des frissons, de l'abattement et de l'accélération du pouls (*fièvre catharrale*) ; mais dans le catarrhe bronchique simple ces symptômes fébriles disparaissent au bout de quelques jours. Toujours au début le malade tousse et rejette, avec beaucoup de peine, les matières sécrétées, l'envie de tousser est continuelle ; à l'auscultation on entend des sifflements et des ronflements (*rhonchus sonore* et *sibilant*), à la percussion on ne trouve rien d'anormal. Plus tard les matières expectorées sont molles, abondantes et rejetées sans effort, à l'auscultation on entend des rhonchus à grosses bulles. La guérison arrive ordinairement au bout de quelques semaines.

Lorsque le catarrhe siège dans les petites bronches (*bronchite capillaire*), le mouvement respiratoire est accéléré, et il y a plus ou moins de dyspnée, à la place d'une toux forte on n'observe qu'un toussement fréquent, et les phénomènes fébriles ne manquent jamais ; à l'auscultation on entend des sifflements et des ronflements, à l'inspection on remarque une rétraction des côtes inférieures et une dépression de l'épigastre et de la région sus-claviculaire pendant l'inspiration.

Si la maladie se complique de pneumonie catarrhale, on trouvera à la percussion de la matité dans la partie postérieure et inférieure du poumon (d'un seul côté de la colonne vertébrale ou des deux), les symptômes de la bronchite capillaire persisteront, la dyspnée et l'accélération des mouvements de la respiration atteindront un degré très élevé. Il n'est pas rare de trouver une abolition complète des bruits de la respiration au niveau des parties affectées de pneumonie catarrhale.

Traitement. — Lorsque la maladie à traiter n'est qu'un catarrhe bronchique ordinaire, on se bornera à quelques précautions hygiéniques : le malade se tiendra au chaud, dans certains cas il restera au lit, il portera une chemise de flanelle, boira des boissons chaudes mucilagineuses, du lait bouillant mélangé avec de l'eau de Seltz. La chambre à coucher sera toujours bien chaude. Lorsque la bronchite est capillaire, on prendra les mêmes précautions et de plus, lorsqu'il y a de la fièvre, on donnera un vomitif ou bien on prescrira une potion composée d'infusion de digitale (0,3) 100, bicarbonate de soude 0,3, sirop 20,0, toutes les deux heures une cuillerée à bouche (pour un enfant de 3-6 ans). Pour la pneumonie catarrhale on administrera immédiatement un vomitif, et, si le vomitif ne produit pas une évacuation suffisante de mucus, on recourra aux ferrugineux (form. 52) et aux réconfortants.

§ 15. Bronchite chronique, catarrhe chronique des bronches.

Anatomie pathologique. — Les deux poumons sont ordinairement malades, la quantité de sang contenue dans la muqueuse diminue, néanmoins la muqueuse présente souvent une coloration brun-rougeâtre ou rouge livide òccasionnée par des stases de sang consécutives à des lésions organiques du cœur, elle est boursouflée, recouverte de granulations et revêtue d'une couche plus ou moins épaisse de matières sécrétées muco-purulentes; le tissu conjonctif extérieur, qui entoure les bronches de dimension moyenne et les petites bronches, est hypertrophié et produit souvent en se rétractant des rétrécissements des bronches. Il est rare d'observer dans le catarrhe simple des ulcères de la muqueuse des bronches, et ces ulcères, lorsqu'ils existent, sont petits et peu profonds. Les ganglions bronchiques voisins sont toujours gonflés, congestionnés et parfois hypertrophiés, lorsque le catarrhe est ancien.

On distingue plusieurs formes de catarrhe chronique ce sont :

a.—*Le catarrhe sec* (ainsi appelé par Laënnec). On l'observe surtout dans les petites bronches. La muqueuse de ces bronches se gonfle, l'air n'arrive que difficilement dans les alvéoles, et il se produit de l'emphysème.

b.—*La broncho-blennorrhée.*—La bronchite prend ce nom, lorsque le liquide sécrété est très abondant, homogène et muco-purulent. Dans la plupart des cas il existe en même temps une bronchectasie, et la muqueuse est boursouflée, épaissie et granulée.

c.—*La bronchorrée*, caractérisée par une sécrétion abondante d'un liquide aqueux. La muqueuse est amincie et polie comme une séreuse.

d.—*La bronchite croupeuse.*—Elle consiste en une exsudation de fibrine se produisant dans les petites bronches et affectant une marche chronique. Cette maladie est très rare et est caractérisée par l'expulsion assez fréquente de caillots se présentant sous la forme d'arborisations. Il ne faut point confondre la bronchite croupeuse, dont nous parlons, avec la bronchite croupeuse chronique qui accompagne quelquefois le croup du larynx et qui se manifeste par des dépôts croupeux dans les grosses bronches.

e. — La bronchite putride. — Cette bronchite peut être *simple*, lorsqu'elle a pour origine la décomposition des produits de la sécrétion accumulés dans les bronches ; elle peut être véritablement *gangreneuse*, lorsqu'elle s'est développée à la suite de l'irruption dans les bronches de matières sanieuses provenant de foyers gangreneux du poumon, et si la muqueuse des bronches est elle-même frappée de gangrène et se détache sous forme de lambeaux noirâtres ou brunâtres dégageant une odeur infecte.

ÉTIOLOGIE. — Le catarrhe chronique est quelquefois consécutif à un catarrhe aigu négligé ou bien à une irritation persistante par des poussières, etc. Les différentes altérations du sang (scrofulose, rachitisme, etc.) prédisposent à cette maladie. Le catarrhe chronique peut encore survenir à la suite d'une stase de sang dans les poumons ayant pour origine une lésion organique du cœur, ou bien il se développe par l'extension à la muqueuse des bronches d'une inflammation produite par une maladie du parenchyme pulmonaire (pneumonie chronique, tuberculose, etc.)

SYMPTOMES. — On observe toujours une toux chronique, l'expectoration d'un mucus de constitution variable (visqueux, séreux ou purulent) et un renforcement des bruits respiratoires pendant l'expiration. Ce dernier symptôme a pour origine le rétrécissement des bronches par le gonflement de la muqueuse, etc. A l'auscultation on entend des râles à bulles fines ou grosses.

Il peut y avoir de la dyspnée, de l'amaigrissement, des sueurs hectiques, etc. La maladie peut se guérir s'il n'existe pas de dégénération de la muqueuse bronchique et si le malade n'est pas trop vieux.

TRAITEMENT. — Selon les conditions étiologiques, on donnera la digitale (form. 48) pour favoriser la compensation s'il y a une lésion organique du cœur, les toniques, si le malade est scrofuleux ; si la respiration de poussières est la cause de la maladie, on avertira le malade.

Le traitement *symptomatique* consistera à ramollir les produits de la sécrétion par les préparations antimoniales (form. 111, 112), à modérer une sécrétion trop abondante par le tannin et l'opium (form. 114) ou par les balsamiques (form. 29, 116, inhalations de vapeurs d'huile de térébenthine), à combattre la fétidité des matières rejetées par les inhalations d'acide phénique (1 : 200,0). Les eaux minérales les plus réputées contre cette maladie sont celles de Lippspring, d'Ems et de Weilbach.

§ 16. Asthme bronchique, asthme nerveux, spasmes des bronches.

SYMPTOMES. — Cette maladie est caractérisée par des accès de suffocation très intenses, se produisant surtout pendant la nuit et séparés par des intervalles de santé parfaite ; ces accès sont produits par une contraction convulsive des fibres musculaires qui entourent les bronches. Cette maladie est donc purement *nerveuse*, elle est produite par irritation du nerf laryngé et ne présente pas, dans les cas tout à fait purs, les altérations organiques des poumons (emphysème, etc.) ou du cœur (lésions organiques, dégénérescence graisseuse, etc.) qui s'accompagnent ordinairement de dyspnée. Pendant l'accès le thorax présente la même forme que dans l'expiration, les poumons sont remplis d'air, le diaphragme est repoussé en bas.

ÉTIOLOGIE. — Les causes sont inconnues dans la plupart des cas. On a cité comme telles l'hérédité, la goutte, l'intoxication par le plomb ou le mercure, l'hystérie.

DIAGNOSTIC. — L'asthme se distingue des accès de dyspnée de l'emphysème par une grande violence et l'absence des signes physiques de l'emphysème, de la sténocardie par l'absence de la douleur caractéristique à la région précordiale et rayonnant vers le bras gauche, du cauchemar par la persistance de la dyspnée lorsque le malade est éveillé.

TRAITEMENT. — Pendant l'accès on emploiera les inhalations de chloroforme, de nitrite d'amyle (cinq gouttes répandues sur un mouchoir), l'hydrate de chloral, l'air comprimé. On donnera au malade du café noir très fort, on lui frottera la poitrine et le dos avec une brosse, on laissera une lumière dans la chambre à coucher.

Pour prévenir le retour des accès on donnera le bromure de potassium (form. 70), la liqueur de Fowler (trois fois par jour, chaque fois 3-5 gouttes) ou bien la quinine (form. 38).

§ 17. Hémorrhagie bronchique et pulmonaire, infarctus hémorrhagique, apoplexie pulmonaire.

ANATOMIE PATHOLOGIQUE ET ÉTIOLOGIE. — Après de copieuses *hémorrhagies bronchiques* et *pulmonaires* on trouve les bronches, même les ramifications les plus fines, et les alvéoles, remplies d'un sang liquide ou coagulé, la muqueuse est tantôt hypérémiée, tantôt pâle, et il est parfois impossible, l'hémorrhagie étant souvent capillaire, de trouver la rupture du vaisseau qui a permis au sang de s'extravaser. Si la mort n'arrive pas pendant l'hémorrhagie, le sang est amené par aspiration dans les alvéoles où ses parties liquides sont bientôt résorbées; quant aux globules, ils se décomposent avant d'être résorbés. Pendant que ces phénomènes se produisent, les alvéoles présentent une irritation catarrhale accompagnée d'une sécrétion cellulaire; cette irritation dure peu chez les personnes vigoureuses, tandis que chez les personnes prédisposées à la phtisie elle est souvent suivie de pneumonie caséeuse. L'hémorrhagie a toujours pour point de départ une petite branche de l'artère pulmonaire ou des artères bronchiques.

Les hémorrhagies provenant des artères bronchiques s'observent après de violentes irritations de la muqueuse des bronches, dans le catarrhe aigu des bronches, à la suite de stases sanguines dans les poumons provoquées par des lésions organiques du cœur; les hémorrhagies provenant d'une branche de l'artère pulmonaire se produisent généralement sous l'influence de la tuberculose; une infiltration cellulaire tuberculeuse altère les parois de l'artère, les rend plus fragiles, aussi peut-on considérer les ruptures de ce genre comme une preuve de l'existence déjà ancienne, quoique cachée, de la tuberculose pulmonaire.

Les *infarctus hémorrhagiques* du poumon diffèrent beaucoup, tant au point de vue de l'origine que des symptômes, des hémorrhagies que nous venons de décrire. On les observe dans les maladies du cœur, ils prennent naissance lorsqu'un caillot, partant du cœur droit, oblitère une branche de l'artère pulmonaire. A la suite de cette oblitération il se développe une forte hypérémie dans le territoire de l'artère en question et en arrière du point oblitéré, le sang passe dans le tissu interalvéolaire et dans les alvéoles, et, si le territoire de l'artère arrive jusqu'à la périphérie du poumon, il se forme des noyaux vides d'air, présentant une couleur chocolat et les dimensions d'un œuf de pigeon et même de poule; ces noyaux sont durs et ont la forme d'un coin à pointe dirigée vers l'intérieur du poumon. Les matières expectorées sont rares, elles présentent une coloration semblable à celle du sang, mais plus foncée, et il est quelquefois difficile de les distinguer des crachats pneumoniques.

Enfin il y a encore *l'apoplexie pulmonaire*, qui se distingue des autres hémorrhagies en ce que la lésion concerne une grosse artère et que par conséquent l'hémorrhagie est très considérable; une certaine partie du tissu pulmonaire est détruite et le sang sort en abondance par la bouche et par le nez. L'apoplexie pulmonaire est presque toujours suivie de mort immédiate.

Symptomes et diagnostic. — L'hémorrhagie bronchique et pulmonaire est caractérisée par l'expectoration de sang en quantité plus ou moins grande; ce sang est rouge-clair, alcalin, tandis que le sang vomi est noirâtre et acide. Elle est encore caractérisée par des râles dans la poitrine et par des symptômes du côté de la poitrine antérieurs à l'hémorrhagie elle-même (toux, oppression).

- Lorsque, chez une personne présentant une lésion organique du cœur, il se produit subitement de la dyspnée, de la toux avec des crachats ayant une couleur rouillée, sans qu'il y ait de la fièvre, on peut établir le diagnostic d'infarctus hémorrhagique. D'après Gerhardt, un symptôme caractéristique serait fourni par la disparition subite d'un bruit de souffle ancien, lorsque cette disparition coïncide avec les symptômes décrits plus haut.

Traitement. — S'il est possible on fera des inhalations de perchlorure de fer (20 gouttes pour 200^{gr},0 eau). On pourra employer avec quelque succès les injections sous-cutanées d'extrait aqueux de seigle ergoté (0,1-0,2 par dose), les compresses d'eau glacée appliquées sur la poitrine, la digitale et l'opium (form. 48, ajoutez 2,0 de teinture thébaïque) lorsque les mouvements du cœur sont tumultueux. Le malade se tiendra tout à fait tranquille; il s'abstiendra surtout de parler.

§ 18. Emphysème pulmonaire.

Anatomie pathologique. — On distingue un emphysème *alvéolaire* et un emphysème *interlobulaire*. Cette dernière forme est très rare.

. L'emphysème *alvéolaire* consiste en une dilatation des lobules; cette dilatation est plus ou moins considérable, les cavités peuvent avoir les dimensions d'une tête d'épingle, d'un pois et même plus. Plus ces cavités s'agrandissent, plus on voit diminuer les alvéoles pulmonaires, qui font saillie à l'intérieur du lobule sous forme de petites niches semi-lunaires, et plus les parois du lobule deviennent unies. L'accroissement des lobules voisins les uns des autres produit une compression et une raréfaction du tissu interlobulaire, qui est parcouru surtout par les branches de l'artère pulmonaire, l'oblitération des vaisseaux interlobulaires, quelquefois même la disparition complète des parois qui séparent les lobules et par conséquent la formation de grandes cavités.

A l'inspection le poumon emphysémateux paraît agrandi, pâle, anémique, parsemé de vésicules blanches, transparentes; à la pression il est élastique comme un coussin d'air, à la coupe il est rigide et les bronches paraissent affectées de catarrhe. L'emphysème siège ordinairement aux bords antérieurs du poumon, ces bords sont gonflés et recouvrent le cœur; on trouve également l'emphysème aux sommets des poumons et sur les faces antérieures de ces organes. Lorsque cette maladie est très développée, le thorax est distendu en forme de tonneau, le cœur droit est hypertrophié et dilaté.

Dans l'emphysème *interlobulaire*, l'air pénètre dans le tissu interstitiel par des déchirures des alvéoles et forme des vésicules sous la plèvre.

ÉTIOLOGIE. — L'emphysème alvéolaire est très fréquent et se développe ordinairement après l'âge de 40 ou 50 ans. Quelquefois il est héréditaire. Il y a deux théories pour expliquer le mode de production de cette maladie, la théorie de l'*inspiration* et celle de l'*expiration*. Dans la plupart des cas l'emphysème se développe indubitablement de la façon suivante : chez une personne atteinte de bronchite et ayant des accès de toux très violents, la glotte se ferme pendant l'expiration, empêche l'air de sortir et le retient dans les bronches et dans les alvéoles; l'air se porte alors, par suite de la rétraction convulsive du thorax, dans les parties les plus favorables à la dilatation.

SYMPTOMES ET DIAGNOSTIC. — Il est impossible de reconnaître l'emphysème lorsqu'il n'est pas très prononcé; dans ses degrés les plus élevés il est caractérisé par une dyspnée pouvant quelquefois simuler des accès d'asthme, lorsque le malade monte un escalier ou que le temps est humide, etc. ; à la percussion on trouve une sonorité claire à la place de la matité précordiale, le souffle respiratoire vésiculaire est affaibli ou complètement aboli aux bords antérieurs du poumon, on constate l'existence d'une bronchite chronique qui augmente par moments; enfin le thorax est dilaté et présente une forme semblable à celle d'un tonneau, la respiration devient abdominale (le thorax se dilate très peu ou pas du tout dans l'inspiration, dans les mouvements d'inspiration et d'expiration il monte et descend d'une seule pièce, comme une cuirasse, sous l'influence des contractions parfois très fortes des scalènes et des muscles abdominaux). Plus l'emphysème se développe, plus le malade maigrit ; on observe presque toujours une cyanose très prononcée. Dans la plupart des cas la mort arrive vers l'âge de 60 ou 70 ans.

TRAITEMENT. — Au point de vue étiologique il est important de guérir complètement la bronchite chronique. Le malade souffre principalement de l'échange insuffisant des gaz dans les alvéoles pulmonaires, il s'accumule une trop quantité d'air non utilisé ; aussi croyons-nous que le meilleur moyen de combattre la dyspnée est l'emploi d'un appareil pneumatique (inspiration d'air comprimé, expiration dans l'air raréfié). Si on ne peut se procurer un appareil de ce genre, on donnera du café pendant l'accès, on fera frictionner la poitrine du malade avec des linges chauds, on prescrira des purgatifs et des lavements, etc.

§ 19. Atélectasie des poumons.

Lorsque les enfants ne crient pas vigoureusement après la naissance, l'air ne pénètre pas en quantité suffisante dans toutes les parties des poumons et certaines portions de ces organes restent affaissées. A l'autopsie ces portions de poumon paraissent déprimées, dures et présentent un aspect semblable au foie, toutefois au moyen d'un tube on peut insuffler les alvéoles. Plus tard l'atélectasie se produit quelquefois chez les enfants atteints de bronchite capillaire, lorsque les bronches sont obstruées par des mucosités, ou bien chez les adultes, lorsqu'un exsudat pleurétique ou une tumeur comprime le poumon. Si, dans ces conditions, on trouve à la percussion de la matité sur un point du poumon, on pourra porter le diagnostic d'atélectasie.

Traitement. — On fera crier vigoureusement les nouveau-nés, dans le cas de bronchite capillaire on éloignera les mucosités par un vomitif; s'il existe un exsudat pleurétique, on emploiera les moyens que nous avons indiqués à propos de la pleurésie.

§ 20. Hypérémie des poumons.

Anatomie pathologique. — Lorsque l'hypérémie est considérable, les poumons sont gonflés, d'une couleur rouge sombre, ils renferment beaucoup de sang, crépitent moins à la coupe et lorsqu'on y fait une incision, il en sort une grande quantité de sang spumeux; la muqueuse des bronches présente une coloration rose. Quelquefois il se produit des extravasations du sérum du sang dans les alvéoles pulmonaires et dans le tissu interstitiel (*œdème du poumon*); si le malade est affaibli, il peut y avoir des accumulations de sang dans les parties du poumon inférieures suivant la position du malade (*hypostase pulmonaire*), les alvéoles peuvent même être complètement remplies par des masses cellulaires et fibrineuses (*pneumonie hypostastique*).

Lorsque l'hypérémie est *chronique*, il arrive parfois que, par suite de la dilatation des vaisseaux, les alvéoles soient comprimées, ce qui donne au poumon une cer-

taine ressemblance avec le tissu de la rate (*splénisation*),
Les hypérémies chroniques anciennes, accompagnées de
la dilatation des capillaires pulmonaires (*ectasie capillaire*) s'observent surtout consécutivement à des lésions
organiques du cœur; lorsqu'il y a des hypérémies de ce
genre, on voit quelquefois les globules du sang passer
(par diapédèse) au travers des vaisseaux, pénétrer dans
les alvéoles et dans le tissu interstitiel, où ils se décomposent et ne laissent que le pigment aux points
qu'ils occupaient (*induration pigmentaire*). Les poumons ainsi affectés sont volumineux, lourds, plus
denses qu'à l'état normal et parsemés de taches pigmentaires jaunes ou noirâtres; quelquefois ils présentent des
extravasations de sang tout à fait fraîches.

ÉTIOLOGIE. —L'hypérémie pulmonaire a pour origine
soit une exagération de l'afflux du sang (*congestion*), soit
une gêne de la circulation veineuse du poumon (*stase*).
La *congestion* peut avoir pour cause une exagération
de l'action du cœur (par suite d'émotions morales, d'excès
de spiritueux, etc.); mais ce sont notamment les jeunes
gens menacés de phtisie qui ont une prédisposition
remarquable aux congestions pulmonaires. Les poumons
se congestionnent bien plus facilement que tout autre
organe à la suite d'une excitation générale, cette particularité provient de ce que les capillaires du poumon
sont libres dans les alvéoles et se trouvent, au moment
de l'inspiration, dans un milieu d'air raréfié. Les autres
causes de l'hypérémie congestive sont : des irritations
agissant directement sur les organes de la respiration
(inspiration de gaz irritants, d'air froid), des refroidissements intenses d'une grande partie du corps (un certain nombre de vaisseaux sont contractés, ne contiennent
plus de sang, et le sang est refoulé vers les organes
intérieurs), des néoplasies pathologiques et des inflammations des poumons (*hypérémie secondaire*), et enfin
une fluxion collatérale (dans l'emphysème pulmonaire,
dans la pneumonie, etc.).

8.

La *stase* s'observe surtout, lorsqu'il y a une insuffisance mitrale ou un rétrécissement de l'orifice auriculo-ventriculaire gauche, et dans le cas de faiblesse du cœur par suite de dégénérescence graisseuse de cet organe et d'épuisement général.

SYMPTOMES ET DIAGNOSTIC. — Lorsque l'hypérémie n'est pas trop prononcée, les symptômes peuvent complètement manquer, ou bien ils consistent en une petite toux sèche et fréquente, accompagnée d'oppression et d'une augmentation de l'action du cœur. Dès qu'une certaine quantité de sérum pénètre dans les alvéoles (œdème du poumon), l'oppression s'accroît, et le malade rejette en toussant une grande quantité de crachats aqueux et spumeux, quelquefois même teintés de sang; à l'auscultation on entend des râles très abondants. La figure du malade se décompose bientôt, il devient pâle, livide, il a de la tendance au sommeil, et la mort arrive, si les secours ne réussissent pas, par empêchement à l'échange des gaz dans les poumons et par intoxication par l'acide carbonique.

Lorsqu'il existe une hypostase pulmonaire et que l'air a été chassé des alvéoles par le sérum, on trouve à la percussion une matité en arrière et en bas (le malade étant couché sur le dos), le bruit de la respiration s'entend à peine ou a complètement disparu.

Pour porter le diagnostic il faudra toujours tenir compte des conditions étiologiques.

TRAITEMENT. — On instituera d'abord celui des causes, dans le cas de stase par suite de lésions organiques du cœur; on régularisera l'action du cœur au moyen de la digitale, dans le cas d'éréthisme du cœur; on recommandera une vie régulière, à l'abri des émotions, des lotions d'eau froide sur la poitrine, etc.; quant à la maladie elle-même, on la combattra, chez les personnes vigoureuses, par une saignée immédiate et par des dérivatifs sur l'intestin (form., 13, 14, 107). On emploiera les excitants (café, musc [0,15 par dose]) contre la faiblesse générale; lorsque les voies respiratoires sont remplies de sérum et qu'il y a danger de suffocation, on recourra aux vomitifs (à moins que les symptômes de paralysie générale [sueur visqueuse, somnolence, etc.] ne se soient déjà produits).

§ 21. Pneumonie croupeuse, pneumonie lobaire.

ANATOMIE PATHOLOGIQUE. — La pneumonie catarrhale se développe par foyers, qui correspondent aux lobules (*pneumonie lobulaire*); elle est caractérisée par la présence dans les alvéoles d'un exsudat presque purement cellulaire, la pneumonie croupeuse au contraire occupe un lobe du poumon tout entier ou au moins en grande partie (*pneumonie lobaire*) et l'exsudat qui remplit les alvéoles est constitué principalement par de la fibrine (*pneumonie fibrineuse*). La maladie affecte le plus souvent le lobe inférieur du poumon gauche. L'inflammation est toujours diffuse, c'est-à-dire que le passage du tissu sain à l'état d'hypérémie ou d'inflammation très prononcée ne se fait que progressivement. On distingue trois degrés :

1° *Degré d'accumulation, engouement.* Les vaisseaux du poumon malade sont gorgés de sang, le poumon est volumineux, dur, de couleur rouge sombre, pâteux, il contient moins d'air, crépite moins lorsqu'on l'incise, et il s'écoule de l'incision une grande quantité de sang spumeux. A l'aide du microscope on voit les capillaires des alvéoles remplis de sang, dilatés, l'épithélium alvéolaire est gonflé et dans les alvéoles il y a des globules du sang.

2° *Degré d'hépatisation* (condensation du tissu pulmonaire, qui devient semblable à celui du foie). La partie prise d'inflammation est grosse, lourde et dure, elle ne renferme plus d'air et présente une couleur rouge sombre (*hépatisation rouge*). Les alvéoles sont remplies de fibrine, dans les mailles de laquelle on trouve une grande quantité de globules rouges. Cet état des alvéoles se reconnaît facilement lorsqu'on pratique des coupes du poumon : la surface de coupe est rouge sombre et présente de nombreuses petites saillies mamelonnées, ce sont les épanchements fibrineux des alvéoles, on les fait facilement sortir des alvéoles par la pression. L'épithélium des alvéoles est ordinairement bien conservé et ne présente pas d'inflammation. Bientôt la partie malade du poumon se décolore, devient jaune (*hépatisation jaune*) par suite de la disparition des globules rouges et de la production en masse, dans les alvéoles, de cellules incolores et par suite de la compression des vaisseaux par l'exsudat, qui ne permet pas au sang d'arriver dans le poumon. Si l'on incise, il s'écoule un liquide laiteux ou gris. Si les poumons contiennent beaucoup de pigment, par exemple dans le cas de lésion organique du cœur, ils prennent dans cette période une coloration grise (*hépatisation grise*).

3° *Degré de résolution*. — Le poumon est jaune, très friable ; il s'en écoule, lorsqu'on y fait une incision, un liquide muqueux, trouble, gris-jaunâtre, produit par des cellules frappées de dégénération graisseuse et par de la fibrine liquéfiée ; la surface de la coupe n'est plus granulée. Cette liquéfaction prépare la résorption et l'expectoration de l'exsudat, et le poumon revient à l'état normal.

En dehors de ces altérations des poumons, on trouve presque toujours une inflammation de la plèvre au point correspondant, d'où le nom de *pleuro-pneumonie*, qui n'est pas tout à fait juste, puisque bien souvent la pleurésie accompagne la pneumonie catarrhale et qu'on a vu certains cas de pneumonie croupeuse sans pleurésie.

Terminaisons. La maladie est loin de toujours se terminer de la façon que nous avons indiquée, c'est-à-dire par guérison complète ; elle peut se terminer par *infiltration purulente :* les alvéoles et le tissu interstitiel, que l'inflammation a gagnés, se remplissent d'une grande quantité de globules du pus, le tissu interalvéolaire peut être détruit et il peut se former des *abcès* et même se développer une *gangrène* du poumon limitée ou diffuse. La terminaison par gangrène s'observe surtout chez les vieux buveurs ou bien lorsque des cavernes provenant d'une bronchectasie renferment un contenu devenu sanieux. Autrefois on admettait généralement une terminaison par *dégénérescence caséeuse* et par *cirrhose* (induration du tissu conjonctif); cette opinion admise par plusieurs auteurs est combattue par Buhl. D'après cet auteur, il n'y a que la *pneumonie desquamative* qui puisse se terminer ainsi, cette pneumonie est constituée par une prolifération cellulaire aiguë ou chronique dans le tissu interstitiel, laquelle provoque une prolifération épithéliale et la chute et l'accumulation de l'épithélium dans les alvéoles. Cette prolifération cellulaire dans le tissu interstitiel entourerait et serrerait fortement les lymphatiques s'ouvrant sur les parois des alvéoles, permettant ainsi la résorption des parties liquides du contenu de l'alvéole mais empêchant la résorption des cellules. La dégénérescence caséeuse serait consécutive à cet état.

ÉTIOLOGIE. — La pneumonie croupeuse est une des maladies les plus fréquentes, elle s'observe surtout au printemps chez des personnes adultes. Pour que la pneumonie puisse se développer, il faut qu'il existe une prédisposition spécifique des poumons, consistant probablement en une altération de la nutrition des vaisseaux pulmonaires les plus petits — cette opinion est confirmée par l'expérience, puisque la pneumonie se montre bien plus facilement chez les personnes faibles ou ayant déjà été atteintes de pneumonie que chez les personnes fortes et endurcies; — outre cette prédisposition il faut encore admettre l'existence d'une cause spécifique dans l'atmosphère, d'un poison pneumonique, et dans ce sens la pneumonie rentre dans la classe des maladies infectieuses. Les causes occasionnelles les plus fréquentes sont : un refroidissement du corps lorsque les poumons sont échauffés, l'inspiration de certaines poussières, les variations atmosphériques, etc.

SYMPTÔMES ET MARCHE. — La pneumonie présente ordinairement la marche suivante : la maladie débute, au milieu d'une santé parfaite, presque toujours subitement, quelquefois précédée de prodromes qui consistent moins en signes locaux qu'en un malaise général. Le premier symptôme est un *frisson*, le malade se sent gravement atteint; puis viennent la difficulté de respirer et le point de côté. Le malade est tellement tourmenté par des accès de toux, que la douleur le force à faire des grimaces. Les joues présentent une rougeur arrondie, le pouls est dur et fréquent, la température s'élève de quelques degrés. Le diagnostic s'établira aussi sur les symptômes locaux que nous allons décrire : le malade rejette avec peine des crachats très visqueux, rares, mélangés avec plus ou moins de sang (crachats rouillés); à l'auscultation on entend dans les douze ou vingt-quatre premières heures des bruits de respiration indécis, quelquefois des râles crépitants, la percussion nous donne ordinairement une sonorité tympanique. Dès que l'hépatisation s'est produite (après vingt-quatre ou trente-six heures environ), on perçoit de la matité au point correspondant, on entend un souffle bronchique, surtout lorsque le malade tousse, le frémissement du thorax est renforcé, la fièvre affecte un caractère rémittent. Lorsque la maladie se termine par la guérison, il se produit, ordinairement dans un des jours critiques, au cinquième ou au septième jour (le frisson initial étant considéré comme le début de la maladie), un retour subit de la température à l'état normal, une transpiration abondante, le malade s'endort d'un bon sommeil, la respiration est calme, l'expectoration se ramollit et n'est plus sanglante (*crise*). Dans quelques cas plus rares, la guérison se produit progressivement par disparition lente des différents symptômes (*lysis*). Lorsque la pneumonie se termine par la mort, différentes conditions se réunissent pour amener cette terminaison; la première et la principale est la faiblesse du cœur, ensuite l'action produite sur le cerveau par le sang chargé d'acide carbonique; le malade est cyanosé, la difficulté de respirer augmente, le pouls devient filiforme, il présente des intermittences, il y a de la tendance au sommeil, et le malade tombe dans le collapsus. La mort arrive dans la plupart des cas vers le septième ou le neuvième jour de la maladie.

Lorsque la pneumonie se termine par *abcès du poumon*, les symptômes locaux persistent ainsi que les symptômes fébriles, ces derniers présentent une intensité moindre; cette terminaison ne se reconnaît que lorsque l'on trouve des fibres élastiques du tissu pulmonaire dans les matières purulentes rejetées en abondance par le malade et lorsqu'il se produit des frissons répétés. La terminaison par *gangrène* est caractérisée par la fétidité pénétrante des crachats, la terminaison par *dégénérescence caséeuse* est reconnaissable au changement que présente la marche de la maladie, d'abord aiguë elle devient progressive, semblable à la phtisie, avec des mouvements fébriles le soir et des sueurs hectiques, etc.; enfin il y a encore la terminaison par *cirrhose du poumon*, le malade est relativement en bonne santé, au bout de quelque temps le thorax se déprime au point correspondant à la partie du poumon atteinte de pneumonie, et le murmure respiratoire s'affaiblit.

Les complications les plus fréquentes sont : la tuberculose, la pleurésie (bruits de frottement, déplacement des organes voisins), les lésions organiques du cœur, le delirium tremens, l'ictère et le mal de Bright.

TRAITEMENT. — Une pneumonie modérée ne demande que des précautions hygiéniques (repos au lit, diète sévère, le malade évitera toute émotion, etc.), car, étant une maladie à cycle défini, elle peut guérir d'elle-même après un temps déterminé.

On n'agira que si la maladie paraît ne pas vouloir suivre sa marche régulière, si des circonstances particulières rendent plus difficile le développement de la crise ou l'empêchent complètement. Ces circonstances peuvent être :

a. — Une élévation excessive de la température ;

b. — Des phénomènes locaux particuliers (douleurs très violentes, dyspnée très prononcée);

c. — Des complications (lésions organiques du cœur, delirium tremens);

d. — Un état de faiblesse générale.

On combattra l'*élévation excessive de la température* par le refroidissement au moyen de compresses d'eau glacée appliquées sur la poitrine, de bains froids à la température de l'eau de puits (l'existence de lésions du cœur ou d'un état de faiblesse générale sera une contre-indication), par la quinine à fortes doses (un ou deux grammes pris en une seule fois si le malade est un adulte) ou par la digitale (form. 48), lorsqu'on ne peut employer la quinine à cause de son prix élevé. Contre les *douleurs très violentes* on recourra aux injections sous-cutanées de morphine (form. 81) ou d'acide phénique (form. 2) dans la région thoracique; contre la *dysnée très prononcée* accompagnée de crachements de sang très abondants, ayant ordinairement une fluxion collatérale pour point de départ, on pratiquera une forte saignée si le malade est vigoureux; contre le *delirium tremens* on utilisera l'opium et l'alcool à petites doses; enfin l'*état de faiblesse générale* (affaiblissement du deuxième bruit du cœur) réclamera l'emploi des excitants (café, grog, vin de Champagne), et dès le début de la maladie celui des toniques.

Lorsque la maladie se termine par gangrène du poumon, on recommandera les inhalations d'acide phénique (1 : 50) ou d'huile de térébenthine.

§ 22. Pneumonie catarrhale aiguë, pneumonie lobulaire.

ANATOMIE PATHOLOGIQUE. — On désigne sous ce nom une inflammation *insulaire, en foyers*, du poumon, c'est-à-dire occupant certains lobules isolés du poumon. Cette inflammation est caractérisée par la production d'un exsudat muqueux épais, riche en globules du pus et contenant des cellules épithéliales — exsudat par conséquent cellulaire et non fibrineux, — qui remplit les alvéoles des lobules pulmonaires atteints, et par l'infiltration des parois alvéolaires par une grande quantité de cellules arrondies.

La pneumonie catarrhale se développe ordinairement dans le courant d'une bronchite capillaire, quelquefois, mais rarement, les deux maladies se développent en même temps. Dans la plupart des cas elle frappe les deux poumons. La maladie débute ordinairement par une atélectasie de certains lobules du poumon, c'est-à-dire que les alvéoles de ces lobules ne contiennent plus d'air, présentent l'aspect de l'état fœtal, sont d'une couleur rouge brunâtre, dures, ne crépitent plus, mais peuvent encore être insufflées. Les parties postérieures et inférieures du poumon sont toujours les premières sur lesquelles la maladie se montre ; on y voit des points circonscrits, déprimés, de couleur rouge sombre, plus denses que les parties voisines, séparés par du tissu pulmonaire sain, quelquefois hypérémié ou même œdémateux, disposition qui donne au poumon malade un aspect bigarré. Dans certains cas l'atélectasie est produite par le mucus provenant des petites bronches, qui est aspiré dans les alvéoles et qui les remplit, l'air ne peut plus pénétrer dans ces alvéoles et le reste de l'air qui s'y trouvait est chassé par les mouvements d'expiration dont la force est plus considérable que celle des mouvements d'inspiration ; dans d'autres cas l'atélectasie a pour origine une prolifération de l'épithélium des alvéoles et l'entrée dans les alvéoles de globules blancs du sang, enfin quelquefois la saillie considérable que font sur les parois alvéolaires les capillaires hypérémiés. La surface de coupe des parties présentant cette inflammation est unie, non granulée comme dans la pneumonie croupeuse, de couleur rouge blanchâtre au début, plus tard jaune comme du pus et tachetée. Lorsqu'on comprime le poumon on voit sortir de la surface de coupe une masse trouble, semblable à du frai de grenouille, d'abord sanglante, plus tard friable et de couleur gris pâle. A côté de ces altérations inflammatoires, on trouve sur différents points du poumon un œdème aigu, sur d'autres, particulièrement dans le lobe supérieur, un emphysème affectant des points circonscrits et entourés complètement de vaisseaux injectés, dans les espaces séparant ces parties malades le tissu pulmonaire est sain. La condensation inflammatoire part toujours de la partie postérieure et inférieure du poumon, se dirige en haut et en avant en formant d'abord à la partie postérieure des poumons une traînée verticale large de 5 à 8 centimètres et peut s'étendre finalement à un lobe tout entier du poumon. La plèvre correspondante est injectée, quelquefois elle présente des ecchymoses ou est revêtue d'une couche mince de fibrine, les ganglions bronchiques sont gonfles et gorgés de sang. Plus tard la guérison arrive par *expectoration* et *résorption*, ou bien le contenu des alvéoles se décompose par *dégénérescence caséeuse* et le tissu pulmonaire est détruit (phtisie pulmonaire) ; cette terminaison s'observe souvent chez les enfants affaiblis, cachectiques ou scrofuleux et à la suite de maladies épuisantes. La maladie se termine aussi quelquefois par *cirrhose du poumon*, par *abcès* et par *gangrène*.

ÉTIOLOGIE. — Dans les premières années de la vie (jusqu'à l'âge de 4 à 5 ans), la pneumonie catarrhale est presque la seule inflammation du poumon qui se produise. Les vieillards sont aussi prédisposés à cette maladie,

surtout lorsqu'ils sont faibles et n'ont plus l'habitude de
l'air frais. Chez les enfants elle accompagne ordinairement la bronchite capillaire, qui s'observe si fréquemment chez eux, et par conséquent se rencontre le plus
souvent dans la rougeole, la coqueluche, le rachitisme.;
quelquefois elle a pour origine l'inspiration d'air froid.
Chez les vieillards on l'observe surtout dans le courant
de la bronchite aiguë ou de la fièvre typhoïde. Dans certains cas la pneumonie se développe sous l'influence de
corps étrangers introduits dans les voies respiratoires.

SYMPTOMES ET MARCHE. — Cette maladie est souvent
mortelle chez les vieillards et chez les enfants, surtout
pendant la première année de la vie. Sa marche est tantôt
aiguë et ne dure que quelques jours ou quelques semaines, tantôt chronique et se prolonge pendant plusieurs
mois ; dans les deux formes les symptômes n'apparaissent
que graduellement et sont assez différents selon qu'on les
observe chez des vieillards ou chez des enfants.

On peut conclure qu'une pneumonie catarrhale se
développe chez un enfant, lorsque, dans le courant d'une
bronchite capillaire, il se produit une accélération subite
de la respiration avec un retrait énergique des dernières
côtes pendant l'inspiration et des mouvements rapides de
l'aile du nez, si l'on observe en outre une fièvre à type
irrégulier avec une élévation de température jusqu'à
39 ou 40° (d'après Ziemssen on ne voit jamais de température aussi élevée dans la bronchite capillaire), une
accélération très considérable du pouls, et si la toux cesse
complètement ou commence à devenir plus rare mais
plus douloureuse. Le diagnostic est certain, lorsque des
deux côtés de la colonne vertebrale il existe une *matité*
s'étendant d'en bas et d'en arrière vers la partie supérieure et ayant une largeur de 5 à 7 centimètres (il faudra
percuter doucement), lorsque le murmure respiratoire
est affaibli, et qu'on entend des râles secs et humides.
La matité manque, si la condensation n'occupe que des
points très limités.

Les symptômes que nous venons de décrire disparaissent peu à peu, lorsque la maladie se termine par la guérison; lorsqu'elle se termine par la mort, on observe les symptômes de l'intoxication par l'acide carbonique (apathie, délire, somnolence, pâleur du visage, lèvres livides, yeux ternes), quelquefois, d'après Jurgensen, ceux de la méningite tuberculeuse, sans que pour cela l'on trouve des tubercules dans le cerveau.

Dans la pneumonie catarrhale des vieillards, la température ne s'élève que très peu, le pouls au contraire est accéléré, et l'on voit survenir, bien plus rapidement que chez les enfants, le délire, la somnolence et les autres symptômes cérébraux, à côté des symptômes locaux de la poitrine.

Traitement. — Dans toutes les formes de pneumonie catarrhale on s'abstiendra de faire des émissions sanguines. Dans la forme fortement febrile on combattra la fièvre par la quinine ou la digitale, l'inflammation locale par les compresses froides; pour faciliter l'expectoration, on ordonnera le bicarbonate de soude avec le tartre stibié (form. 84), et on fera respirer le malade dans une atmosphère chargée de vapeurs humides. Dès qu'il se produit une dyspnée très prononcée avec des râles occupant une grande surface, on prescrira un vomitif (form. 115), à moins qu'il n'y ait déjà des symptômes d'intoxication par l'acide carbonique; les vomitifs ne produisent plus d'effet lorsque l'intoxication par l'acide carbonique se développe, et l'on recourra dans ce cas au carbonate d'ammoniaque (form. 15), aux ferrugineux dans le cas d'anémie (form. 53). Lorsque la pneumonie catarrhale traîne en longueur, on ordonnera un régime fortifiant et l'emploi des expectorants.

§ 23. Gangrène pulmonaire.

Anatomie pathologique. — On distingue une gangrène *circonscrite* et une gangrène *diffuse*. La première forme occupe des foyers ayant les dimensions d'un pois, d'une noix et même celles du poing; ces foyers sont formés par une matière dure, sèche, ordinairement noirâtre, plus tard liquide, sanieuse et fétide et se rencontrent presque toujours dans le lobe inférieure du poumon. Dans la plupart des cas ces foyers s'agrandissent en provoquant une inflammation des parties voisines, ils confluent et constituent alors la gangrène *diffuse*; il est rare de les voir s'entourer d'une capsule et se cicatriser. La gangrène diffuse n'est pas toujours secondaire à la gangrène circonscrite; elle peut, dans certains cas, occuper immédiatement une partie assez considérable du poumon, quelquefois un lobe tout entier; elle s'observe surtout dans la partie supérieure du poumon.

ÉTIOLOGIE. — Les causes de cette maladie sont : l'absence de sang artériel dans une partie du poumon, comme cela peut arriver dans la pneumonie croupeuse, principalement chez les personnes affaiblies par des maladies antérieures ou chez les buveurs ; des embolies dans les poumons, lorsque le corps oblitérant provient de foyers sanieux ; des corps étrangers dans les bronches, et enfin les lésions traumatiques du poumon (coups de couteau, contusions du thorax, etc.).

SYMPTOMES ET DIAGNOSTIC. — La gangrène pulmonaire ne se présente pas toujours avec les symptômes d'une maladie grave, tels que perte des forces, phénomènes typhoïdes, etc., souvent au contraire les malades supportent plus ou moins facilement cette affection si redoutable. Le diagnostic n'est possible que lorsque le contenu d'un foyer a été rejeté par une bronche. L'haleine devient alors *fétide*, le malade rejette des crachats qui ont une odeur repoussante et qui se distinguent des crachats provenant de cavités bronchectatiques, qui ont également une odeur repoussante, par leur composition, ils sont en effet formés de lambeaux de parenchyme, de couleur noirâtre, semblables à de l'amadou et renferment souvent des fibres élastiques du tissu pulmonaire. Si, à côté de ces phénomènes, on trouve une matité pneumonique, ou si l'on peut constater la formation récente d'une caverne, le diagnostic ne laissera aucun doute.

TRAITEMEMT. — Les remèdes les plus actifs sont : l'acide phénique employé à l'intérieur (1 : 100) ou sous forme d'inhalations (2 : 100), l'huile de térébenthine (répandre une cuillerée à thé sur de l'eau bouillante et respirer) et les toniques.

§ 24. Phtisie pulmonaire.

On désigne sous ce nom la destruction des poumons par dégénérescence caséeuse et le dépérissement du corps.

D'après Laënnec, la phtisie pulmonaire aurait toujours pour point de départ le développement de tubercules, et les masses de matière caséeuse trouvées dans les poumons proviendraient toujours de tubercules décomposés, la phtisie pulmonaire serait donc toujours tuberculeuse. Virchow démontra qu'une grande quantité de maladies se terminaient par dégénérescence caséeuse, et que, dans le poumon, cette dégénérescence avait bien plus souvent pour origine une affection inflammatoire que la formation de tubercules. Il est vrai que l'on trouve ordinairement dans les poumons des tubercules en même temps que des masses caséeuses : mais il est prouvé maintenant que, dans la plupart des cas, les tubercules ne sont que secondaires, produits par la résorption de masses caséeuses existant dans des foyers inflammatoires voisins et par l'infection consécutive à cette résorption, et que le développement primaire des tubercules est bien plus rare. La pathogénie de la phtisie pulmonaire est par conséquent constituée par des affections différentes, inflammatoires et tuberculeuses.

a. — Affections inflammatoires produisant la phtisie pulmonaire.

Nous avons dit, à propos de la *pneumonie croupeuse*, que dans certains cas rares, lorsque l'inflammation a gagné le tissu interalvéolaire, l'exsudat fibrineux peut subir la dégénérescence caséeuse, et que la phtisie pulmonaire peut se développer de cette façon; de la même façon la phtisie peut avoir pour origine la *pneumonie catarrhale aiguë* par suite de la dégénérescence caséeuse de l'exsudat cellulaire propre à cette maladie. Mais le plus souvent la phtisie est consécutive à la *pneumonie catarrhale chronique*, car cette maladie se termine toujours par dégénérescence caséeuse et est presque toujours le point de départ de la phtisie pulmonaire dite *inflammatoire*.

La *pneumonie catarrhale chronique* (pneumonie caséeuse, pneumonie desquamative) est ordinairement *lobulaire*, mais frappe plusieurs lobules en même temps. Les lobules atteints forment tantôt des îlots assez considérables, ne renfermant pas d'air, présentant une coloration gris-rouge et les mêmes altérations dans toutes leurs parties, et entourés de tissu pulmonaire sain, tantôt de petits foyers miliaires, qui font saillie lorsqu'on pratique une coupe du poumon. Ces granulations sont formées par des amas de grosses cellules de nature épithéliale, qui remplissent complètement les alvéoles et sont produites par une prolifération de l'épithélium alvéolaire. Les foyers se distinguent de bonne heure par une surface de coupe sèche, par suite de la compression des vaisseaux sanguins par les masses de cellules accumulées dans les alvéoles et dans le tissu interalvéolaire; cette compression empêche la nutrition des cellules accumulées et de plus les vaisseaux lymphatiques, qui s'ouvrent dans les parois des alvéoles, facilitent encore la résorption des parties liquides du contenu de ces alvéoles; les cellules se racornissent, se décomposent par dégénérescence granulo-graisseuse (caséeuse), et le foyer ne forme plus qu'une masse jaune sèche, et dure. Nous parlerons plus loin de ce que devient le foyer caséeux.

b. — Affections tuberculeuses produisant la phtisie pulmonaire.

Nous aurons à nous occuper spécialement de la *péribronchite tuberculeuse*, qui constitue la vraie inflammation tuberculeuse des poumons. Cette maladie débute ordinairement dans un des sommets de ces organes et est dans la plupart des cas consécutive à une bronchite négligée. En effet si, dans une bronchite, il se produit une condensation et une caséification des matières sécrétées accumulées dans les bronches les plus fines, on voit bientôt, sous l'influence de la scrofule ou d'une prédisposition héréditaire, se développer des tubercules dans la muqueuse de ces bronches, ces tubercules se décomposent et à leur place on trouve de larges ulcérations tuberculeuses ; le tissu conjonctif qui entoure les bronches et même le tissu interalvéolaire renferment aussi des tubercules. D'après Rindfleisch, les noyaux tuberculeux s'observeraient d'abord aux points où les bronches les plus petites s'ouvrent dans les alvéoles. Ils forment à ce niveau des infiltrations tuberculeuses circulaires, et l'on voit de petits groupes de ces noyaux suivre les ramifications les plus fines des bronches et adhérer les uns aux autres sous forme de grappe en correspondant chacun à un lobule.

Lorsque la caséification des tubercules et des matières sécrétées dans la bronchite chronique se développe, le parenchyme pulmonaire se détruit, et il se forme des cavernes qui, par suite du progrès de l'ulcération, communiquent bientôt avec les bronches. Ces cavernes s'agrandissent, car le tissu pulmonaire friable, caséeux n'oppose point de résistance à l'action de l'inspiration et se déchire, ce qui peut, de même que la destruction par ulcération des parois vasculaires, occasionner des hémorrhagies (*hémoptysies*), lorsqu'il existe encore des branches de l'artère pulmonaire où le sang puisse passer. Si l'air pénètre dans la caverne la matière caséeuse se transforme en une sanie fétide, pâteuse, la surface interne de la caverne d'irrégulière qu'elle était d'abord devient peu à peu unie, et la paroi de cette cavité forme une capsule blanche, épaisse, couenneuse.

Dans quelques cas rares la caséification des poumons se termine par *calcification* (*calculs du poumon*) et par *gangrène*.

Outre les altérations du tissu du poumon, on trouve encore dans la phtisie pulmonaire les adhérences pleurétiques les plus variées, et, dans la plupart des cas, les sommets sont soudés intimement à la plèvre. Généralement les ganglions lymphatiques du pédicule du poumon sont gonflés, caséeux, on rencontre des ulcères dans le larynx et dans l'intestin, le foie présente une dégénérescence graisseuse, le malade est excessivement amaigri.

ÉTIOLOGIE. — Pour que la phtisie pulmonaire puisse se développer, il faut toujours l'existence d'une certaine *prédisposition*, consistant principalement en une constitution faible, maladive, prédisposition tantôt *héréditaire*, tantôt *acquise*, par suite d'une mauvaise alimentation, de mauvais air et de certaines professions. Dans le jeune âge cette prédisposition se manifeste par des affections scrofuleuses variées, surtout des glandes lymphatiques, plus tard chez les jeunes gens, lorsque les affections des glandes ne s'observent plus, par un développement insuffisant de la musculature et de la couche graisseuse, particulièrement de celle du thorax (*thorax paralytique*) et par une grande excitabilité. Lorsque les personnes présentant cette prédisposition sont atteintes d'affections catarrhales des bronches (bronchite catarrhale dans la rougeole et la coqueluche chez les enfants, plus tard si une bronchite ordinaire est négligée), on remarque toujours une grande tendance au développement d'un des deux processus que nous avons décrits plus haut et qui produisent la phtisie pulmonaire. Enfin il est certain qu'une pneumonie caséeuse ou tuberculeuse peut avoir pour origine l'*infection* par inspiration de produits phtisiques ou la *résorption* de matières tuberculeuses ou caséeuses.

Niemeyer prétend que les caillots sanguins restés dans le poumon à la suite d'hémoptysies sont fréquemment la cause du développement de la phthisie pulmonaire; nous ne pouvons admettre cette opinion et nous croyons que toutes les hémoptysies suivies de phthisie ont toujours pour point de départ, même chez les personnes jouissant en apparence d'une bonne santé, des lésions souvent imperceptibles du tissu pulmonaire, et sont des phénomènes secondaires.

SYMPTÔMES ET MARCHE. — La phthisie pulmonaire ne débute pas toujours par des symptômes du côté des voies respiratoires; souvent on observe pendant longtemps une pâleur remarquable et n'ayant point de raison apparente, ou bien des altérations opiniâtres de la digestion, une langue chargée, etc. Le début est généralement insidieux, si ce n'est dans quelques cas rares où la maladie se manifeste, dès le commencement, par une hémoptysie ou une bronchite catarrhale aiguë. Les premiers symptômes qui indiquent une affection grave du poumon sont une toux opiniâtre (d'après Buhl, le malade rejetterait des crachats contenant beaucoup d'épithélium alvéolaire et non des crachats muco-purulents), des râles dans un seul ou dans les deux sommets, lorsqu'ils se produisent dans les conditions étiologiques indiquées plus haut. Mais, dans la plupart des cas, on voit survenir bientôt une fièvre modérée s'observant le soir, l'amaigrissement et la flaccidité du corps deviennent frappants. Cet état persiste pendant quelque temps, s'améliore même quelquefois, le malade engraisse un peu mais ne guérit jamais réellement, on entend toujours des râles bien que moins distinctement, l'expiration est prolongée et la toux ne cesse jamais complètement. Au bout de quelques mois on observe une matité en un point quelconque du thorax, le plus souvent au niveau d'un des sommets des poumons, une exagération du frémissement de la poitrine et un affaiblissement du murmure respiratoire avec des râles plus ou moins abondants, symptômes qui ne laissent subsister aucun doute sur la nature de la maladie. La matité s'étend peu à peu, il se produit une respiration bronchique, la respiration devient plus fréquente, la toux devient rauque, dès que la phthisie gagne le larynx (fréquent), les crachats sont abondants, contiennent des grumeaux gris arrondis, ou bien la toux est sèche et s'accompagne d'oppression. De temps en temps il se produit de fortes hémoptysies au milieu d'un accès de toux, la paroi du thorax se déprime au niveau du point malade, on observe les symptômes indiquant l'existence d'une caverne (râles sonores et son tympanique plus ou moins élevé, selon que la bouche est ouverte ou fermée), des sueurs nocturnes et de la diarrhée, en même temps la fièvre avec son caractère rémittent épuise de plus en plus le malade, dont la maigreur est frappante et qui meurt enfin dans le collapsus, après avoir présenté peu avant sa mort des symptômes d'hydropisie aux poignets et aux mains.

TRAITEMENT. — Il sera d'abord *prophylactique*. Les enfants nés de parents tuberculeux seront allaités par une nourrice vigoureuse, après la première année de la vie la nourriture consistera surtout en lait et en bouillon, l'air de la chambre d'habitation et de la chambre à coucher sera sain, l'enfant vivra à l'air pur, se donnera beaucoup de mouvement, on lui lavera la poitrine avec de l'eau froide, on lui fera prendre des bains d'eaux salines, et, s'il reste néanmoins maigre, on lui donnera de l'huile de foie de morue.

Lorsque l'enfant va à l'école, on limitera le nombre de ses heures de classe, on cherchera à développer son thorax et sa musculature par une gymnastique appropriée, on lui fera passer ses vacances à la campagne ou, si cela est possible, dans les montagnes. On évitera aussi le contact avec un phtisique, afin de ne pas respirer quelque parcelle des matières qu'il rejette.

Chez les personnes prédisposées à la phtisie pulmonaire, toute bronchite méritera une attention particulière, et, si elle s'accompagne de pneumonie catarrhale, on ordonnera le repos au lit, l'application d'un vésicatoire, un expectorant, dans certains cas un vomitif et le traitement anticatarrhal.

Lorsque des symptômes indiquant le début d'une phtisie pulmonaire se sont déjà développés, le malade ne devra, s'il veut arriver à quelque résultat, s'occuper de rien autre que de sa guérison. En hiver il ira, si cela lui est possible, vers le sud (Lugano, lac de Côme, Méran, etc.) ; si le malade n'est pas trop excitable, on lui recommandera surtout les points situés près de la mer Méditerranée (près de la Riviera : San Remo, Mentone), il passera l'été dans des régions montagneuses[1] élevées, saines et riches en forêts de sapins, son alimentation consistera surtout en substances grasses (huile de foie de morue), autant que son estomac pourra les supporter. C'est dans ces conditions qu'il cherchera à se débarasser de sa toux en employant en outre des remèdes, tels que l'eau d'Ems, source Felsenquelle ou Hesselbrunnen, ou l'eau de Weilbach, source sulfureuse.

Si la phtisie pulmonaire progresse néanmoins, il ne nous restera plus qu'à combattre les symptômes, calmer la toux par la morphine, arrêter les hémoptysies par l'application de glace sur la poitrine, ou les injections sous-cutanées d'extrait aqueux de seigle ergoté, ou les inhalations de perchlorure de fer (10 gouttes : 100,0 eau), à modérer les sueurs par le sulfate d'atropine (0,01 : 5,0, eau distillée trois fois par jour 3-5 gouttes), par le cognac mélangé de lait froid, enfin de soutenir l'état général par un régime convenable.

1. Les points trop élevés ne conviennent qu'aux individus présentant une atonie générale, un diamètre trop court du thorax et des catarrhes de la muqueuse pulmonaire; les points situés au sud sur les bords la mer ont une action bien plus étendue et conviennent presque à toutes les périodes de la phthisie, à toutes les constitutions et à tous les tempéraments. Le climat de la montagne agit moins que l'air de la mer chez les scrofuleux, il est nuisible aux phtisiques souffrant de rhumatismes, et dangereux pour ceux qui ont une laryngite, une diarrhée ou une maladie des reins (Taon).

25. Tuberculose des poumons.

Les poumons sont très souvent le siège de ces petits
noyaux miliaires ou submiliaires, désignés depuis Stark
(1785) sous le nom de tubercules et constitués par des
cellules se décomposant facilement, parmi lesquelles on
trouve assez fréquemment des cellules géantes ; ces tubercules ne contiennent pas de vaisseaux, lorsqu'ils sont jeunes, ils ont un aspect gris, transparent, plus tard jaune ;
on les observe ordinairement en quantité innombrable
dans les poumons, et ils se terminent presque toujours
par caséification. Dans la plupart des cas les tubercules
s'agglomèrent, c'est-à-dire forment des noyaux plus
considérables composés de tubercules en plus ou moins
grande quantité. Le tubercule siège dans le tissu conjonctif des poumons.

La tuberculose se développe de quatre façons différentes dans le poumon :

1° FORME DISSÉMINÉE. — La tuberculose s'étend d'une
façon uniforme à tout le poumon. Dans cette forme les
noyaux sont généralement très-petits, submiliaires. Dans
les sommets du poumon on trouve souvent des tubercules plus nombreux et plus anciens, présentant déjà
à leur centre un commencement de caséification, il en
est de même des lobes inférieurs. Ces tubercules miliaires ne se rencontrent pas seulement dans le poumon,
on les trouve en grandes masses dans d'autres organes,
surtout dans les membranes séreuses (plèvre, péritoine,
arachnoïde, péricarde). L'état morbide provoqué par
ces tubercules est *très aigu* et présente des caractères
tout à fait particuliers ; il ressemble presque sous tous
les rapports aux maladies infectieuses, et il est à croire
qu'il a pour origine l'introduction dans le sang ou dans
les autres liquides de l'organisme de parcelles provenant des foyers caséeux et tuberculeux, ces parcelles

sont entraînées dans d'autres parties du corps où elles déterminent des phénomènes de tuberculose. Les symptômes les plus marquants de la tuberculose miliaire disséminée consistent en une élévation de température assez faible (elle atteint rarement 40 degrés), en une fréquence extrême du pouls, une accélération considérable des mouvements respiratoires, un affaissement général très prononcé et en engourdissement, mais tous ces phénomènes n'ont rien de caractéristique. Quelquefois l'existence d'un catarrhe des bronches fera soupçonner une maladie des poumons ; ou bien il existe, depuis plus ou moins longtemps, une matité du côté des sommets des poumons ; néanmoins, même dans ces cas, on ne saura décider si la maladie dont il s'agit est une tuberculose miliaire aiguë ou une fièvre typhoïde, maladie qui présente souvent beaucoup de ressemblance avec la tuberculose. Le diagnostic n'est certain que lorsque l'on trouve des tubercules sur la choroïde. Jamais cette maladie ne guérit, le traitement est symptomatique : compresses froides sur la poitrine, morphine contre la dyspnée et la toux, bains froids contre l'élévation de la température, etc.

2° FORME LOCALISÉE. — On ne trouve de tubercules que dans les poumons, les autres organes n'en contiennent pas. Cette forme de tuberculose s'étend généralement à tout le poumon, dont toutes les parties sont atteintes. Elle est accompagnée d'altérations pneumoniques de tout genre et constitue la *phthisie pulmonaire tuberculeuse* proprement dite. Elle présente ordinairement une marche *chronique* et se signale au début par une matité et des râles au niveau des sommets des poumons. Peu à peu l'un ou l'autre des sommets ou les deux en même temps s'affaissent, et l'on ne perçoit plus de râles dans les régions sus claviculaire et susépineuse. La matité s'étend, la respiration devient bronchique sur une surface plus ou moins grande, et l'on constate l'existence d'une caverne par la dépression d'un point du thorax et la sonorité tympanique que l'on obtient en percutant et qui e-t plus ou moins élevée, selon que la bouche est ouverte ou f·rmée. Le malade maigrit de plu- e.r plus, il a de la fièvre le soir (fièvre hectique présentant un caractère intermittent), il se plaint d'une toux fréquente, surtout la nuit, et rejette des crachats muco-purulents. Quelquefois on observe des hémoptysies qui peuvent être tellement considérables et se prolonger tellement que la mort arrive au·bout de quelques semaines par anémie et affaiblissement général; dans la plupart des cas les hémoptysies ne sont pas aussi rapidement mortelles et se répètent souvent, parfois après des pauses de plusieurs mois, avant que la mort n'arrive. Le traitement a été indiqué § 24.

3º Forme circonscrite. — La tuberculose est limitée et n'occupe que les parties immédiatement voisines de foyers caséeux. Les tubercules sont entourés de tissu pulmonaire sain et présentent souvent une disposition particulière, les tubercules les plus rapprochés du centre caséeux sont plus serrés les uns contre les autres, plus grands et présentent les signes d'une caséification plus ou moins avancée, mais plus ils sont éloignés de ce centre plus ils sont rares, petits et jeunes (Orth). La tuberculose circonscrite est toujours consécutive à une affection pneumonique chronique. Lorsque sur un point du thorax on constatera de la matité à la percussion, un affaiblissement de la respiration ou une respiration bronchique, un renforcement du frémissement vocal, et que ces symptômes subsistent déjà depuis quelque temps, on pourra conclure qu'il existe des foyers de pneumonie bronchique et par conséquent que la tuber-- culose circonscrite est en voie de développement, car il est prouvé que, dans le plus grand nombre de cas, on trouve toujours des tubercules dans le voisinage de foyers pneumoniques devenus caséeux. Ordinairement la tuberculose circonscrite n'occupe pendant longtemps qu'une partie du poumon, dans d'autres cas les tubercules se développent dans toutes les parties du poumon et constituent la tuberculose pulmonaire localisée, quelquefois même la tuberculose aiguë disséminée.

4° BRONCHITE TUBERCULEUSE ET PÉRIBRONCHITE. — Maladies que nous avons décrites à propos de la phtisie pulmonaire § 24.

PATHOGÉNIE. — Les tubercules sont toujours *secondaires*, ils ont pour origine soit une *infection* par des parcelles provenant de foyers caséeux, soit une *résorption* de matières de ce genre. Le contenu du foyer caséeux agit non seulement par ses parties solides, mais aussi par ses parties liquides. Pour provoquer le développement de tubercules il faut que la matière irritante provienne de foyers caséeux produits par la décomposition de tubercules ou existant au moins chez des personnes tuberculeuses, il faut que ces foyers soient de nature *spécifique tuberculeuse*. A ce point de vue on pourra rapprocher de la tuberculose les conditions étiologiques des gonflements scrofuleux de glandes lymphatiques — il y a des gonflements simples qui ne produisent pas de tubercules et d'autres gonflements de glandes lymphatiques qui peuvent être l'origine de la tuberculose et qui sont formés de masses caséeuses que le courant lymphatique amène dans le poumon, où elles produisent des tubercules. D'après Bollinger il est possible, lorsqu'il s'agit de ces gonflements paraissant au point de vue clinique scrofuleux simples, de reconnaître au moyen de l'inoculation si ces gonflements de glandes lymphatiques sont d'origine scrofuleuse ou s'ils dérivent de la tuberculose. La matière caséeuse produisant l'infection tuberculeuse peut provenir non seulement de glandes lymphatiques, mais aussi de foyers pneumoniques scrofuleux, et, dans ce cas, il se produit, comme nous l'avons dit plus haut, par résorption une tuberculose pulmonaire circonscrite. Enfin E. Schweninger a prouvé récemment que la tuberculose miliaire peut être produite artificiellement par *inhalation de matières provenant de phthisiques*; ce fait a une importance très considérable et explique jusqu'à un certain point la fréquence de la tuberculose dans une même famille.

LIVRE IV

MALADIES DE L'APPAREIL DIGESTIF

CHAPITRE PREMIER

MALADIES DE LA CAVITÉ BUCCALE ET DU LARYNX

§ 1. Catarrhe de la cavité buccale et de la langue.

ANATOMIE PATHOLOGIQUE. — Cette maladie est *aiguë* ou *chronique*. Dans le *catarrhe aigu*, la muqueuse est d'un rouge vif, elle se gonfle et sécrète au début un liquide séreux et peu abondant; plus tard la sécrétion augmente, devient muqueuse et plus épaisse. Ces caractères s'observent surtout dans certains endroits, comme les gencives, la paroi interne des joues, les piliers du voile du palais. Dans certains cas, par exemple dans le catarrhe des gencives des enfants, on observe un écoulement séro-muqueux continu de la bouche. On remarque souvent sur les lèvres ou sur les joues de petites vésicules à contenu transparent comme de l'eau; ces vésicules se rompent et à leur place on trouve des érosions plates (*érosions catarrhales*); ou bien encore au lieu de vésicules ce sont des follicules muqueux qui, en se rompant, produisent de petites ulcérations arrondies (*ulcères folliculaires*).

Dans le *catarrhe chronique* la rougeur est plus sombre, la muqueuse est gonflée, les vaisseaux sont variqueux et dilatés et la sécrétion devient séro-purulente. Cette maladie siège d'ordinaire sur les piliers du voile du palais, la paroi postérieure de l'arrière-gorge et à la surface des amygdales (angine), il s'étend quelquefois à la trompe d'Eustache.

ÉTIOLOGIE. — Cette maladie peut avoir pour causes des irritations directes (mauvais état des dents, boissons alcooliques, etc.) ; elle peut aussi être la conséquence de l'extension d'une phlegmasie voisine (coryza, parotidite, état catarrhal de l'estomac), ou bien elle est de nature symptomatique (scarlatine, variole, syphilis).

SYMPTOMES. — Outre les symptômes décrits à l'article anatomie pathologique, on observe encore, dans le catarrhe aigu, une sensation de brûlure dans la bouche, une sensibilité excessive de cette partie, des mouvements de déglutition fréquents, un affaiblissement du goût, dans le catarrhe chronique une tendance persistante à toussoter. On se gardera de conclure à l'existence d'un catarrhe de l'estomac parce que la langue du malade est chargée.

TRAITEMENT. — Dans la forme aiguë, on ordonnera des gargarismes de décoction de mauve ou de chlorate de potasse (form. 73), des applications de cataplasmes chauds autour du cou, la cautérisation des ulcérations catarrhales au moyen du nitrate d'argent ; dans la forme chronique, on recommandera les gargarismes avec une solution de nitrate d'argent (1 : 150,0) ou de tannin (2 : 150,0) ; lorsqu'il se forme des granulations, on cautérisera tous les jours la paroi postérieure du pharynx au moyen d'un gros pinceau trempé dans une solution de nitrate d'argent (2 : 50,0). Le traitement du catarrhe symptomatique sera celui de la maladie qui a produit le catarrhe.

§ 2. Stomatite ulcéreuse, stomacace.

ANATOMIE PATHOLOGIQUE. — On désigne sous ce nom une decomposition ulcérative putride des gencives et des tissus voisins suivie quelquefois de destructions profondes des gencives et de la chute des dents. Au début, les gencives sont rouges, gonflées, plus tard leur bord supérieur se mortifie et forme une pulpe blanchâtre, gris-jaune, au-dessous de laquelle on trouve des ulcérations.

ÉTIOLOGIE. — Cette maladie ne s'observe que chez les personnes qui ont des dents, elle est même en corrélation si intime avec ces organes qu'elle cesse de s'étendre lorsquelle arrive à un espace assez considérable dépourvu de dents. Elle a souvent pour causes l'usage du mercure (*stomatite mercurielle*), le scorbut, plus rarement le diabète. Quelquefois elle affecte un caractère épidémique ou endémique lorsqu'il existe de mauvaises conditions d'alimentation et d'habitation. On considère la stomatite ulcéreuse comme une maladie non contagieuse; Bergeron soutient l'opinion contraire.

SYMPTOMES. — Les gencives présentent un gonflement hypérémique considérable et par suite saignent facilement, la sécrétion de la salive augmente, l'haleine est fétide. La maladie se reconnaît facilement.

TRAITEMENT. — Il consiste en gargarismes au chlorate de potasse (form. 73), en légères cautérisations des surfaces ulcérées au moyen du nitrate d'argent; contre les saignements considérables on emploiera le perchlorure de fer. Le traitement des causes consiste à éviter l'usage du mercure, du plomb et à surveiller l'alimentation.

§ 3. Aphtes.

ANATOMIE PATHOLOGIQUE. — On désigne sous le nom d'aphtes des taches plates ou faisant une légère saillie, blanches ou jaunâtres, ayant les dimensions d'une graine de chènevis ou d'une lentille. Ces taches s'observent sur la muqueuse de la bouche et sont produites par un exsudat fibrineux qui se forme sous la couche épithéliale consécutivement à une inflammation circonscrite du chorion; elles n'ont aucun rapport avec les follicules, il ne faudra donc pas les confondre avec les ulcères folliculaires dont nous avons parlé plus haut (§ 1).

Les aphtes siègent surtout à la pointe et au frein de la langue, sur la muqueuse des lèvres et des joues, quelquefois sur les amygdales (*angine aphteuse*) et, dans ce dernier cas, on les confondra parfois avec une diphthérie bénigne.

ÉTIOLOGIE. — On les observe fréquemment chez les enfants qui font leurs dents, ou bien par suite de malpropreté de la bouche ou consécutivement à des irritaions directes de la muqueuse (usage du tabac, dents cariées, etc.) Les aphtes se développent quelquefois pendant la menstruation.

SYMPTOMES. — Les aphtes causent toujours des douleurs cuisantes qui gènent la succion et la mastication; aussi les nouveau-nes laissent-ils le sein au bout d'un moment. Le diagnostic s'établira sur les symptômes locaux.

TRAITEMENT. — On amènera rapidement la guérison en touchant avec le nitrate d'argent. Chez les nouveaunés on emploiera le chlorate de potasse (1 : 100,0, toutes les deux heures 1 cuillerée à café).

§ 4. Muguet.

ANATOMIE PATHOLOGIQUE. — On trouve sur la muqueuse de la bouche et du pharynx, plus rarement de l'œsophage, du nez, du larynx et des poumons, des dépôts blancs caséeux, tantôt dispersés sous forme d'îlots, tantôt réunis et occupant une surface plus ou moins considérable. A l'examen microscopique on voit que ces dépôts sont composés de champignons (*oïdium albicans*) : filaments ramifiés, étranglés par places, dont l'extrémité libre est simplement arrondie ou se termine par plusieurs spores ovales, grosses, accolées l'une à l'autre. Ces champignons traversent les couches épithéliales et peuvent même arriver en proliférant jusque dans la muqueuse et dans les glandes. La muqueuse est hypérémiée et gonflée, la réaction de la salive est acide.

ÉTIOLOGIE. — Le muguet s'observe surtout chez les nouveau-nés débiles dans les premières semaines de la vie, chez des enfants mal soignés pendant la saison chaude, chez les adultes atteints de maladies épuisantes (tuberculose, typhus, diabète, etc.). Les causes du muguet sont probablement un développement insuffisant des glandes salivaires et, consécutivement à cette malformation, une fermentation acide des liquides de la bouche.

SYMPTOMES. — La succion est gênée, les enfants ne gardent pas le sein, maigrissent rapidement et meurent quelquefois par inanition. On reconnaîtra la maladie en examinant la bouche au moyen du microscope.

TRAITEMENT. — Chlorate de potasse (1 : 100, 0 toutes les deux heures 1 cuillerée à café), bon lait de mère, débarrasser l'enfant des amas de champignons en lui nettoyant fréquemment la bouche.

§ 5. Angines.

Le nom d'angine (ἄγχω, *strangulo*, je rétrécis) s'applique à un certain nombre d'inflammations du cou, qui ont comme symptôme prédominant une *gêne de la déglutition* Ces maladies diffèrent beaucoup les unes des autres par les lésions anatomiques qu'elles produisent et par les tissus qu'elles affectent, elles diffèrent moins par les causes, qui consistent en influences atmosphériques (an-

gine idiopathique) ou sont fournies par l'existence de certaines maladies générales (rougeole, scarlatine, érysipèle, etc.); dans ce cas l'angine n'est qu'un symptôme concomitant de la maladie générale (*angine symptomatique*). On distingue :

1 — L'ANGINE CATARRHALE. — Elle peut être aiguë ou chronique.

a — Forme aiguë. — La muqueuse des piliers du voile du palais, de la luette et des amygdales est d'un rouge intense, gonflée, sans que le parenchyme glandulaire des amygdales soit atteint. La surface de la muqueuse est d'abord sèche, plus tard elle se couvre de mucus et l'on observe parfois sur les amygdales un dépôt mince, blanchâtre, semblable à celui de la diphthérie. Les symptômes consistent en une sensation de brûlure, de piqûre pendant la déglutition, en une augmentation légère de la sensibilité à la pression sur la région sous-maxillaire; en outre il y a encore les phénomènes objectifs. Au bout de quelque temps la maladie se termine par la guérison, mais il y a souvent des récidives. On se bornera à prescrire des gargarismes de décoction de sauge et des compresses d'eau froide autour du cou.

b — Forme chronique — La muqueuse présente une rougeur uniforme ou tachetée, elle est épaissie, les vaisseaux qui la parcourent sont dilatés, et elle sécrète un liquide visqueux; la luette est souvent allongée, quelquefois les glandes muqueuses et les follicules solitaires sont agrandis et font saillie. Les symptômes consistent tantôt en une sensation désagréable de sécheresse; tantôt en une hypersécrétion de mucus et, par suite de cette hypersécretion, en une tendance continuelle à toussoter, très souvent la voix devient sourde consécutivement à la propagation du catarrhe chronique au larynx. On fera journellement des cautérisations légères avec du nitrate d'argent, (2 : 50,0), ou bien on emploiera l'eau d'Ems. On s'abstiendra du tabac et des boissons alcooliques (bière de mars).

2 — L'ANGINE PHLEGMONEUSE. — Elle est caractérisée, au point de vue anatomique, par une rougeur intense et un gonflement considérable des deux côtés du voile du palais, rarement d'un seul, par une infiltration de globules du pus dans la muqueuse et la sous-muqueuse; elle se termine par résorption ou par formation d'abcès Cette angine a tantôt les mêmes causes que l'angine catarrhale, tantôt elle est produite par des cautérisations au moyen d'acides, par la déglutition d'eau très chaude, etc. Les symptômes sont bien plus marquants que ceux de l'angine catarrhale, la parole et la déglutition peuvent être presque complètement abolies, et généralement on observe de la fièvre. Le traitement consistera à refroidir le point malade par des morceaux de glace introduits dans la bouche et à ouvrir l'abcès lorsqu'il s'est formé.

3 — L'ANGINE TONSILLAIRE. — La maladie frappe la substance même de l'amygdale, quelquefois principalement le stroma de tissu conjonctif et la membrane d'enveloppe, d'autres fois le tissu glandulaire, ou bien tous les tissus en même temps. Souvent une seule des amygdales est malade : la maladie se termine très fréquemment par formation d'abcès; elle est caractérisée par un gonflement plus ou moins considérable des amygdales, qui, sous forme de masses arrondies, font saillie au dehors de leurs niches, gênent la parole et la déglutition. Si l'hypérémie se propage aux trompes d'Eustache, ce qui arrive presque toujours, il se produit des bourdonnements et des douleurs dans les oreilles. Lorsque la maladie n'affecte que quelques lacunes des amygdales, les orifices de ces lacunes sont obstrués par des matières caséeuses purulentes. — *Traitement.* Dans les cas d'intensité moyenne on se contentera de recommander aes compresses d'eau froide appliquées autour du cou et une transpiration abondante dans le lit; si le gonflement et l'inflammation sont très prononcés, on appliquera quelques sangsues à l'angle de la mâchoire, ou bien on incisera la capsule des amygdales. Parfois il suffit d'un vomitif pris à temps

pour arrêter la maladie; si le pus est formé, on donnera un vomitif pour provoquer l'ouverture de l'abcès, ou bien on l'ouvrira avec un bistouri qu'on aura soin d'envelopper.

4 — L'ANGINE CROUPEUSE et DIPHTHÉRITIQUE. — On désigne sous le nom d'angine *croupeuse* une inflammation superficielle n'affectant que la couche épithéliale de la muqueuse du pharynx; à la place de l'épithélium on trouve des dépôts fibrineux, le tissu de la muqueuse est intact, tout au plus un peu hypérémié ou œdémateux. Les dépôts forment des îlots gris blanchâtre sur les amygdales ou sur les piliers du voile du palais et se laissent détacher avec plus ou moins de facilité des couches sous-jacentes au moyen d'une éponge. Dans les cas graves la maladie gagne le larynx (croup descendant) et tue par rétrécissement du larynx.

Sous le nom d'angine *diphthéritique* on désigne une infiltration de petites cellules dans la muqueuse même, quelquefois aussi dans la sous-muqueuse; cette infiltration produit une compression des vaisseaux sanguins de la muqueuse et la nécrose du tissu de cette membrane. Ces deux formes d'angine ne sont, au point de vue anatomique, que des degrés différents d'une seule maladie, mais au point de vue clinique il faut les considérer comme deux maladies différentes : le croup n'est pas contagieux, tandis que la diphthérie est une des maladies les plus contagieuses. C'est pour cette raison que nous parlerons de la diphthérie avec les maladies infectieuses.

§ 6. Noma.

Le nom vient de νομή, ulcère rongeant. Cette maladie est très rare. Il se forme dans la joue, toujours dans le voisinage du coin de la bouche, un noyau dur, semblable, au toucher, à du bois; ce noyau s'ouvre à l'intérieur et se change en un ulcère, dont le fond présente une couleur louche et dans lequel on trouve des lambeaux noirs de tissu necrosé. La gangrène marche rapidement de l'intérieur vers l'extérieur, transforme en une croûte sèche la peau qui recouvrait le noyau et de là se propage dans toutes les directions du visage On voit se produire les déformations les plus horribles, les arcades dentaires et les maxillaires sont mis à nu par suite de la chute des parties nécrosées, etc. Au début les phénomènes de réaction ne sont que peu marqués, il n'y a de frappant que l'état cachectique du malade; mais dans la plupart des cas le collapsus ne tarde pas à survenir, avec de l'œdème des pieds, de la diarrhée et le malade meurt. Cette maladie s'observe surtout chez les enfants, à la suite de la fièvre typhoïde ou de certaines formes malignes d'exanthèmes aigus. Les meilleurs moyens contre la gangrène sont l'application de fer rouge ou de l'acide chlorhydrique concentré, on renouvellera la cautérisation aussi longtemps qu'il restera des points gangrenés. On a également employé avec quelque succès l'huile de térébenthine appliquée au moyen de charpie (il faudra changer le pansement toutes les deux heures). Le meilleur traitement est peut-être de toucher très souvent les points malades avec une solution d'acide phénique (5 : 100).

§ 7. Abcès rétropharyngiens.

Ils siègent dans le tissu conjonctif qui se trouve entre la muqueuse de la paroi postérieure du pharynx et les vertèbres cervicales et forment des tumeurs fluctuantes de la grosseur d'un œuf de pigeon, parfois même plus grosses; ces tumeurs se reconnaissent facilement à la palpation. Ces abcès ont pour origine des caries et des fractures, surtout celles de l'atlas et de l'axis, quelquefois des suppurations des glandes lymphatiques de cette région. Ils se produisent le plus souvent chez les enfants et peuvent être le point de départ de fusées purulentes du côté de la cavité thoracique ou du côté de la peau du cou, d'un œdème de la glotte et, s'ils sont particulièrement grands, d'une occlusion et d'une compression du larynx. Les symptômes de ces abcès ne sont pas toujours caractéristiques, il faudra examiner soigneusement la cavité pharyngienne, lorsqu'il existe une gêne de la déglutition et de la douleur provoquée par les mouvements de la tête. Le traitement consiste à ouvrir l'abcès avec un bistouri en ayant soin de recommander au malade de ramener rapidement la tête en avant, de peur que le pus ne pénètre dans le larynx.

§ 8. Glossite parenchymateuse, inflammation de la langue.

L'inflammation intéresse la langue tout entière ou seulement une partie. La langue présente un gonflement considérable, à la coupe elle est très rouge, on trouve entre les fibres musculaires un exsudat fibrineux et la maladie se termine par résorption ou formation d'abcès. Le diagnostic est très facile, la langue à cause de son volume ne peut rester dans la bouche, elle dépasse les lèvres, la respiration est gênée par la pression exercée sur l'épiglotte, la douleur est forte ; la marche de la maladie est toujours rapide. Lorsque la langue n'est pas frappée dans sa totalité, les symptômes sont naturellement plus faibles. Le traitement consiste à pratiquer de profondes incisions dans le dos de la langue, de bien faire saigner les blessures et de les recouvrir ensuite avec de la glace.

§ 9. Cancer de la langue.

D'après les recherches les plus récentes, le cancer de la langue est toujours un *épithélioma*, autrefois on admettait aussi le squirrhe et l'encéphaloïde. Il siège ordinairement sur le côté de la langue et forme un ou plusieurs noyaux, qui se métamorphosent bientôt en une surface ulcérée. Les ulcères s'étendent rapidement en profondeur et en superficie, ils ont un fond lardacé, des bords saillants et décollés. Les glandes lymphatiques situées près du maxillaire inférieur se gonflent par suite de l'introduction dans leur intérieur de cellules cancéreuses. La maladie est excessivement douloureuse, le sommeil est troublé par des douleurs *lancinantes* et la cachexie cancéreuse ne tarde pas à se développer. Lorsque le diagnostic est douteux et qu'on hésite entre le cancer et les ulcères syphilitiques, on enlèvera un petit morceau de la tumeur et on l'examinera au microscope. Le traitement consiste à enlever aussitôt que possible le cancer, soit au moyen de l'instrument tranchant, soit au moyen du fer rouge; on aura soin d'enlever toujours en même temps une partie du tissu sain de la langue. Lorsque la maladie est bien développée il ne nous restera qu'à combattre les douleurs par la morphine, les hémorrhagies par la glace et le perchlorure de fer, etc.

§ 10. Parotidite, inflammation de la glande parotide.

ANATOMIE PATHOLOGIQUE. — L'inflammation porte sur les cellules salivaires qui revêtent, sous forme d'épithélium, les tubuli terminaux. Ces cellules se remplissent d'une substance granuleuse, se gonflent, et les lobules de la glande, qui présentent à l'état normal les dimensions d'une tête d'épingle, deviennent gros comme une lentille et même davantage. Il y a en même temps de l'hypérémie de ces lobules, et le tissu conjonctif interstitiel est gonflé et œdémateux. Ces lobules se métamorphosent assez souvent en petits abcès, et cette métamorphose coïncide avec une infiltration de globules du pus dans le tissu conjonctif interstitiel. Il peut se produire des abcès assez considérables par la réunion de plusieurs acini devenus purulents. Quelquefois on observe à la même époque une orchite ou une épididymite et un hydrocèle aigu.

ÉTIOLOGIE. — La parotidite se développe tantôt par

extension à la parotide d'une inflammation voisine, par exemple d'une stomatite par le canal de Sténon, d'un érysipèle de la face, d'une otite, etc. (*Parotidite secondaire*), tantôt d'une façon épidémique qui nous est encore inexplicable (*Parotidite idiopathique, oreillons*), tantôt par métastase, dans le typhus, les exanthèmes aigus, la pyohémie (*parotidite métastatique*). Cette dernière forme se termine ordinairement par la formation d'abcès très étendus, par la décomposition sanieuse et l'irruption du pus généralement dans le conduit auditif externe; la forme idiopathique se termine par résolution.

Symptomes. — On voit se développer dans la région parotidienne une tumeur pâteuse, il y a en même temps de la tension, de la douleur dans cette région, la mastication est gênée, il se produit des douleurs dans l'oreille; dans certains cas tous ces symptômes manquent. La tumeur ne s'observe généralement que d'un seul côté de la face, et la peau qui la recouvre n'est pas altérée. Lorsque la parotidite est idiopathique, ces sympômes disparaissent au bout de 5 à 6 jours; lorsqu'elle est métastatique, l'œdème est ordinairement peu considérable, les ganglions sont durs et, si la résorption ne se fait pas, la peau devient rouge, la tumeur fluctuante et s'ouvre à l'extérieur; dans quelques cas il se produit une destruction gangreneuse caractérisée par l'odeur pénétrante et l'aspect propre à la gangrène.

Traitement. — Lorsque la parotidide est idiopathique, la chaleur sèche (sachets remplis de camomille) suffira pour amener la guérison; lorsqu'elle est métastatique, on hâtera la maturation par l'application de cataplasmes chauds, afin de pouvoir inciser dans un bref délai.

§ 11. Salivation, sialorrhée, ptyalisme.

On désigne sous le nom de salivation une sécrétion exagérée de salive. La salivation ne constitue pas une maladie indépendante, elle n'est qu'un symptôme produit tantôt par *voie réflexe* (irritation passant des nerfs sensibles au centre de la salivation), tantôt par *irritation directe* du centre de la salivation. La salivation se développe de la première façon lorsque la bouche et le pharynx sont irrites par le mercure, par les affections catarrhales, etc., dans les maladies de l'estomac, de l'intestin et des ovaires, pendant la grossesse, à l'époque de la dentition chez les enfants ; elle se développe d'après le second mode dans certaines maladies du cerveau, dans l'hystérie, à la vue d'aliments piquants. Lorsque la perte de salive est considérable, les malades maigrissent, car la salive sialorrhéique agit moins que la salive normale sur les matières amylacées et ces matières ne sont qu'insuffisamment digérées.

Pour instituer le traitement on recherchera les causes de la maladie. On a obtenu dans certains cas de bons résultats de l'emploi de l'opium et du bromure de potassium (5 : 100 aq. 3 fois par jour une cuillerée à bouche) pour calmer l'irritation nerveuse. Lorsque la salivation est d'origine mercurielle, on recourra au chlorate de potasse (form. 72) et aux compresses chaudes à cause de leur action rapide sur la stomatite.

CHAPITRE II

MALADIES DE L'ŒSOPHAGE ET DE L'ESTOMAC

Dans l'œsophage on observe les catharrhes, le muguet, le croup et la diphthérie, des ulcères, des pustules varioleuses ; mais, dans la plupart des cas, seulement par suite de l'existence de maladies identiques dans la cavité buccale ou pharyngienne et quelquefois dans l'estomac. Comme les maladies de l'œsophage, que nous venons de nommer, ne présentent pas de symptômes pathognomoniques suffisants, et comme leur traitement est le même que celui des maladies de la cavité buccale ou de l'estomac qu'elles accompagnent, nous n'en ferons point ici la description. Nous ne parlerons que des maladies suivantes :

§ 1. Rétrécissement de l'œsophage.

Il a pour origine tantôt une compression extérieure de l'œsophage (par des tumeurs, telles que goître, ganglions lymphatiques, anévrysmes), tantôt une altération des tuniques (surtout à la suite de cancers ou d'empoisonnemens par l'acide sulfurique), tantôt une contraction spasmodique des fibres musculaires de l'œsophage (chez les anémiques et les hystériques). Les malades ne peuvent faire passer ou ne font passer qu'avec peine les aliments solides par un endroit déterminé ; lorsque le rétrécissement est très prononcé, les liquides seuls peuvent passer ; si l'on introduit la sonde œsophagienne, on trouve toujours une résistance plus ou moins considérable au point en question. On ne se servira de la sonde qu'avec beaucoup de précautions lorsqu'on soupçonne l'obstacle d'être de nature ulcéreuse ou cancéreuse; on pourra conclure qu'il y a un cancer, si le malade maigrit beaucoup depuis quelques mois, s'il est déjà d'un âge avancé, et s'il n'existe pas d'autre cause de rétrécissement. Le traitement consiste en une dilatation progressive au moyen de bougies, mais cette dilatation ne réussira que lorsque la stricture est produite par une contraction spasmodique ou une rétraction cicatricielle; les strictures de ce genre siègent presque toujours dans la partie supérieure de l'œsophage.

§ 2. Dilatation de l'œsophage.

La dilatation de l'œsophage est rarement générale, plus souvent partielle et est ordinairement constituée dans ce cas par l'extension de la paroi œsophagienne dans une certaine direction (*formation de diverticules*). Il se forme un véritable cæcum sur la paroi de l'œsophage; les aliments pénètrent dans ce cæcum, ainsi que la sonde, qui naturellement est arrêtée. Les aliments accumulés dans le diverticule se décomposent et l'haleine du malade devient fétide, ou bien ils sont ramenés dans la bouche au bout de quelque temps comme dans la rumination. Le traitement est borné à une alimentation convenable, la guérison n'est pas possible.

§ 3. Catarrhe de l'estomac.

A. — Catarrhe aigu.

ANATOMIE PATHOLOGIQUE. — Les caractères anatomiques de cette maladie sont : injection, coloration rouge, ramollissement et gonflement de la muqueuse, sécrétion d'un mucus vitreux parfois sanglant, contraction ou plus souvent dilatation de l'estomac. On trouve fréquemment des éraillures superficielles de la muqueuse (*érosions catarrhales*).

Dans certains cas les follicules gastriques sont le siège de la maladie (*gastrite glandulaire*), dans le cas d'empoisonnement par le phosphore, quelquefois dans la variole, la fièvre typhoïde, etc. ; ces follicules sont ternes, remplis d'abord d'une matière finement granuleuse, plus tard de gouttelettes de graisse, la surface de la muqueuse est sèche et présente une teinte jaune.

ÉTIOLOGIE. — Les causes de cette maladie peuvent être : des irritations de la muqueuse de l'estomac par l'absorption d'une trop grande quantité d'aliments, par des aliments indigestes, par des boissons alcooliques, par des matières en fermentation (lait aigre chez les nouveau-nés), par des aliments trop chauds ou trop froids, surtout alors que le corps est dans un état de transpiration. Le catarrhe provoqué par ces causes est *primaire*. De plus le catarrhe aigu de l'estomac accompagne les maladies à caractère fébrile très prononcé, etc., (*catarrhe secondaire*).

SYMPTOMES. — Les cas faibles sont désignés sous les noms d'*indigestion*, *gastricisme*, *estomac gâté* Ils sont caractérisés par une sensation de pression et de tension dans l'estomac, par un dégoût des aliments, une envie de vomir, des dépôts sur la langue, des maux de tête et une haleine acide. Il n'y a ordinairement pas de fièvre. Au bout de quelques jours tous ces symptômes disparaissent.

Les cas plus graves sont accompagnés d'une fièvre plus ou moins considérable, le sommeil est troublé, quelquefois il y a un peu de délire, le malade se sent faible et incapable de travailler, la tête est un peu engourdie, l'appétit est nul, la langue est visqueuse, recouverte de dépôts jaunes, les urines sont riches en sédiments, il y a de la constipation ou de la diarrhée s'il existe en même temps un catarrhe de l'intestin. La maladie guérit rarement avant 2 ou 3 semaines.

Cette maladie appelée ordinairement *fièvre* ou *embarras gastrique* se distingue de la fièvre typhoïde par l'absence du gonflement de la rate, de la roséole et par le caractère de la fièvre qui atteint ordinairement son maximum dès les premiers jours dans le catarrhe aigu de l'estomac, tandis que dans la fièvre typhoïde elle augmente le plus souvent graduellement dans les sept premiers jours, et la peau persiste à montrer des tendances à la transpiration, surtout à la paume de la main.

TRAITEMENT. — Le catarrhe aigu de l'estomac se guérit surtout sous l'influence d'une diète particulière, les médicaments restent au second plan. Aux nouveau-nés on donnera du bon lait de mère ou bien du bouillon ténu, bien dégraissé et mélangé dans certains cas avec un peu d'arrowroot ou d'amidon. Une nourriture purement amylacée n'est pas supportée pendant longtemps par les nouveau-nés, car leurs glandes salivaires ne secrètent pas suffisamment de salive, et les matières amylacées sont rejetées dans les selles presque sans avoir été digérées. Chez les adultes, lorsque des écarts de régime ont provoqué la maladie, on se bornera, si les aliments nuisibles sont encore dans l'estomac, à prescrire un vomitif et un jeûne de courte durée; lorsqu'ils ont déjà quitté l'estomac et l'intestin, on ordonnera du bicarbonate de soude et de la noix vomique (form. 82). Lorsque la maladie affecte le caractère d'une fièvre gastrique, on fera boire au malade de grandes quantités d'eau fraîche, on lui ordonnera des potages légers à la farine ou à la semoule, du bouillon ténu, bien dégraissé, on régularisera ses garde-robes par des infusions de feuilles de séné (1 ou 2 cuillerées à bouche par jour), de sorte qu'elles se produisent une fois le matin et une fois le soir et évacuent rapidement les masses de mucus accumulées dans l'intestin. Si au bout de 8 ou 14 jours la langue redevient bonne, si les garde robes se produisent spontanément, si le sommeil est meilleur, enfin si le malade est en voie de guérison, on pourra essayer de provoquer la sécrétion des glandes de l'estomac au moyen du bicarbonate de soude et de la noix vomique. A ce moment on pourra également employer les amers : teinture de quassia amara, de quinquina, de canne aromatique, toutes les trois heures 12 gouttes dans une cuillerée à bouche d'eau, et si l'on n'obtient pas de résultat, on recourra à l'acide muriatique (20 gouttes : 150, 0. eau, prendre toutes les deux heures une cuillerée à bouche) afin de rendre l'action du suc gastrique plus efficace par l'addition d'une certaine quantité de son acide.

B. — Catarrhe chronique de l'estomac.

ANATOMIE PATHOLOGIQUE. — Ordinairement une partie seulement de l'estomac est affectée, le pylore est le siège de prédilection de cette maladie. La muqueuse présente une coloration rouge sombre, quelquefois ardoisée, elle est épaissie, plus rarement amincie, sa surface est boursouflée, plissée, les villosités sont parfois allongées et forment des rangées de prolongements, les glandes sont tantôt atrophiées, tantôt dilatées et gonflées, tantôt enkystées, la cavité de l'estomac est dilatée. La tunique musculaire est également épaissie, ainsi que le tissu conjonctif sous-muqueux, et dans la région pylorique cet épaississement peut avoir 3 ou 4 millimètres et ressembler à un cancer de pylore.

ÉTIOLOGIE. — Les causes les plus fréquentes sont : un catarrhe aigu négligé et récidivant fréquemment, des irritations prolongées de la muqueuse de l'estomac par des boissons alcooliques ou autres irritants, une gêne de la circulation veineuse de cet organe consécutive à une maladie du foie, du cœur ou du poumon, l'ulcère et le cancer de l'estomac.

SYMPTOMES. — L'appétit est diminué ou complètement nul. Le malade a une sensation de pression et de tension dans l'estomac, il rend des gaz par éructation, ce qui calme pendant quelque temps la sensibilité de l'estomac;

il y a de la constipation, quelquefois de la diarrhée s'il existe en même temps un catarrhe de l'intestin, la langue est plus ou moins chargée, souvent il se produit un catarrhe du pharynx, la région épigastrique est gonflée et douloureuse à la pression. Dans la plupart des cas les malades vomissent le matin avant d'avoir rien mangé (*pituite*) ; ils sont également très affectés au moral ; la maladie est très longue, présente des alternatives d'exacerbation et d'amélioration.

TRAITEMENT. — Il faut suivre un régime sévère nonseulement pendant des mois, mais pendant des années, si l'on veut que le catarrhe chronique se termine par la guérison. On permettra l'usage du lait sous toutes ses formes, les aliments salés (harengs, sardines, jambon), le bouillon débarrassé de la graisse, le pain blanc ; on défendra : le café, les substances grasses. les légumes, le pain noir, les boissons alcooliques. Comme médicaments on emploiera l'eau de Carlsbad (source Muhlbrunnen), trois fois par jour un verre plein (on aura soin de rendre l'eau un peu tiède), l'azotate de bismuth avec l'opium (form. 32), le nitrate d'argent en pilules (form. 24), l'eau de chaux mélangée de lait à parties égales (une cuillerée à bouche toutes les deux heures). Lorsque le malade est corpulent et qu'il a des garde-robes irrégulières, on recommandera l'eau de Marienbad (source Kreuzbrunnen).

§ 4. Gastrite toxique, gastrite proprement dite.

Autrefois on désignait également les catarrhes sous le nom de gastrite, maintenant on n'appelle plus de ce nom que les inflammations produites par des substances caustiques : acide sulfurique, acide nitrique, arsenic, soude caustique, sublimé, etc. Ces substances produisent des lésions à peu près identiques : lorsqu'elles sont peu concentrées, la surface seule de l'estomac, l'épithélium, est détruite ; lorsqu'elles sont très concentrées, elles attaquent

toute la muqueuse, le tissu sous-muqueux et le revêtement péritonéal, et réduisent ces parties en une bouillie
molle, de couleur brun sale. Souvent la destruction n'affecte que des îlots de tissu et s'observe dans la cavité
buccale et surtout dans le pharynx et dans le grand cul-
de-sac de l'estomac. Il se produit souvent des rétrécissements (*strictures*) de l'œsophage consécutivement à la
cicatrisation des surfaces cautérisées.

SYMPTOMES. — Souvent la substance caustique n'arrive que dans la bouche et est rejetée aussitôt, dans ce
cas la muqueuse de la cavité buccale est détruite et changée en une membrane blanche, se détachant sous forme
de petits lambeaux, tachée de sang noirâtre, le malade
se plaint de douleurs brûlantes très violentes, la déglutition est gênée.

Lorsque la substance a été avalée, il se produit une
douleur violente dans la région épigastrique et le long
de l'œsophage, des vomissements sanglants, le malade
n'avale qu'avec peine de petites quantités de liquides,
il se forme du mucus en grandes masses dans le pharynx, et dans la plupart des cas la mort arrive au bout
de quelques jours au milieu de souffrances intolérables.

Les intoxications métalliques ont généralement une
marche plus lente, il se produit une constriction du pharynx, des mouvements fréquents de déglutition, de la
pression dans la région épigastrique, l'appétit manque,
il y a des vomissements et, si l'oxyde métallique n'est
pas rejeté, le malade dépérit et tombe dans un collapsus
mortel.

TRAITEMENT. — Lorsque les empoisonnements ont
pour cause l'acide sulfurique et les lessives caustiques,
on arrive ordinairement trop tard pour pouvoir administrer les antidotes (contre l'acide sulfurique la magnésie
blanche 15,0 : 200,0 eau, il se forme du sulfate de magnésie qui n'a aucune action toxique, contre les lessives
caustiques l'acide sulfurique dilué, etc.) avec quelque
espoir de succès ; dans le cas d'empoisonnement par l'ar-

senic on peut quelquefois produire de bons résultats par
l'emploi du peroxyde de fer hydraté fraîchement préparé ;
dans les empoisonnements par des poisons végétaux
ou des oxydes métalliques moins actifs, on réussira
quelquefois au moyen d'un vomitif à faire rejeter rapidement l'agent toxique. Le traitement sera symptomatique
lorsque l'on ne pourra l'instituer que quelque temps après
l'introduction du poison dans le corps, lorsque l'estomac
est déjà attaqué, ou que la substance a déjà passé dans
l'intestin ; le malade avalera de la glace, on lui appliquera sur l'estomac des compresses d'eau glacée, on le
nourrira de blanc d'œuf, on lui donnera des lavements
pour exciter les mouvements de l'intestin, etc.

§ 5. Ulcère de l'estomac, ulcus rotundum ventriculi.

ANATOMIE PATHOLOGIQUE. — L'ulcère *rond* ou *perfo-*
rant de l'estomac forme d'abord dans la muqueuse un
trou arrondi, comme fait à l'emporte-pièce, et présente
de la tendance à perforer la tunique musculaire et la séreuse. Au début on ne trouve pas de signes d'inflammation,
ni à la base, ni dans les environs de l'ulcère ; plus tard l'ulcère s'étend en superficie, ses bords s'épaississent, et l'on
trouve sur les parties voisines les symptômes du catharre
chronique. Il peut acquérir une surface ayant un diamètre
de 5-7 centimètres et perdre complètement sa forme primitive, souvent il attaque des vaisseaux sanguins et provoque
des hémorrhagies plus ou moins considérables dans
l'estomac. L'ulcère se cicatrise très fréquemment, quelquefois il perfore la paroi de l'estomac du côté de la cavité abdominale et produit une péritonite mortelle ; dans
certains cas il se développe, avant que la perforation ne
soit complète, des adhérences avec le foie, l'intestin, etc.,
au moyen de masses de tissu conjonctif, et la terminaison fatale n'arrive pas immédiatement. L'ulcère s'observe ordinairement sur la face postérieure de l'estomac
et sur la petite courbure. Dans la plupart des cas on ne

trouve qu'un seul ulcère, mais généralement un nombre
variable de cicatrices provenant d'ulcères anciens.

Le mode de production de l'ulcère de l'estomac n'est
pas encore suffisamment connu. Il a probablement pour
origine l'existence d'une embolie dans une artère de l'estomac ou d'extravasations sanguines capillaires, ces causes
empêchent le sang artériel d'arriver dans une partie
quelconque de la muqueuse, cette partie se nécrose et se
laisse attaquer par le suc gastrique.

ÉTIOLOGIE. — L'ulcère de l'estomac est une des maladies les plus fréquentes, elle s'observe surtout chez la
femme, principalement dans la chlorose. Elle peut aussi
être consécutive à une condensation du tissu pulmonaire
ou à des lésions organiques du cœur, à cause des stases
sanguines qu'elles produisent.

SYMPTOMES ET DIAGNOSTIC. — Quelquefois il n'y a pas
de symptômes apparents, jusqu'à ce qu'une hématémèse
plus ou moins forte indique l'existence d'une maladie de
de l'estomac. Quelquefois on observe pendant un certain temps les symptômes du catarrhe chronique
de l'estomac ou de la gastralgie, sans qu'un caractère particulier fasse soupçonner l'existence de l'ulcère. L'attention ne sera éveillée que lorsque l'on
trouve ces symptômes chez des personnes ayant été affectées antérieurement d'ulcères de l'estomac, et c'est
seulement dans ce cas que l'on pourra supposer que la
douleur sourde dans la région épigastrique, que le py-
rosis, les accès de cardialgie, les vomissements ou les
autres symptômes gastriques ont pour origine un ulcère
de l'estomac. Le diagnostic n'est certain que si des symptômes gastriques sont suivis d'une hématémèse plus ou
moins copieuse, ou si l'hémathémèse est le phénomène
initial et est suivie des symptômes de catarrhe de l'estomac et de gastralgie et si l'état des forces reste intact,
en dehors de l'anémie momentanée produite par l'hémorrhagie. Cette conservation des forces est un caractère très important pour le diagnostic différentiel de

l'ulcère rond et du cancer de l'estomac qui se manifeste également par des hématémèses, le malade atteint de cancer dépérit rapidement et la cachexie cancéreuse est dans la plupart des cas complètement développée au bout de quelques semaines. La personne atteinte de l'ulcère rond se remet le plus souvent très rapidement des pertes de sang qu'elle a faites. Si la maladie dure déjà depuis quelques années avec des alternatives de bonne santé relative et de douleurs dans l'estomac, et si parfois il se produit des hémorrhagies, on peut en conclure avec certitude qu'il s'agit d'un ulcère, car le cancer de l'estomac amène fatalement la mort au bout d'un an ou d'un an et demi.

Les hémorrhagies de l'estomac consécutives à un ulcère rond ont toujours une apparence menaçante, il est néanmoins rare que le malade meure pendant une de ces hémorrhagies. Le sang rejeté par les vomissements est ordinairement noir, à réaction acide, caractéres qui distinguent l'*hématémèse* (vomissements de sang), de l'*hémoptysie* (toux de sang), le sang de l'hémoptysie est toujours spumeux, d'un rouge clair; en outre l'hématémèse est accompagnée de symptômes indiquant une affection de l'estomac, tandis que l'hémoptysie s'accompagne de symptômes du côté des poumons. Parfois dans l'ulcère tout le sang est évacué dans les selles.

TRAITEMENT. — Contre les hémorrhagies de l'estomac on emploiera la glace appliquée sur la région épigastrique ou avalée par petites quantités, l'opium avec l'acétate de plomb (form. 97) comme astringent et pour arrêter les mouvements de l'estomac; le malade ne prendra aucune nourriture. Lorsque l'hémorrhagie a cessé on commencera par lui donner de petites quantités (une cuillerée chaque fois) de lait ou de bouillon refroidi dans la glace, on lui donnera peu à peu de plus grandes quantités de ces liquides avant de lui permettre les aliments solides.

Pour guérir l'ulcère on emploiera le lait (on pourra le mélanger de petites doses d'eau de Carlsbad), l'opium

(0,01 par dose 3 fois par jour), le nitrate de bismuth (form. 32), le nitrate d'argent (form. 24.).

§ 6. Cancer de l'estomac, carcinoma ventriculi.

ANATOMIE PATHOLOGIQUE. — Les formes de cancer qui se rencontrent dans l'estomac sont, par ordre de fréquence le cancer fibreux (squirrhe), le cancer encéphaloïde et le cancer colloïde, rarement l'épithélioma (le cancroïde).

Le *squirrhe* s'étend en surface, envahit parfois toute la périphérie de l'estomac, change les parois de cet organe en une masse rigide, dure, blanche, la cavité de l'estomac est considérablement diminuée, et le pylore présente un rétrécissement de forme circulaire ou tubulaire. La surface externe de l'estomac est ordinairement parsemée de nodosités cancéreuses, il en est de même du péritoine qui se rétracte et prend l'aspect d'une corde tendue transversalement. A la coupe les épaississements cancéreux ont l'apparence de simples masses fibreuses qui ont détruit les tuniques de l'estomac, à l'exception de quelques petits points de la muqueuse; à l'examen microscopique on voit qu'ils sont constitués par des fibres larges, entourant de petits espaces bien limités (alvéoles) remplis de cellules ou de granulations graisseuses. Le squirrhe ne présente que peu de tendance à l'ulcération, il ne produit que rarement des pertes de substance superficielles.

Le *cancer colloïde* a la même structure que le squirrhe, si ce n'est qu'on trouve dans ses mailles (alvéoles) une matière gélatineuse, muqueuse. Il se développe ordinairement sur le pylore, n'envahit qu'une partie de l'estomac et change les parois de cette partie en grosses nodosités gélatineuses.

Le *cancer encéphaloïde* forme des nodosités molles, plates ou plus ou moins saillantes, il siège surtout sur la petite courbure et sur le pylore qui est rétréci mais non dans toute son étendue. L'encéphaloïde contient beaucoup de suc, il présente un stroma fibreux faible, à mailles larges, remplies de cellules ; les nodosités se décomposent très facilement, et à leur place on trouve des ulcérations considérables à bords calleux, donnant souvent lieu à des hémorrhagies. L'encéphaloïde se propage très-fréquemment à des organes voisins, surtout au foie. On trouve souvent des sarcines dans l'estomac envahi par le cancer encéphaloïde.

PATHOGÉNIE. — La plupart des auteurs considèrent le tissu conjonctif de l'estomac comme point de départ, comme tissu producteur des différentes formes de cancer ; d'après Waldeyer, les éléments épithéliaux de l'estomac fournissent seuls les corpuscules cancéreux spécifiques, les cellules cancéreuses, tandis que le stroma de tissu conjonctif proviendrait d'une prolifération du tissu conjonctif des tuniques de l'estomac.

ÉTIOLOGIE. — Le cancer de l'estomac est cinq fois plus rare que l'ulcère rond, on l'observe surtout entre la 50ème et la 60ème année de la vie. On ne connaît pas encore bien l'influence que peut avoir l'hérédité sur son développement. Les causes véritables sont inconnues.

SYMPTOMES ET DIAGNOSTIC. — Les symptômes du début ne sont point caractéristiques, ils consistent ordinairement en une sensation de pression ou en douleurs dans la région épigastrique, en manque d'appétit (quelques malades mangent au contraire avec beaucoup de plaisir), vomissements, constipation etc. Lorsque ces symptômes sont très opiniâtres et s'observent chez des personnes âgées, lorsqu'il y a des sarcines dans les matières vomies et que l'amaigrissement est considérable, on aura le droit de soupçonner l'existence d'un cancer de l'estomac.

Plus tard on observe des *hématémèses* (dans 40-50 p. 100 des cas), et le malade vomit des masses de sang ayant l'aspect de *marc de café*, dans quelques cas le sang rejeté est abondant et présente une coloration rouge claire. La présence de ce symptôme empêche seule de reconnaître s'il s'agit d'un cancer ou d'un ulcère.

Enfin au bout de quelques mois l'amaigrissement devient frappant, le visage est pâle, et dans 80 p. 100 des cas on sent une tumeur noueuse à l'épigastre, le diagnostic est alors facile.

MARCHE. — Elle est très courte et dépasse rarement deux ans, la mort arrive ordinairement au bout d'une année.

TRAITEMENT. — La guérison étant impossible, le traitement est purement symptomatique : on soutiendra les forces par les fortifiants (lait, œufs, caviar, bière, etc.) : on calmera les douleurs par la morphine employée à l'intérieur ou sous forme d'injections (form. 81), on modérera les vomissements par la glace et les injections sous-cutanées de morphine dans la région épigastrique, on facilitera les garde-robes au moyen de lavements, etc.

§ 7. Crampes de l'estomac, gastrodynie, cardialgie.

Cette maladie est une névrose de l'estomac, c'est-à-dire qu'elle est produite seulement par une excitation anormale des nerfs et non par des altérations organiques. Les cas tout à fait purs sont caractérisés par des accès douloureux très violents suivis de pauses pendant lesquelles le malade ne souffre pas, les douleurs sont calmées par une forte pression exercée dans la région épigastrique. Dans les cas moins purs la douleur ne se calme que de temps en temps, elle est augmentée par la pression exercée dans la région épigastrique, et la maladie a beaucoup de ressemblance avec le catarrhe de l'estomac.

La colique hépatique est l'affection qui est le plus facilement confondue avec la cardialgie. On se rappellera que dans la colique hépatique les selles ont ordinairement l'aspect de l'argile, la bile ne les colore pas, le foie est augmenté de volume, la peau présente souvent une teinte ictérique, il y a presque toujours des vomissements.

Quelquefois le malade a déjà rendu précédemment des calculs biliaires ou bien il est atteint d'une maladie du foie.

ÉTIOLOGIE. — La cardialgie se rattache ordinairement à l'anémie ou à la chlorose. On l'observe assez fréquemment chez les hystériques, les hypochondriaques et chez les femmes atteintes de maladies des organes sexuels. Elle est quelquefois consécutive à un usage excessif de café, ou à l'absorption d'aliments produisant du suc gastrique, ou à l'usage de cigares très forts.

TRAITEMENT. — Lorsqu'on hésite entre le catarrhe de l'estomac et la cardialgie, on pourra employer le nitrate de bismuth à fortes doses comme critérium : le malade atteint de cardialgie est débarassé de ses douleurs par le bismuth (nitrate de bismuth 0,3, sucre 0,5, prendre trois fois par jour une dose et continuer pendant plusieurs jours), l'on peut donc considérer le nitrate de bismuth comme le médicament *spécifique* de la cardialgie; dans le catarrhe de l'estomac les douleurs deviennent au contraire plus fortes.

Les injections sous-cutanées de morphine dans la région épigastrique agissent plus rapidement que le bismuth, mais leur action ne persiste pas.

Naturellement on tiendra toujours compte des conditions étiologiques, et l'on évitera les écarts de régime.

§ 8. Hémorrhagie de l'estomac, hémorrhagia ventriculi.

Cette hémorrhagie se produit tantôt sans que la muqueuse soit lésée (par diapédèse), tantôt par suite de rupture d'un vaisseau sanguin (par rhéxis); le sang est rejeté tantôt par les vomissements (*hématémèse, vomissements sanglants*), tantôt par les selles (*méléna, morbus niger Hippocratis*), ou par les deux voies en même temps. Il n'est pas toujours possible de découvrir l'ouverture qui donne passage au sang, quelquefois après avoir nettoyé avec beaucoup de précautions la muqueuse, on distingue l'orifice béant du vaisseau, et souvent on voit un petit caillot adhérer à la paroi au niveau de l'ouverture.

DIAGNOSTIC. — Les hémorrhagies de l'estomac sont souvent précédées de prodromes, tels que sensation de pression, douleur, tension dans l'estomac, envie de vomir; le sang vomi est ordinairement noir, semblable à du goudron, acide et mélangé de parties d'aliments. Lorsque le sang est d'un rouge vif, et que le malade ne peut dire s'il l'a rejeté en vomissant ou en toussant, on évitera toute erreur en examinant le malade, l'hémoptysie s'accompagne ordinairement de râles dans les poumons et d'autres symptômes (matité, etc.) indiquant une maladie de ces organes, tandis que la sensibilité de l'estomac à la pression sera le signe d'une hématémèse. Dans certains cas il n'y a pas de phénomènes caractéristiques, et le diagnostic reste incertain jusqu'à ce que l'évacuation par les selles de masses de sang noir semblables à du goudron ne permette plus de douter de l'existence d'une hémorrhagie de l'estomac. L'hémorrhagie de l'estomac se distingue de celles de l'intestin par la composition des selles qui ont tout à fait l'aspect du goudron, tandis que dans les hémorrhagies de l'intestin le sang rejeté est d'un rouge vif et ne fait qu'enduire les matières fécales.

ÉTIOLOGIE. — Les hémorrhagies de l'estomac ont presque toujours pour origine des destructions *ulcéreuses* ou *cancéreuses* de la muqueuse de l'estomac; quelquefois elles ont pour causes des stases sanguines considérables par arrêt de la menstruation, des maladies du cœur, des poumons et du foie, ou bien des cautérisations par des agents chimiques.

TRAITEMENT. — Le malade gardera un repos absolu, on ne lui fera prendre qu'un peu de glace pilée et on lui appliquera sur la région épigastrique une vessie remplie de glace. Le meilleur remède pour arrêter les mouvements de l'estomac est l'opium avec l'acétate de plomb (form. 97). Ce n'est que le jour suivant, après que l'hémorrhagie aura cessé, qu'on donnera au malade du bouillon froid débarassé de la graisse, par cuillerées en ayant soin d'attendre toujours pendant quelque temps avant de donner une nouvelle cuillerée; le deuxième ou le troisième jour, lorsque les masses de sang accumulées dans l'intestin commencent à se décomposer, on ordonnera un lavement purgatif. Huit ou quinze jours après l'arrêt de l'hémorrhagie, on commencera le traitement de la maladie à la suite de laquelle elle s'est produite.

§ 9. Catarrhe de l'intestin.

A. — Aigu.

ANATOMIE PATHOLOGIQUE. — Il est ordinairement limité à certaines parties de l'intestin : iléum, cæcum, rectum. La muqueuse est d'un rouge vif, gonflée, ramollie, l'épithélium est détaché par places, et il se produit une grande quantité de pertes de substance superficielles ayant les dimensions d'une lentille (ulcérations catarrhales). Il y a toujours une exsudation abondante, aqueuse, riche en cellules, quelquefois même sanglante. Les glandes solitaires et celles de Peyer sont gonflées et font saillie à la surface de la muqueuse sous forme de petits noyaux, de la grosseur d'une tête d'épingle, blanchâtres et entourés d'un cercle de vaisseaux.

ÉTIOLOGIE. — Le catarrhe aigu de l'intestin peut être *primaire* et est produit par des aliments et des boissons de mauvaise nature ou en état de fermentation, par le refroidissement du corps, par des influences atmosphériques particulières (genius epidemicus gastricus) ; il peut être *secondaire* et s'observer à la suite d'inflammations du péritoine, d'ulcères de l'intestin de nature

typhique, tuberculeuse et dysentérique, de brûlures de
la peau très étendues etc. Le catarrhe aigu de l'intestin
est très grave chez les nouveau-nés, aussi aura-t-on soin
de ne jamais les sevrer à l'époque des grandes cha-
leurs.

SYMPTOMES ET DIAGNOSTIC. — Les symptômes les
plus marquants sont : des selles fréquentes, copieuses,
aqueuses, souvent spumeuses, des borborygmes et des
gargouillements dans le bas-ventre, des douleurs qui se
produisent surtout avant les garde-robes et qui ont les
caractères des coliques, un ballonnement tympanitique
du bas-ventre. La fièvre n'est que faible ou manque complètement.

S'il existe en même temps un catarrhe de l'estomac, ce
qui arrive presque toujours chez les enfants, les malades
ont la langue chargée, l'appétit est nul, et souvent il se
produit des vomissements.

Lorsque le catarrhe occupe la partie inférieure du
gros intestin, le malade se plaint d'un besoin continuel
d'aller à la garde-robe (*ténesme*).

Dans certains cas le catarrhe aigu de l'intestin s'accompagne d'une fièvre assez prononcée, il débute même
par un frisson et ressemble beaucoup à la fièvre typhoïde.
Les caractères distinctifs de cette dernière maladie sont
le type de la fièvre, la roséole et le gonflement de la rate.

TRAITEMENT. — Chez les adultes on prescrira des
potages légers, mucilagineux (au gruau d'avoine), chez
les enfants des décoctions de léguminose ou de salep, du
bouillon ténu, bien dégraissé et mélangé d'un peu d'amidon cuit, on laissera le lait pendant quelque temps. On
obtient du bons résultats de l'application de cataplasmes
chauds autour du corps et, pour combattre le ténesme,
de lavements d'amidon cuit. Si la fièvre est considérable
le malade gardera le lit.

Comme médicaments on emploiera chez les adultes de
petites doses d'opium (form. 92, 93), dans les cas fébriles l'acide muriatique (form. 46, ajoutez 2,0 extr.

thébaïque). Le remède principal chez les enfants est le calomel (form. 35), ensuite le nitrate d'argent (form. 25).

B. — Chronique.

ANATOMIE PATHOLOGIQUE. — Il occupe surtout le rectum et le cæcum. La muqueuse est rouge sombre ou ardoisée, épaissie et dure, la sécrétion est gélatineuse ou muco-purulente, les glandes sont gonflées et donnent lieu quelquefois à de petites ulcérations (*ulcères folliculaires*), ou s'enkystent par suite d'oblitération du canal excréteur. Dans le gros intestin on trouve souvent des gonflements ayant l'aspect de polypes et des proliférations de différents tissus.

Chez les enfants la paroi intestinale est amincie, pâle, transparente, les glandes sont atrophiées.

ÉTIOLOGIE. — Les causes les plus fréquentes de cette maladie sont : un catarrhe aigu négligé, des stases sanguines dans le système de la veine porte, par suite de maladies du foie, des poumons et du cœur, chez les enfants une alimentation peu soignée, des ulcères dans l'intestin.

SYMPTOMES. — Les garde-robes sont irrégulières : tantôt il y a de la diarrhée, tantôt de la constipation, les matières fécales contiennent des substances muco-purulentes et gélatineuses, le malade ressent une sensation de pression et de malaise dans le bas-ventre, il a des flatuosités fréquentes, et est dans une disposition d'esprit triste, mélancolique, il maigrit; chez les enfants le ventre se ballonne et prend l'aspect d'un ventre de grenouille.

TRAITEMENT. — Le catarrhe chronique de l'intestin est une maladie difficile à guérir et exige une grande persévérance de la part du malade, qui devra observer des prescriptions diététiques très sévères. Les aliments doivent être liquides et faciles à digérer, le régime lacté convient dans presque tous les cas. Lorsque le malade ne supporte pas le lait, on recommandera du bon bouillon bien dégraissé et des potages à la farine de seigle. Le malade devra toujours porter une ceinture de laine et éviter tout excès de nourriture et de boisson.

Si des nouveau-nés sont affectés de cette maladie, il faudra leur donner immédiatement une bonne nourrice.

Comme médicaments on emploiera chez les adultes l'eau de Carlsbad (source Mühlbrunnen) ou de Marienbad (source Kreuzbrunnen) mélangée avec du lait, la noix vomique avec extr. thébaïque (form. 89), le bicarbonate de soude et la noix vomique (form. 82) et, dans le cas de diarrhée prononcée, le nitrate d'argent en pilules (form. 24) ; chez les enfants le calomel (form. 35) ou mieux le nitrate d'argent avec de la gomme arabique (form. 25).

§ 10. Typhlite et pérityphlite.

Inflammation de l'appendice vermiculaire du cœur et des parties voisines.

ANATOMIE PATHOLOGIQUE ET ÉTIOLOGIE. — Il arrive souvent que des matières fécales s'arrêtent dans l'appendice vermiculaire, ou bien qu'il se forme dans cet appendice des corps, de la forme d'un haricot, constitués par des couches grises et jaunâtres de matières fécales disposées autour d'un corps étranger (ascaride, noyaux de fruits, etc.). Ces amas de matières fécales produisent souvent une irritation de la muqueuse, un catarrhe et même des ulcérations (*typhlite stercorale*). Si l'inflammation se propage au péritoine qui entoure l'appendice, il se développe une péritonite circonscrite (*pérityphlite*). Quelquefois l'appendice est perforé, des matières fécales ou des gaz pénètrent dans la cavité abdominale et provoquent une péritonite générale ; dans d'autres cas on peut observer le même phénomène que dans l'ulcère de l'estomac, c'est-à-dire que la perforation devient moins dangereuse par suite d'adhérences inflammatoires entre l'appendice vermiculaire et les parties voisines.

Parfois il se développe, sous l'influence d'une typhlite stercorale, une inflammation du tissu conjonctif qui fixe le cæcum en arrière (rétropéritonéal), cette inflammation porte le nom de *paratyphlite*; plus tard il se forme des abcès en ce point, et le pus ou la matière sanieuse que renferme l'abcès fait irruption au dehors, habituellement dans le voisinage du ligament de Poupart.

Des amas de matières fécales dans le cæcum peuvent-ils provoquer les mêmes phénomènes avec perforation que dans l'appendice vermiforme? Cette possibilité est mise en doute depuis quelque temps par plusieurs auteurs. Toujours est-il que la typhlite du cæcum ne paraît pas impossible, lorsque l'on considère l'analogie qui existe entre cet organe et l'appendice vermiculaire; naturellement cette question ne se résoudra définitivement que d'après les lésions qu'on trouvera à l'autopsie.

La typhlite a été observée dans les premières années de la vie. Hecker et Buhl trouvèrent même chez un nouveau-né des concrétions de méconium dans l'appendice vermiculaire. Elle paraît se développer le plus fréquemment à l'âge moyen de la vie.

Symptomes. — Dans certains cas exceptionnels le malade souffre pendant plusieurs mois de douleurs sourdes dans la fosse iliaque droite mais ordinairement la maladie a une marche très aiguë. Le malade ressent subitement dans la fosse iliaque droite une vive douleur qui rayonne du côté de la cuisse et est augmentée par la pression la plus légère, même par l'extension de la cuisse droite. Souvent on observe un frisson initial et toujours une accélération considérable du pouls et une élévation de la température. De plus il se produit fréquemment des vomissements et de la constipation. Lorsqu'il se développe une péritonite générale, la douleur s'étend à tout le corps, et lorsque de l'air ou des matières fécales pénètrent dans la cavité abdominale, le bas-ventre se ballonne, présente de la tympanite, et la matité du foie disparaît. Dans ce cas le malade meurt au bout de quelques jours.

TRAITEMENT. — On ne recourra aux purgatifs (infusion de Hégar, huile de ricin), que lorsqu'on sentira des masses dures de matières fécales dans le côlon ascendant, lorsqu'on trouvera de la matité dans cette région et que l'on supposera que des matières fécales accumulées dans le côlon ascendant ont dilaté cette portion de l'intestin et produit une inflammation légère du revêtement séreux correspondant. On se gardera d'employer les purgatifs s'il y a des signes évidents de péritonite, on ne recourra dans ce cas qu'au refroidissement local (vessie remplie de glace), à l'opium (0,03 toutes les deux heures), on prescrira le *repos absolu* et, dans certains cas, des émissions sanguines locales. La nourriture sera peu abondante et liquide, la boisson consistera en eau glacée. Ce n'est qu'au bout de plusieurs jours, après que les symptômes de péritonite auront complètement disparu, qu'on se servira de l'huile de ricin ou de lavements pour provoquer les garde-robes, lorsqu'elles ne se produisent pas spontanément.

§ 11. Paraproctite.

ANATOMIE PATHOLOGIQUE ET ÉTIOLOGIE. — Cette maladie est constituée par un phlegmon entourant le rectum; elle s'observe à la suite de lésions mécaniques de la région périnéale, d'affections ulcéreuses du rectum (hémorrhoïdes ulcérées), de la formation d'abcès dans le périnée. Quelquefois le pus provient d'une paranéphrite, d'une paramétrite, d'une suppuration des vertèbres, etc. Le pus fait irruption tantôt dans le vagin, tantôt dans le rectum, ou bien au dehors dans le voisinage de l'anus; dans ce cas il se forme souvent des fistules.

SYMPTOMES. — On sent dans le vagin ou au périnée une tumeur dure, diffuse, le malade se plaint de douleurs sourdes, parfois lancinantes dans la région anale; enfin la tumeur devient fluctuante et on ouvre un passage au pus au moyen d'une incision.

TRAITEMENT. — Il est rare que l'on puisse amener la résolution de l'inflammation par l'application de sangsues par les frictions avec l'onguent napolitain, les compresses froides; dans la plupart des cas on hâtera la maturation de l'abcès par des cataplasmes chauds, et on l'ouvrira ensuite au moyen du bistouri.

§ 12. Rétrécissement et occlusion de l'intestin.

ANATOMIE PATHOLOGIQUE. — Nous ne nous occuperons pas des hernies, elles sont du domaine de la chirurgie; nous ne parlerons ici que des conditions qui peuvent produire une diminution ou une oblitération du calibre de l'intestin.

1. — *Étranglement interne de l'intestin.* — Il a lieu lorsqu'une partie de l'intestin grêle s'engage dans des ouvertures du grand épiploon ou du mésentère ou bien entre des brides pseudo-membraneuses, telles qu'on en observe à la suite d'inflammations périutérines.

2. — *Torsion de l'intestin, volvulus.* — On l'observe surtout à la racine de l'intestin grêle, lorsque le mésentère est allongé, et sur les dernières portions du duodénum; le volvulus est produit probablement par une exagération des mouvements péristaltiques de l'intestin.

3. — *Pénétration d'un segment de l'intestin dans un autre, invagination, intussusception.* — Cette pénétration se fait ordinairement dans un segment inférieur, rarement dans un segment supérieur, on l'observe très souvent sur le cadavre, et il est évident qu'elle se produit fréquemment pendant l'agonie ou peu après la mort; dans ce cas on ne trouve point de signes d'hypérémie ou d'inflammation au niveau de l'invagination, ce qui distingue

l'invagination qui s'est formée après la mort de l'invagination qui a causé la mort.

L'invagination occupe ordinairement la partie inférieure de l'intestin grêle qui pénètre dans le cæcum au travers de la valvule de Bauhin, l'S iliaque qui pénètre dans le rectum. Les causes de l'invagination sont des mouvements péristaltiques très vifs sur un point et une contraction anormale ou la flaccidité des parties de l'intestin voisines, conditions qui se rencontrent surtout chez les enfants atteints de diarrhée.

Symptomes de l'occlusion intestinale. — La maladie débute subitement par de violentes douleurs dans le ventre et des vomissements. La douleur est particulièrement vive au niveau de l'occlusion, et de ce point elle s'irradie en divers sens. Lorsque l'invagination occupe la valvule cæcale, on sent fréquemment dans la fosse iliaque droite une tumeur unie, cylindrique ; lorsqu'elle occupe l'S iliaque, une portion de l'intestin fait saillie dans le rectum et on peut quelquefois arriver à la toucher. En avant de l'invagination, les intestins sont dilatés par les gaz et forment des tumeurs cylindriques, ils produisent des mouvements qui, dans la plupart des cas, sont parfaitement visibles et sensibles. Dans les deux tiers des cas les malades, surtout les enfants, rejettent du sang par les selles, quelquefois en quantité assez considérable ; souvent les garde-robes sont complètement supprimées d'autres fois elles se produisent tout à fait régulièrement et ne présentent rien d'anormal.

Au bout d'un temps assez court le malade dépérit remarquablement, les matières vomies ont une odeur de fèces, et, après quelques jours (3-9), le malade meurt par suite de l'impossibilité absolue de l'alimentation. Dans quelques cas rares la portion d'intestin invaginée se détache, est rejetée dans les selles, et la guérison arrive par cicatrisation.

Traitement. — On essayera de remettre l'intestin en place par l'introduction d'air (au moyen d'une pompe) ou d'eau (au moyen de l'appareil de Hégar) dans le rectum, on calmera l'exagération des mouvements péristaltiques et les douleurs par l'opium, la tympanite par les compresses d'eau glacée ; — on évitera d'employer les purgatifs, à moins qu'une constipation antérieure ou l'absence de phénomènes de péritonite ne fassent croire que l'occlusion a pour origine une accumulation dans l'intestin de matières fécales durcies.

§ 18. Cancer de l'intestin.

ANATOMIE PATHOLOGIQUE. — Le cancer de l'intestin est assez fréquent et s'observe surtout dans le rectum, sur la valvule iléo-cæcale et à l'angle droit du côlon. Il forme des épaississements noueux, circulaires sur la paroi de l'intestin et rétrécit considérablement le calibre de cet organe. Tantôt il se développe directement sur l'intestin (cancer de l'intestin *primaire*), tantôt il a pour point de départ un autre organe du bas-ventre (utérus, péritoine, foie) et se développe par propagation sur l'intestin (cancer de l'intestin *secondaire*). Les formes de cancer que l'on rencontre dans l'intestin sont : le cancroïde à cellules cylindriques dont les masses blanches ou transparentes sont constituées par des cellules épithéliales, le cancer *alvéolaire* ou *colloïde* qui s'étend surtout en surface, le *squirrhe* et l'*encéphaloïde* qui forment des tumeurs s'ulcérant rapidement et se changeant rapidement en ulcères cratériformes.

SYMPTOMES. — Cette maladie débute toujours insidieusement, par des symptômes du côté du bas-ventre, dont les plus remarquables consistent en constipation et en douleurs ayant le caractère des coliques. Peu à peu le malade présente un visage pâle, un aspect cachectique et maigrit d'une façon frappante. Lorsque le cancer frappe le rectum on le reconnaîtra à l'inspection, lorsqu'il siège sur d'autres points de l'intestin on pourra parfois sentir une tumeur au travers de la paroi abdominale. Lorsque le cancer s'est transformé en ulcère cancéreux, on voit se produire des hémorrhagies intestinales tantôt très copieuses et très fréquentes, tantôt ne se manifestant que par de légères traces de sang. Au bout d'un espace de temps variant entre un an et demi et trois ans, le malade meurt hydropique et au milieu des symptômes d'un affaiblissement général.

TRAITEMENT. — Il ne peut être que palliatif, on soutiendra les forces par les fortifiants, on calmera les douleurs par la morphine (à l'intérieur ou sous forme d'injections) ou l'hydrate de chloral, on facilitera l'évacuation des fèces au moyen de lavements et d'infusions. Lorsque le cancer affecte le rectum, on pourra quelquefois prolonger la vie par une opération chirurgicale.

§ 14. Phtisie intestinale (Tuberculose et scrofulose de l'intestin).

ANATOMIE PATHOLOGIQUE. — Les plaques de Peyer et les follicules solitaires situés dans les environs de la valvule iléo-cæcale se gonflent sous l'influence d'une pullulation cellulaire et prennent un aspect gris, gélatineux; plus tard ils sont atteints de dégénérescence graisseuse, se changent en matières caséeuses et forment, après usure du détritus caséeux, de petits ulcères nettement circonscrits et ayant les dimensions d'un grain de millet (*ulcérations folliculaires*). Les bords des ulcères s'infiltrent bientôt, deviennent irréguliers, l'ulcération s'étend de préférence perpendiculairement à l'axe de l'intestin et il se développe des ulcères *circulaires* qui se distinguent des ulcères de la fièvre typhoïde en ce que ceux-ci s'étendent plutôt parallèlement à l'axe de l'intestin. Les ganglions mésentériques sont toujours plus ou moins gonflés, et l'on trouve de petites nodosités miliaires (tubercules) sur la séreuse de l'intestin et sur tous les vaisseaux non capillaires (particulièrement sur les artères) qui se trouvent dans le voisinage de l'ulcére (Rindfleisch).

ÉTIOLOGIE. — Cette maladie est toujours *secondaire*, accompagne le plus souvent la phthisie pulmonaire et est produite dans ce cas par infection, probablement par déglutition de masses caséeuses provenant du poumon. Chez les enfants la maladie primaire est ordinairement un catarrhe chronique de l'intestin avec gonflement des follicules intestinaux.

SYMPTOMES ET DIAGNOSTIC. — Comme l'existence d'une phtisie intestinale entraîne toujours celle d'un catarrhe de l'intestin, on observera comme symptôme constant l'évacuation de selles diarrhéiques. Ces selles sont presque toujours précédées de borborygmes et de douleurs ressemblant à des coliques, sans qu'il y ait une sensibilité considérable à la pression sur le bas-ventre. Chez les adultes les garde-robes se produisent ordinairement le matin (3-4 heures), ce phénomène était déjà connu des anciens (*sedes nocturnæ*). La diarrhée est toujours très opiniâtre, elle ne se laisse arrêter que pour très peu de temps et revient bientôt malgré un régime et une médication convenables. Les selles ont très souvent une coloration semblable à celle du chocolat et contiennent des globules de pus et de mucus. Le diagnostic est facile lorsque ces symptômes s'observent chez des phtisiques ou chez des enfants très amaigris et présentant un ballonnement du bas-ventre qui a l'aspect d'un ventre de grenouille.

TRAITEMENT. — Chez les enfants on s'occupera surtout du régime : chez les nouveau-nés on ordonnera du lait de nourrice, chez les enfants plus âgés les bouillons et l'on défendra l'usage des pommes de terre et du pain noir, etc. On emploiera en outre les médicaments indiqués pour le traitement du catarrhe chronique de l'intestin. Chez les adultes on modérera la diarrhée par l'opium avec le plomb (form. 97), par le tannin (form.

114), on soutiendra les forces par des aliments liquides, produisant peu de matières fécales (bouillon, œufs à la coque, cacao débarrassé de son huile, etc.); on ne peut espérer de guérison complète.

§ 15. Hémorrhoïdes.

ANATOMIE PATHOLOGIQUE ET ÉTIOLOGIE. — Les hémorrhoïdes ne constituent *jamais* une maladie primaire, elles sont produites par un obstacle locale à la circulation veineuse du rectum, par exemple par une tumeur du bassin, par l'utérus gravide, par des accumulations de matières fécales dans le rectum, etc.; l'obstacle peut aussi exister plus haut dans le ventre (cirrhose, cancer du foie, etc,), ou dans la poitrine (emphysème pulmonaire, condensation du tissu pulmonaire, lésions organiques du cœur). Dans beaucoup de cas il semble exister une prédisposition héréditaire.

Au début on n'observe que les symptômes d'un catarrhe du rectum : la muqueuse est injectée, boursouflée et sécrète une quantité considérable de mucus (*hémorrhoïdes muqueuses*); plus tard on voit se développer sur les bords de l'anus des dilatations veineuses plus ou moins volumineuses ayant l'aspect d'une cerise et une coloration rouge bleuâtre; ces dilatations rompent assez fréquemment et saignent. Les veines du bassin voisines des veines du rectum peuvent aussi être variqueuses, par exemple celles de la vessie (*hémorrhoïdes vésicales.*)

SYMPTOMES ET DIAGNOSTIC. — Le développement des hémorrhoïdes est souvent précédé de douleurs fréquentes dans la région sacrée, d'une sensation de pression dans le bas-ventre, de vertiges, de palpitations, de prurit à l'anus (*molimina hæmorrhoidalia*). La maladie bien développée se manifeste par l'existence à l'anus de petites nodosités bleuâtres qui donnent lieu plus tard à un écoulement de sang (*hémorrhoïdes fluentes*), ou quelquefois par du ténesme et l'évacuation par les garde-robes de masses muco-purulentes ou muco-sanglantes provenant du rectum.

TRAITEMENT. — On combattra surtout la constipation comme cause prédisposante, les selles devront toujours être un peu liquides. On emploiera surtout les purgatifs légers (poudre de réglisse par cuillerées à café, eau de Friedrichshall, un verre pris à jeun, eau de Marienbad, Kreuzbrunnen). Il est important, pour la guérison des hémorrhoïdes, de s'abstenir de toute boisson alcoolique, de ne se nourrir que d'aliments légers, principalement de végétaux, et de faire beancoup d'exercices du corps. Contre des hémorrhagies trop fortes provenant de varices du rectum, on recourra aux compresses d'eau glacée, contre les douleurs, à l'onguent opiacé (form. 95), etc.

§ 16. Coliques, entéralgie nerveuse.

SYMPTOMES. — Douleurs violentes dans le bas-ventre, ordinairement dans la région ombilicale, se produisant sous forme d'accès et ayant pour origine une excitation exagérée des nerfs sensitifs du bas-ventre, sans lésions organiques telles que cancer, inflammation, etc. La pression sur le bas-ventre calme la douleur, particularité qui distingue la douleur névralgique de la douleur d'origine inflammatoire. Les nerfs irrités appartiennent au plexus mésentérique ou au plexus hypogastrique, ou aux deux en même temps.

ÉTIOLOGIE. — Les causes sont : *a*) des irritations directes de l'intestin : aliments lourds, indigestes ou en état de décomposition (lait aigre, bière gâtée, etc.), vers, certains poisons métalliques (plomb) ; *b*) des irritations réflexes : maladies des ovaires (coliques menstruelles) ; *c*) une irritation du cerveau : hystérie, hypochondrie.

TRAITEMENT. — On tiendra compte des conditions étiologiques : on recommandera une alimentation saine et convenable, on emploiera les purgatifs, lorsque des matières nuisibles auront été avalées. Si les coliques sont menstruelles, on régularisera la menstruation, etc. L'opium (form. 92, 96) pourra être très utile pour calmer les irritations.

§ 17. Tympanite, météorisme, accumulation de gaz dans le bas-ventre.

ANATOMIE PATHOLOGIQUE ET ÉTIOLOGIE. — On distingue une tympanite intestinale et une tympanite péritonéale, selon que les gaz se trouvent dans l'intestin ou dans la cavité péritonéale.

La tympanite intestinale est la plus fréquente. Elle est produite tantôt par la décomposition d'aliments ou de boissons dans l'intestin, et les gaz se développent plus facilement si les matières ingérées sont déjà en fermentation (lait aigre) ou fermentent facilement (bière jeune, moût), tantôt par l'introduction des gaz dans l'intestin avec les aliments. La décomposition des ingesta est favorisée par les affections catarrhales de l'estomac et de l'intestin et par certaines altérations des fonctions nerveuses, telles qu'on les observe surtout chez les hystériques (tympanite nerveuse, vapeurs). L'intestin lui-même ne produit jamais de gaz.

La tympanite péritonéale est rare et se développe à la suite de la perforation de la paroi intestinale par un ulcère et de l'introduction dans le bas-ventre de gaz provenant de l'intestin.

SYMPTOMES. — Les symptômes communs aux deux formes sont : le ballonnement du bas-ventre, une sensation de pression et de tension dans cette région et une sonorité tympanitique. Dans la tympanite intestinale le malade expulse de temps en temps des gaz par la bouche ou par l'anus, et la maladie n'a pas une apparence très menaçante ; dans la tympanite péritonéale l'oppression et l'angoisse sont considérables, à la place de la matité du foie on trouve un son tympanitique clair, et presque toujours la mort arrive rapidement au milieu des symptômes d'une péritonite générale.

TRAITEMENT. — Le traitement des causes consistera, dans la tympanite intestinale, à expulser les ingesta nuisibles au moyen de vomitifs ou de purgatifs, à guérir le catarrhe de l'estomac ou de l'intestin, à empêcher la décomposition des matières ingérées par les substances qui arrêtent la fermentation (eau-de-vie, teinture de valériane éthérée, teinture amère, teinture d'absinthe, etc.). On provoquera la sortie des gaz au moyen de lavements d'eau froide, de tisane de camomille, par les purgatifs, par l'introduction dans le rectum d'une sonde élastique.

Dans la tympanite péritonéale, on essayera d'empêcher le développement de la péritonite par le repos absolu du corps, par l'opium et les compresses d'eau glacée sur le bas-ventre.

§ 18. Constipation (obstipatio alvi).

En règle générale, un homme en bonne santé doit aller à la garde-robe une ou deux fois toutes les 24-36 heures, et les fèces doivent être de consistance moyenne. Si ce laps de temps est dépassé, et si les fèces sont dures, bosselées, il y a de la constipation. Lorsque cette constipation se produit ordinairement, on la désigne sous le nom de constipation *habituelle*.

ÉTIOLOGIE. — Les causes de cette affection peuvent être 1° des aliments grossiers, difficiles à digérer (pain noir, boulettes de pâte, etc.); 2° des boissons et des aliments ayant des propriétés astringentes (vin rouge, thé noir très fort, marrons grillés); 3° des déperditions considérables de liquide par suite de transpiration, d'augmentation de la sécrétion urinaire, de sécrétion abondante de lait; 4° la quantité insuffisante de la bile mêlée au contenu de l'intestin (dans l'ictère); 5° un état paralytique ou une crampe de la tunique musculaire de l'intestin (dans le catarrhe chronique de l'intestin — dans les coliques de plomb); 6° des empêchements mécaniques à la marche des matières fécales dans l'intestin (utérus gravide, tumeurs du bassin).

TRAITEMENT. — Pour guérir une constipation *temporaire* il suffira d'une tasse de thé de Saint-Germain ou de décoction d'écorce de bourdaine, ou de prendre toutes les deux heures une cuillerée d'infusion de feuilles de séné jusqu'à ce que l'effet se produise; si la constipation est opiniâtre, on emploiera l'infusion de feuilles de séné avec le sulfate de magnésie (form. 107), ou l'huile de ricin 30,0 avec l'huile de croton 3 gouttes, toutes les 2-3 heures une cuillerée. Chez les enfants il suffit généralement d'un lavement d'eau de savon.

Lorsque la constipation est *habituelle*, on ne produira d'effet durable qu'en éloignant les causes. On ordonnera donc, lorsque la constipation a pour origine une paralysie de l'intestin, de l'aloès avec noix vomique (form. 13, 14, 102), ou de l'aloès avec coloquinte, ou de la coloquinte avec noix vomique; lorsque la bile ne se mêle pas en quantité suffisante au chyme, on prescrira du fiel de bœuf (form. 52); lorsque la constipation a pour point de départ une forte transpiration, on donnera du lait froid avec du bon cognac, etc.

Trousseau a recommandé la belladone (form. 30). Il est important de suivre le précepte de Hufeland et d'aller tous les jours à la garde-robe à des heures déterminées.

§ 19. Diarrhée.

On désigne sous ce nom des évacuations intestinales fréquentes et très liquides. Ces selles peuvent contenir des aliments non digérés ou indigestes (masses caséeuses chez les enfants non sevrés, fibres musculaires, tendons, noyaux de fruits, etc.), ou bien elles sont aqueuses (catarrhe aigu de l'intestin, choléra), ou muqueuses (trichinose), ou purulentes (dysenterie chronique, ulcères folliculaires), ou sanglantes (dysenterie, invagination de l'intestin, catarrhe du gros intestin des hémorrhoïdaires), ou bien elles renferment beaucoup de bile (dans les diarrhées se produisant pendant le saison chaude) ou d'albumine (dysenterie, choléra), enfin elles peuvent contenir de la graisse (diarrhée adipeuse) après une ingestion abondante de graisse ou d'huile (quelquefois dans le diabète et les maladies du pancréas).

ÉTIOLOGIE. — Les causes de la diarrhée sont très variées. Dans la plupart des cas la diarrhée a pour point de départ une affection catarrhale de l'intestin; elle peut aussi être consécutive à une accumulation trop considérable de sang dans les vaisseaux du bas-ventre par suite d'une gêne de la circulation veineuse (maladies du cœur et des poumons); dans ce cas elle est constituée par une simple transsudation séreuse, sans qu'il y ait toujours des symptômes catarrhaux. Quelquefois elle est produite par réflexe, à l'époque de la dentition, et l'on pourrait sans doute ranger dans cette catégorie les diarrhées observées à la suite de refroidissements. Enfin l'introduction dans le corps de boissons ou d'aliments salés peut, d'après les lois de la diffusion, donner naissance à la diarrhée, phénomène qui s'observe chez les personnes qui boivent de l'eau provenant de sources salines.

TRAITEMENT. — Le traitement est tantôt celui des causes, tantôt il est direct et consistera dans l'emploi des astringents, tannin (form. 114), alun, fer (form. 56)) ou du nitrate d'argent (form. 24, 25), ou de l'opium (form. 92, 93).

§ 20. Helminthes, entozoaires, vers intestinaux.

On désigne sous ce nom les vers qui parcourent presque toutes les phases de leur développement dans l'intestin et qui par conséquent y séjournent pendant un temps plus ou moins long : les vers cylindriques et les vers rubanés, tandis que les trichines tendent à quitter immédiatement l'intestin et à pénétrer dans les muscles, dès qu'elles sont sorties de leurs capsules, et poursuivent leur développement dans le tissu musculaire.

A. — Il y a trois espèces de vers *rubanés* (Cestodes) : le *tænia solium*, le *botryocéphale* et le *tænia mediocanellata*. Ces vers sont caractérisés par un corps articulé, dont chaque segment constitue un animal indépendant muni d'organes sexuels féminins et masculins, par conséquent la série d'anneaux constituant le ver forme une colonie de vers indépendants, fixés à une tête du volume d'une tête d'épingle, ou plutôt nés de cette tête, de sorte que les anneaux qui en sont les plus rapprochés sont aussi les plus jeunes, tandis que les anneaux larges qui occupent l'autre extrémité de la chaîne sont les plus vieux. La tête est surmontée de crochets au moyen desquels le ver est fixé à la paroi intestinale, le corps flotte librement dans l'intestin; le ver ne possède ni bouche, ni tube digestif, il se nourrit par endosmose. De temps en temps des anneaux anciens se détachent lorsque les organes sexuels sont complètement développés et que la fécondation a eu lieu; ils sont par conséquent remplis d'œufs fécondés et sont rejetés, dans cet état, avec les selles.

Les vers rubanés ne passent pas dans l'intestin de l'homme toute la période de leur développement; c'est chez l'homme que leurs segments se multiplient et que se produit le développement complet et la fécondation de chaque segment en particulier, mais le reste de leur développement se fait dans le corps d'un animal. Lorsqu'un anneau contenant des œufs fécondés arrive dans l'intestin d'un porc, d'un mouton, etc., ces œufs sont débarrassés de leur enveloppe par les sucs digestifs, sont résorbés et arrivent dans des parties du corps éloignées des organes digestifs; ils se présentent sous forme de vésicules blanches, ayant les dimensions d'un grain de gruau ou d'un pois; sur la surface interne de cette vésicule il se produit bientôt une saillie qui se développe et forme une tête parfaite de ver rubané. Si une personne mange de la viande renfermant de ces œufs, la paroi de la vésicule est dissoute par la digestion, la tête du ver devient libre, se fixe sur la paroi de l'intestin et donne peu à peu naissance aux segments qui constituent le corps du ver.

Le *tænia solium*, ver solitaire, provient des grains de ladrerie du porc (cysticercus cellulosa); on trouve sur sa tête quatre ventouses, une saillie proéminente (rostellum), et autour du rostellum 26 crochets. Le tænia solium est très fréquent dans l'Allemagne du nord.

Le *tænia mediocanellata* pésente quatre ventouses très grosses, mais n'a ni rostellum, ni crochets. Lé scolex de ce tænia se rencontre dans les muscles du bœuf.

Le *botryocéphale* a une tête en forme d'olive, sans crochets, et présentant à sa partie la plus étroite un appareil de succion composé de deux fossettes en forme de fentes. Les segments sont très larges et très courts.

La meilleure manière d'examiner ces vers rubanés, surtout de voir la position des organes sexuels, consiste à faire sécher sur une plaque de verre le ver que l'on veut examiner et à tenir cette plaque contre la lumière.

B. — Parmi les vers *cylindriques* (nématodes) les plus importants sont :

L'*ascaride lombricoïde*. — Il est arrondi comme un lombric, son extrémité antérieure se termine plus en pointe que son extrémité postérieure et présente trois lèvres qui forment ensemble une espèce de tubercule. Chez les ascarides les deux sexes sont séparés. Les œufs ont une forme ovale et un diamètre de 0,05-0,065 mm. On rencontre ces vers surtout dans l'intestin grêle.

L'*oxyure vermiculaire*. — Ce ver a l'aspect d'un petit bout de fil blanc. On l'observe ordinairement en grande quantité et particulièrement dans le rectum. L'extrémité céphalique présente la forme d'un petit tubercule et on y trouve l'orifice buccal entouré de trois petites lèvres. Chez les oxyures les sexes sont séparés.

Le *trichocéphale*. — On ne l'observe que par individus isolés dans le cæcum ; il a une longueur d'environ deux centimètres, son extrémité antérieure est mince, effilée, et, chez le mâle, contournée en spirale, l'extrémité postérieure est plus épaisse. Les deux sexes sont séparés.

SYMPTÔMES. — Souvent les vers intestinaux ne déterminent pas de symptômes, et ce n'est que par hasard que l'on trouve des morceaux de ver rubané ou des ascarides, etc., dans les selles. D'autres fois il se produit des phénomènes qui ont certainement pour point de départ l'existence de vers dans l'intestin ; mais jamais les vers ne donnent lieu à des symptômes caractéristiques, et le diagnostic ne sera certain que lorsque le malade rend des vers dans les matières fécales.

Les symptômes sont de nature bien-différente : garde-robes irrégulières, sensation de pression et même douleur en un point déterminé du bas-ventre, prurit à l'anus lorsque l'on a affaire à des oxyures.

Les malades, chez lesquels il existe des vers rubanés, sont souvent maigres et nerveux, ils souffrent de cardialgie, chez les enfants l'existence d'ascarides paraît quelquefois produire des phénomènes convulsifs, de l'agitation pendant le sommeil et même des symptômes fébriles.

TRAITEMENT. — Les quatre médicaments les plus efficaces contre les vers rubanés sont l'écorce de racine de grenadier, le kousso, le kamala et la fougère mâle. Le traitement employé par nous contre les vers rubanés est le suivant : le jour avant l'application du remède le malade prendra un purgatif assez actif (form. 34) et mangera le soir une assiette de bouillie de riz ; le matin du jour fixé, il boira d'abord une tasse de café noir avec du sucre, un quart d'heure après, il avalera une cuillerée d'huile de ricin et, un moment plus tard, la moitié d'une décoction d'écorce de racine de grenadier et de fougère mâle (form. 60) dont il boira le reste au bout d'une demi-heure. Si au bout de deux heures le purgatif n'a pas agi vigoureusement et si le ver n'est pas rendu, on donnera en plus une cuillerée d'huile de ricin. Chez les enfants on prescrira de préférence le kamala pris avec de la limonade de citron (form. 77).

Contre les ascarides il suffira généralement de quelques lavements d'eau froide ou de décoction d'ail froide et peu concentrée. Si ces moyens ne réussissent pas, on recourra à des lavements avec une solution faible de sublimé corrosif (form. 75).

Le remède souverain contre les ascarides est la santonine avec le calomel et la rhubarbe (form. 104).

§ 21. Trichinose.

Maladie assez fréquente de nos jours et produite par l'arrivée dans les muscles de l'homme des vers cylindriques désignés sous le nom de trichines (trichina spiralis).

La *trichine* est introduite dans le corps de l'homme par l'usage de viande de porc contenant des trichines et n'a jamais été observée dans les autres viandes servant à l'alimentation de l'homme. La trichine est tantôt libre au milieu des fibres musculaires, tantôt renfermée dans une capsule calcaire ayant la forme d'un citron. Il y a des trichines mâles et des trichines femelles, les femelles ont un volume double de celui des mâles et une longueur de 2-3 mm. Le corps de ce ver est effilé à son extrémité antérieure, arrondi et émoussé à son extrémité postérieure, et parcouru dans toute sa longueur par le canal intestinal qui a la forme d'un tube présentant de nombreux étranglements.

Lorsque des trichines enkystées arrivent dans l'intestin de l'homme, le kyste est immédiatement dissous par les sucs de la digestion et l'animal devient libre, il s'accouple alors et produit une grande quantité de jeunes trichines qui s'acheminent immédiatement vers les muscles, perforent la paroi de l'intestin, pénètrent dans le péritoine, etc. Arrivées dans les muscles elles s'enkystent et peuvent, dans cet état, exister pendant des années dans le corps.

Symptômes. — Dans l'intestin les trichines provoquent souvent des phénomènes d'irritation très violents : douleurs, diarrhée cholériforme ; il en est de même à leur passage au travers du péritoine. Dans les muscles elles produisent de violentes douleurs souvent confondues avec les douleurs rhumatismales et qui, lorsqu'elles siègent dans les muscles intercostaux, permettent à peine au malade de respirer, de tousser et d'éternuer. Les douleurs augmentent à la pression ; elles siègent toujours dans les muscles et ne s'observent jamais dans les articulations, caractère qui distingue la trichinose du rhumatisme.

Les paupières présentent presque toujours un gonflement œdémateux, les malades transpirent beaucoup, ils sont très affaiblis et ont souvent une fièvre assez considérable.

Diagnostic. — Le diagnostic n'est certain que si à l'examen microscopique on trouve des trichines dans un petit morceau de muscle pris sur le malade ; on pourra soupçonner la trichinose, si l'on observe les symptômes que nous avons indiqués chez une personne qui a mangé de la viande de porc renfermant des trichines.

Traitement. — On emploiera les purgatifs aussi longtemps qu'il y a lieu de croire qu'il existe encore des trichines dans l'intestin. Plus tard le traitement sera purement symptomatique (on combattra la fièvre, les altérations de la digestion, l'insomnie, etc.), et son but sera de conserver le malade en vie jusqu'au moment où les trichines s'enkystent et sont moins dangereuses, ce moment n'arrive jamais avant quelques semaines et parfois même quelques mois.

Il faudra se garder de manger de la viande de porc crue ou incomplètement cuite, d'autant plus que l'examen microscopique, auquel on a l'habitude de soumettre cette viande, n'est pas toujours fait avec suffisamment de soins et même de connaissance des choses.

CHAPITRE III

MALADIES DU PÉRITOINE

§ 1. Péritonite, inflammation du péritoine.

ANATOMIE PATHOLOGIQUE. — La maladie débute presque toujours par un point limité, et de là envahit le reste du péritoine. On trouve d'abord une injection vasculaire de la séreuse de l'intestin, cet injection se présente sous formes de stries alternant avec des surfaces pâles. Plus tard la séreuse devient terne, opaque et il se produit bientôt des exsudations fibrineuses et, sur différents points, des extravasations de sang ayant l'aspect de petites taches de couleur rouge pâle. La fibrine exsudée contient toujours des cellules en plus ou moins grande quantité (globules du sang, cellules formées par l'épithélium de la séreuse) et agglutine les anses intestinales. Lorsque la maladie se termine par la guérison, l'exsudat est complètement résorbé, ou bien les masses cellulo-fibrineuses se transforment en brides de tissu conjonctif qui étranglent les anses intestinales, ou bien l'accumulation des cellules devient plus considérable (*péritonite purulente*) et le pus perfore finalement la paroi intestinale ; parfois il se forme de nombreux vaisseaux dans les fausses membranes, et il se produit des hémorrhagies (*péritonite hémorrhagique*).

Souvent les étranglements de l'intestin par les fausses membranes et les érosions produites par le pus sur la paroi de l'intestin ont comme conséquence un état inflammatoire à marche lente et insidieuse (*péritonite chronique*). Dans d'autres cas, la péritonite affecte dès le début un caractère assez modéré et une marche progressive, surtout lorsqu'elle est consécutive à des ulcérations de l'intestin (*tuberculose péritonéale*) ou à l'introduction d'éléments cancéreux dans le péritoine (*cancer péritonéal disséminé*).

ÉTIOLOGIE. — La péritonite se développe rarement à la suite d'un refroidissement, plus fréquemment à la suite d'un coup ou d'un choc sur le bas-ventre; dans la plupart des cas elle est produite par l'extension au péritoine d'une inflammation voisine ou par des perforation ulcéreuses de l'intestin.

SYMPTÔMES. — Il y a une fièvre très prononcée, la peau est sèche, la soif considérable, et c'est au milieu de ces symptômes que se développent, souvent précédées d'un frisson initial, des douleurs aiguës dans le bas-ventre, augmentant à la pression et ordinairement si vives que le malade supporte à peine la couverture du lit. Bientôt il se produit des vomissements, et, lorsque l'inflammation occupe la partie supérieure du ventre, les matières vomies ont une couleur verte caractéristique; il y a ordinairement une constipation opiniâtre. Les joues sont très rouges, les traits décomposés, et le visage exprime de grandes souffrances. Dès que l'exsudation s'est faite, on trouve de la matité à la percussion, ordinairement au-dessus de la symphyse ou de la fosse iliaque. Au bout de cinq à huit jours, la fièvre se calme, ainsi que les douleurs locales, et la maladie se termine par la guérison, ou la mort arrive; dans d'autres cas la péritonite prend alors une marche subaiguë, et la guérison n'arrive qu'après plusieurs mois.

On pourrait confondre la péritonite avec les coliques et le rhumatisme des muscles de l'abdomen. La pression modère la douleur des coliques, il n'y a pas de fièvre et l'expression du visage est tout autre; dans le rhumatism on sent la douleur lorsqu'on déplace la peau du ventre il n'y a pas de fièvre, ni de vomissement.

TRAITEMENT. — Les meilleurs moyens de combattre la péritonite sont : l'application de compresses d'eau froide sur le bas-ventre, l'emploi de l'opium (0,03 toutes les deux heures), l'arrêt des mouvements de l'intestin et le repos absolu. On donnera pour calmer la soif de petites quantités d'eau glacée ou des morceaux de glace, dans les vingt-quatre premières heures on ne permettra aucun aliment, plus tard de très petites quantités de bouillon. Si la péritonite est encore circonscrite, on pourra obtenir de bons résultats de l'application de 12-15 sangsues. Ce n'est que lorsque l'inflammation est arrêtée, qu'on autorisera le malade à prendre du bouillon ou du lait en quantité assez considérable. On aidera la résorption de l'exsudat par des cataplasmes chauds et des bains chauds.

On combattra la péritonite *chronique* par des badigeonnages sur le bas ventre avec de la teinture d'iode, par l'application autour de l'abdomen de linges froids et humides et par un régime convenable.

§ 2. Ascite.

L'accumulation de liquide dans la cavité péritonéale existe tantôt comme unique symptôme d'hydropisie, tantôt elle fait partie de l'ensemble des phénomènes provoqués par l'hydropisie générale. Dans les premier cas le bas-ventre seul contient un liquide plus ou moins abondant, clair ou trouble, quelquefois légèrement coloré en jaune par la matière colorante de la bile ; dans les cas très prononcés d'ascite il y a en même temps un peu de gonflement des pieds ; lorsque l'ascite fait partie de l'ensemble de symptômes de l'hydropisie générale, elle coïncide avec l'hydropisie de la peau (*anasarque*) et ordinairement avec des accumulations de liquide dans la cavité de la plèvre (*hydrothorax*), dans le péricarde (*hydropéricarde*) et dans les méninges.

L'ascite se développant isolément a pour cause une gêne de la circulation de la veine porte consécutive à une maladie du foie (cirrhose, cancer) ou de la capsule de Glisson, ou à une péritonite chronique.

L'ascite accompagnant l'hydropisie générale est produite tantôt par un obstacle à la sécrétion urinaire consécutif à une maladie des reins ou du cœur, tantôt par une composition aqueuse du sang (hydrémie) consécutive à des maladies épuisantes, à des pertes considérables des liquides de l'organisme, à une alimentation de mauvaise qualité, etc.

SYMPTOMES. — Gonflement du bas-ventre, diminution de la quantité de l'urine sécrétée, matité à la percussion dans les régions inférieures du ventre (latéralement, si le malade est couché sur le dos) et *fluctuation*. On constate ce dernier symptôme en appliquant une main à plat sur un des côtés du ventre, tandis qu'avec les doigts de l'autre main on ébranle par un coup rapide le côté opposé.

TRAITEMENT. — On tiendra compte des maladies qui ont produit l'ascite (maladies du foie, des poumons, du cœur, hydrémie, etc.). L'ascite qui se développe à la suite d'un refroidissement cède ordinairement très vite à une forte transpiration (form. 101), à l'emploi de tisanes diurétiques (form. 69) ou de l'eau minérale de Bilin.

Le traitement symptomatique consiste à employer les médicaments diurétiques. On prescrira par conséquent ou bien le carbonate d'ammoniaque (form. 16), l'acétate de potasse avec la digitale (form. 49), ou bien une tisane de baies de genévrier et de racine de persil. Si la diurèse ne produit pas d'amélioration, on pourra recourir (c'est le meilleur traitement dans le mal de Bright, et le seul convenable) aux sudorifiques (envelopper le malade dans des couvertures de laine chaudes, ou bien faire des injections sous-cutanées de chlorhydrate de pilocarpine 0,02 pour une injection (form. 101). Si la diaphorèse n'agit pas plus que la diurèse, on emploiera les drastiques, si le canal intestinal est intact : Coloquinte, huile de croton, jalap (form. 13, 14). Si l'ascite devient extrêmement prononcée et produit de l'oppression, on fera la ponction abdominale.

CHAPITRE IV

MALADIES DU FOIE

§ 1. Périhépatite, inflammation du revêtement séreux du foie.

ANATOMIE PATHOLOGIQUE. — On trouve des épaississements partiels ou généraux du revêtement du foie, qui occasionnent fréquemment des adhérences avec des organes voisins (estomac, côlon), des étranglements de la veine porte, des voies biliaires, des déplacements du foie. Lorsque la prolifération du tissu conjonctif est considérable, le foie diminue parfois sensiblement de volume et prend une forme arrondie; quelquefois même le foie est divisé en un nombre anormal de lobes par des étranglements ayant pour origine les épaississements de l'enveloppe du foie.

ÉTIOLOGIE. — La périhépatite est rarement primaire (à la suite de coups, de contusions du foie), ordinairement elle est secondaire et consécutive à des états inflammatoires, à un cancer, à des échinocoques de foie, elle peut aussi avoir pour point de départ l'extension au revêtement du foie d'une pleurésie ou d'une péritonite générale. La syphilis est souvent l'origine de proliférations très considérables du tissu conjonctif.

SYMPTOMES. — On peut admettre l'existence d'une périhépatite aiguë de la convexité du foie, lorsqu'il se produit de vives douleurs dans la région du foie, lorsque

ces douleurs augmentent à la suite de pression sur les
bords des côtes du côté droit, à la suite de toux ou d'é-
ternuement, et ne permettent pas au malade de faire une
inspiration profonde, s'il y a des vomissements verdâtres, ainsi qu'une fièvre plus ou moins forte; lorsque
l'inflammation occupe la concavité du foie, les symptômes sont plus indécis, la douleur est plus profonde, il y
a parfois de l'ictère, etc.

TRAITEMENT. — Il suffit ordinairement, pour amener
la guérison, d'appliquer des ventouses ou 10-12 sangsues
dans l'hypochondre droit, d'employer les compresses
froides, les purgatifs et d'ordonner le repos au lit. On
combattra les douleurs qui persistent dans la région du
foie par un grand vésicatoire appliqué dans cette région.

§ 2. Hypérémie du foie.

ANATOMIE PATHOLOGIQUE ET ÉTIOLOGIE. — On peut
comparer le foie à une éponge, son volume varie selon
la quantité de sang qu'il contient. Les accumulations de
sang se font très facilement dans le foie, par suite de la
disposition des vaisseaux hépatiques et du manque de
vis a tergo dans le territoire de la veine porte. On distingue une hypérémie *congestive* et une hypérémie *par
stase*, selon que l'accumulation de sang est produite par
un afflux exagéré du sang ou par un obstacle à son retour
vers le cœur.

L'hypérémie *congestive* est caractérisée par une coloration rouge sombre uniforme de la surface congestionnée,
elle a pour causes des contusions du foie, l'abus de boissons alcooliques, l'infection par la malaria, une chaleur
trop forte dans les pays chauds, une alimentation trop
azotée chez des personnes menant une vie sédentaire, un
arrêt de la menstruation ou du flux hémorrhoïdal.

L'hypérémie *par stase* est caractérisée par l'aspect tacheté de la surface de coupe (points rouge sur fond
jaune), la raison de cet aspect est que les veines sus-hépa-

tiques qui occupent le centre des acini sont gorgées de sang, tandis que les divisions de la veine porte qui occupent la périphérie des acini participent fort peu ou pas du tout à l'hypérémie (*foie muscade*). Cette hypérémie est généralement consécutive à des maladies du poumon ou du cœur qui empêchent le sang de sortir des veines du foie. Lorsque cette hypérémie persiste longtemps, il se développe, autour des rameaux veineux, une prolifération de tissu conjonctif avec disparition des cellules hépatiques, à la suite de laquelle le foie d'abord hypertrophié diminue de volume (*foie muscade atrophique*).

SYMPTOMES. — Dans l'hypérémie *congestive* le foie augmente de volume et dépasse considérablement le rebord des côtes, l'introduction du doigt sous ce rebord occasionne de la douleur, le malade ressent une sensation de pression à ce niveau, et, si l'on emploie les émissions sanguines, le foie diminue rapidement.

On peut conclure qu'il existe une hypérémie *par stase*, si, dans le courant d'une maladie du cœur, on constate une hypertrophie du foie. On observe ordinairement en même temps une teinte pâle, livide du visage. Si plus tard le foie diminue de volume, et, s'il se produit de l'ascite, on peut en conclure qu'on est en présence de la forme atrophique du foie muscade ; le tissu conjonctif nouvellement formé comprime les petites veines sus-hépatiques, empêche le sang de sortir de la veine porte, et il se produit une transsudation au travers des parois des branches de cette veine — ascite.

TRAITEMENT. — Il n'aura de résultat durable, que si l'on peut combattre les conditions étiologiques, c'est sur elles que l'on se réglera pour instituer un traitement. Le traitement est aussi symptomatique et consiste à soulager les vaisseaux du foie au moyen de sangsues appliquées à l'anus lorsque l'hypérémie a pour origine une suppression des hémorrhoïdes et une stase dans la veine porte, au moyen de ventouses dans la région du foie dans les autres formes d'hypérémie ; de plus on ordonnera un ré-

gime léger et des purgatifs faibles (eaux de Carlsbad, de
Marienbad — à moins qu'il n'existe une lésion du cœur).
Nous ne connaissons point de remède contre le foie mus-
cade atrophique.

§ 3. Hépatite interstitielle générale, cirrhose.

ANATOMIE PATHOLOGIQUE. — Le nom de cirrhose vient
de la coloration jaune qui est donnée aux acini du foie
encore sains par la bile retenue dans cet organe (κιρρός
jaune). Le foie est diminué, surtout en épaisseur, il est
rude, dur, semblable à du bois et crie sous le couteau.
Les bords sont arrondis, la surface est recouverte de petites saillies mamelonnées (foie granulée), à la coupe on
voit de larges traînées de tissu conjonctif qui entourent
ordinairement des groupes d'acini, tandis que des traînées moins considérables séparent les lobules les uns des
autres. Ces proliférations de tissu conjonctif sont plus
abondantes sur certains points que sur d'autres. Les lobules du foie non altérés font saillie à la surface de coupe
sous forme de granulations isolées. Le développement de
tissu conjonctif a pour point de départ les prolongements
qu'envoie la capsule de Glisson à l'intérieur du foie et
occupe par conséquent l'espace qui sépare les cellules
hépatiques des vaisseaux sanguins, on l'observe d'abord
autour des ramifications de la veine porte, plus tard
autour des branches de l'artère hépatique et autour des
conduits bilifères. Ce tissu conjonctif se rétracte et
occasionne la disparition des cellules hépatiques et la
compression des capillaires sanguins ; les capillaires de
la veine sont particulièrement affectés, ce qui explique
la production si prématurée de l'ascite. Par suite de l'occlusion de la veine porte, la rate se gonfle et il se développe un état catarrhal de l'estomac et de l'intestin ;
souvent on observe une dilatation des veines épigastriques
et des veines abdominales qui compense, quoique très
imparfaitement, l'occlusion de la veine porte.

ÉTIOLOGIE. — La cirrhose du foie se rencontre surtout chez les buveurs d'eau-de-vie (d'où les noms de *Branntweinleber*, *Gin-drinkers liver*), mais elle s'observe aussi chez les buveurs de vin et de bière, d'après Frérichs elle se développerait également à la suite des congestions fréquentes du foie produites par la syphilis. On la trouve surtout chez les hommes de 30 à 40 ans.

SYMPTÔMES ET MARCHE. — Le développement de la cirrhose est, à quelques exceptions près, toujours *très chronique*. La maladie débute par des troubles de la digestion : éructations, sensation de pression dans la région épigastrique, garde-robes irrégulières (tantôt diarrhée, tantôt constipation). Plus tard le visage prend une teinte livide, gris jaunâtre, quelquefois même verdâtre, et on remarque une légère coloration ictérique sur la sclérotique, en même temps le malade maigrit assez considérablement. Si alors on examine le foie, on le trouve notablement hypertrophié et sensible à la pression. Cet état peut persister pendant des mois et même pendant plusieurs années. Enfin on observe le symptôme caractéristique de la cirrhose du foie, c'est-à-dire une diminution de plus en plus considérable du volume de cet organe accompagnée constamment de gonflement de la rate et d'ascite. Finalement le malade meurt par épuisement.

TRAITEMENT. — Il est important de recommander au malade, dès le début, un régime très régulier. Le malade s'abstiendra de toute boisson alcoolique ; on prescrira une alimentation simple, légère, l'exercice au grand air, des dérivatifs faibles sur l'intestin, par exemple les eaux minérales dites résolutives (Marienbad, Carlsbad et Kissingen pour les personnes épuisées) et des purgatifs légers (infusion de feuilles de séné, poudre de réglisse; extrait de rhubarbe, poudre de rhubarbe aa 2,0, extrait de coloquinte 0,5 — à prendre 2 ou 3 fois par jour). Quand le foie commence à diminuer, on se gardera de prescrire des eaux minérales affaiblissantes, on combattra la diminution des forces par des aliments substantiels et fortifiants, par le vin et la bière en petite quantité. En fait de médicaments on donnera les ferrugineux et les amers (Form. 39, 18). S'il se développe de l'ascite, on soulagera le malade par une ponction abdominale.

§ 4. Inflammations syphilitiques du foie.

Anatomie pathologique. — Il y a différentes espèces d'inflammations syphilitiques du foie, ce sont : tantôt des *épaississements fibreux* de la capsule de Glisson, tantôt des *proliférations cellulaires* presque toujours circonscrites du parenchyme du foie. Ces proliférations cellulaires sont analogues à l'inflammation interstitielle du foie ordinaire et sont souvent frappées à leur centre de dégénérescence graisseuse ou caséeuse, tandis que leurs couches périphériques se métamorphosent en une masse fibreuse, dure, de tissu conjonctif, et altèrent souvent la forme du foie ; tantôt des *néoplasies syphilitiques miliaires* (surtout chez les nouveau-nés), ayant l'aspect de petits noyaux, parfois ponctiformes, parfois de la grosseur d'un pois ; ces noyaux sont pâles, jaunâtres, tandis que le tissu hépatique environnant est d'un brun foncé ; ils présentent quelquefois une constitution sèche, caséeuse, et sont formés, lorsqu'ils sont encore jeunes, par une prolifération cellulaire au milieu du tissu interstitiel ; tantôt des *gommes* considérables, séparées nettement du tissu hépatique sain qui les entoure. Ces gommes sont formées par une substance fondamentale rude, de couleur gris rougeâtre, dans laquelle on trouve des foyers caséeux durs, secs, jaunes et présentant une forme irrégulière. Ces gommes s'observent surtout à la superficie du foie, des deux côtés du ligament suspenseur de cet organe.

Symptômes. — La périhépatite syphilitique présente les mêmes symptômes que la périhépatite ordinaire ; il y aura lieu de croire à une périhépatite de nature syphilitique, s'il est prouvé que le malade est affecté de la syphilis et si l'on ne trouve point d'autre cause.

Il en est de même des autres formes d'hépatite syphilitique ; elles ne présentent aucun symptôme caractéristique. L'on observe ordinairement des accidents gastriques, des douleurs dans la région du foie, parfois l'on constate l'existence de nodosités, les bords du foie sont émoussés, il y a de l'ictère, de l'ascite, la rate est gonflée — en un mot, l'on trouve tous les symptômes de la cirrhose du foie. Ce n'est que lorsqu'on observe ces phénomènes chez une personne ayant eu la syphilis que l'on pourra supposer qu'il s'agit d'une inflammation syphilitique du foie. Dans beaucoup de cas, l'on ne trouve pas la plupart des symptômes que nous avons indiqués, et alors le diagnostic sera très difficile.

TRAITEMENT. — En dehors du traitement symptomatique (ventouses, vésicatoires, injections de morphine contre les douleurs ; purgatifs, etc., contre les accidents gastriques, la constipation, etc.), on pourra, si le malade n'est pas trop faible, recourir à un traitement spécifique, antisyphilitique (onctions mercurielles, iode), puisqu'il est reconnu que, dans certains cas, l'on réussit de cette façon à faire disparaître le syphilôme.

§ 5. Hépatite suppurée, abcès du foie.

ANATOMIE PATHOLOGIQUE. — Dans quelques cas tout à fait rares, l'on a trouvé le foie tout entier transformé en une poche remplie de pus. Ordinairement les abcès sont petits, du volume d'une noisette, jusqu'à celui d'une noix ; quelquefois on n'en trouve qu'un seul dans le parenchyme du foie, quelquefois ils sont plus ou moins nombreux ; la face interne de leur paroi présente des prolongements, et leur contenu est purulent, visqueux, jaune-verdâtre. Lorsque ces abcès existent pendant quelque temps, il arrive parfois que plusieurs d'entre eux se réunissent et font irruption dans la cavité pleurale, dans la cavité abdominale, dans l'estomac, etc.; d'autres fois, le contenu des abcès se transforme en une masse caséeuse, les parois de la poche, qui sont formées de tissu conjonctif, s'accolent, et il ne reste qu'un simple noyau calcaire entouré d'une masse fibreuse ; les places occupées précédemment par des abcès sont ordinairement indiquées par des rétractions très marquées de la surface du foie.

ÉTIOLOGIE. — Les abcès du foie peuvent avoir pour origine une hépatite interstitielle primaire consécutive à un coup ou à un traumatisme quelconque (très rare) ; ordinairement ils sont produits par l'arrivée dans le foie de matières purulentes ou sanieuses (embolies) provenant de la veine porte ; ce mode de développement s'observe ordinairement dans la dysenterie des pays chauds, dans la pyohémie, dans les inflammations suppuratives du rectum, de l'utérus, etc. Dans quelques cas, les abcès ont pour point de départ l'obstruction des voies biliaires par des calculs, et l'irritation mécanique provoquée par des calculs.

SYMPTOMES. — Les abcès du foie ont parfois des symptômes très indécis, quelquefois même on ne trouve aucun symptôme indiquant une maladie du foie.

Lorsque l'abcès est *primaire*, on observe ordinairement des vomissements, de l'hypertrophie du foie et de violentes douleurs par suite de l'extension presque constante de l'inflammation à la membrane d'enveloppe de l'organe. Tous les doutes seront levés par la production de frissons répétés et, dans certains cas, par la fluctuation constatée sur un abcès faisant irruption à la surface. Souvent le malade se plaint de douleurs dans l'épaule droite.

Lorsque l'abcès est d'origine *métastatique*, les symptômes qu'il occasionne sont ordinairement cachés par ceux de la maladie primaire. Quelquefois il est possible d'établir le diagnostic, sur la constatation d'un gonflement et d'un état douloureux du foie, sur l'existence d'un ictère, d'une fièvre hectique accompagnée de frissons ou d'un foyer de matières purulentes ou sanieuses.

TRAITEMENT. — Aussi longtemps que l'on n'observe que les symptômes d'une inflammation simple du foie, on se bornera à ordonner des antiphlogistiques locaux, des compresses froides sur la région du foie et de légers dérivatifs. Lorsque la marche de la maladie est subaiguë, on prescrira des vésicatoires appliqués sur la région du foie.

Dès que le développement de l'abcès est signalé par des frissons, on recourra à une alimentation fortifiante, à des cataplasmes chauds et au quinquina avec opium contre la fièvre et les douleurs. Lorsque la fluctuation est constatée, l'on ouvrira une voie au pus au moyen de la pâte caustique de Vienne.

§ 6. Atrophie jaune aiguë du foie, ictère grave.

ANATOMIE PATHOLOGIQUE. — Le foie diminue considérablement en quelques jours, jusqu'à un tiers de son volume. Il est très flasque, sa surface est ridée, le parenchyme est très pauvre en sang et présente une coloration jaune uniforme — parfois on observe quelques taches brunes, — il est ramolli sur tous ses points, les cellules hépatiques sont métamorphosées en une masse granuleuse, graisseuse, dans laquelle il se forme, peu après la mort, des cristaux de leucine et de tyrosine, tandis que les canalicules biliaires et la vésicule biliaire sont vides ou pleines d'un mucus incolore.

Nous ne savons pas encore de quelle façon se produit cette décomposition du foie. D'après certains auteurs l'atrophie jaune aiguë du foic a pour origine une inflammation parenchymateuse de cet organe, d'après les autres cette atrophie serait une véritable maladie infectieuse aiguë, causée par un poison contenu dans le sang et dont il détruirait les globules (comme dans l'intoxication par le phosphore) et qui provoqueraient des dégénérescences graisseuses dans divers organes. A l'appui de cette opinion on cite les dégénérescences parenchymateuses des reins qui s'observent *toujours* dans l'atrophie jaune aiguë.

ÉTIOLOGIE. — Cette maladie est très rare et s'observe le plus fréquemment chez les femmes enceintes ou chez les femmes en couches. On l'a observée quelquefois à la suite de violentes émotions morales, d'excès de boisson ou vénériens, ou de la fièvre typhoïde.

SYMPTOMES. — Les prodrômes les moins rares sont : troubles gastriques, léger ictère ; — quelquefois la maladie débute brusquement par des vomissements répétés, une grande anxiété, du délire, des convulsions générales et une légère coloration ictérique de la peau. La température de la peau ne s'élève généralement pas, mais le pouls est ralenti. *Le foie diminue rapidement de volume,* au bout de quelques jours la matité hépatique a disparu. La rate est toujours gonflée.

L'urine ne contient plus ni acides biliaires, ni urée, par contre on y trouve des cristaux de leucine et de tyrosine. Dans la plupart des cas la mort arrive au bout de 4-5 jours, annoncée par un ralentissement des mouvements respiratoires et une sueur froide.

TRAITEMENT. — Ceux qui considèrent l'ictère grave comme une inflammation parenchymateuse, recommandent l'emploi des antiphlogistiques les plus énergiques : 10-12 sangsues, application de glace dans l'hypochondre droit, une saignée chez les personnes vigoureuses, les dérivatifs drastiques (form. 13, 14, 107), les aspersions d'eau froide ; les partisans de la théorie de l'infection préfèrent la quinine, les acides minéraux et les fortifiants. Quel que soit le traitement, le pronostic est défavorable.

§ 7. Cancer du foie.

ANATOMIE PATHOLOGIQUE. — Les cancers du foie peuvent être primaires ou secondaires ; ce dernier cas est le plus fréquent. D'après Klebs, quelle que soit la partie du corps affectée de cancer, si la maladie dure longtemps, elle finit presque toujours par se développer aussi dans le foie. Le cancer secondaire du foie est produit tantôt par l'envahissement du foie par un cancer occupant un organe voisin, tantôt par voie d'embolie, c'est-à-dire par l'introduction dans le foie de particules cancéreuses amenées par le courant sanguin ou lymphatique.

La forme la plus fréquente du cancer du foie est l'encéphaloïde, avec plus ou moins de parties squirrheuses. Ce cancer peut atteindre un développement énorme. On trouve ordinairement plusieurs nodosités assez considérables qui rendent inégale la surface du foie, compriment à l'intérieur les voies biliaires, et par cela produisent de l'ictère. Les nodosités qui ont de petites dimensions sont blanches et molles comme la substance cérébrale et ont un stroma facile à reconnaître ; les tumeurs plus considérables sont souvent dures, lardacées et ne renferment que peu de suc cancéreux. Sur les grosses nodosités on reconnaît ordinairement assez facilement les différentes transformations qu'elles ont subies : au centre, partie la plus ancienne de la tumeur, on voit souvent un tissu cicatriciel dur, fibreux qui donne lieu, par sa rétraction, à une dépression en forme d'ombilic au centre des tumeurs situées superficiellement ; d'autres fois le centre est composé d'une masse caséeuse entourée d'une zone blanchâtre se rapprochant, par son aspect, de la substance cérébrale, tandis que la zone périphérique présente une coloration légèrement brunâtre et un peu transparente. C'est surtout sur les bords de la tumeur que l'on peut reconnaître la structure du cancer dans les premières périodes de son développement : une grande quantité d'éléments cellulaires pénètrent entre les cellules hépatiques et en amènent l'atrophie par la compression qu'elles leur font subir.

Étiologie. — Le cancer du foie est une maladie fréquente (1 0/0 de tous les cas de mort) et s'observe surtout de l'âge de 40 à celui de 60 ans. Les causes spécifiques ne sont pas connues.

Symptomes. — La maladie débute ordinairement par des troubles gastriques et une sensation de pression et de tension dans l'hypochondre droit. Plus tard la coloration du visage devient livide, jaune, et le malade maigrit. De temps en temps, il ressent de violentes douleurs s'irradiant dans la direction de l'épaule et des lombes. Peu à peu, l'accroissement en volume du foie se remarque de plus en plus, les côtes sont repoussées en avant, le bord inférieur du foie descend toujours davantage, et si alors on constate par la palpation l'existence de nodosités cancéreuses dures sur le bord du foie et sur la face convexe de cet organe, le diagnostic ne souffrira plus aucun doute. La vie se prolonge rarement plus de 6-9 mois à partir du moment où l'on a découvert la tumeur ; l'amaigrissement s'accentue de plus en plus, le malade se plaint de douleurs dans la région du foie, son visage est livide, d'un jaune parfois intense, et, dans la moitié des cas à peu près, il y a une ascite, généralement peu prononcée.

Traitement. — Aussi longtemps que le diagnostic n'est pas certain, on appliquera le traitement de la cirrhose du foie. Lorsque l'existence du cancer est évidente, l'on se bornera à combattre la douleur (form. 79, 92, 81) et à prescrire des fortifiants. On aura soin de ne pas ordonner de nombreux remèdes, qui resteraient d'ailleurs sans le moindre effet.

§ 8. Dégénérescence graisseuse du foie, infiltration graisseuse (Frérichs).

ANATOMIE PATHOLOGIQUE. — Lorsque la maladie est tout à fait développée, le foie est augmenté de volume sur tous les points (il a quelquefois le double ou le triple de son volume normal); ses bords sont émoussés, sa surface est unie, sa consistance pâteuse, et il garde l'empreinte du doigt; il a une coloration blanc jaunâtre, le parenchyme est très pauvre en sang et, à la coupe, la lame du couteau se recouvre d'une couche de graisse. A l'examen microscopique on trouve les cellules hépatiques remplies de nombreuses gouttelettes de graisse plus ou moins grandes; en y ajoutant de l'éther, on voit que les membranes des cellules sont tout à fait intactes. La dégénérescence marche de la périphérie vers le centre du lobule, par conséquent les cellules en contact avec les branches de la veine porte sont remplies de graisse avant les autres.

ÉTIOLOGIE. — Les foies gras les plus considérables se rencontrent chez les personnes atteintes de tuberculose chronique; on observe aussi cette maladie chez les personnes atteintes d'une affection organique du cœur et chez celles qui, tout en menant une vie sédentaire, ont une alimentation trop grasse.

SYMPTOMES. — Cette maladie ne produit point de symptômes, lorsqu'elle n'est pas bien accentuée; plus tard on trouve de l'hypertrophie du foie, sans que cet organe soit sensible à la pression; les bords du foie sont unis et émoussés. Il y a quelquefois des troubles de la digestion. L'existence de conditions étiologiques est très importante au point de vue du diagnostic.

Le foie gras se distingue de la cirrhose du foie par l'absence de douleurs dans l'hypochondre droit, de la coloration livide du visage et par son étiologie, plus tard par l'absence du gonflement de la rate, de la diminution de volume du foie et de l'ascite.

TRAITEMENT.—Lorsque la maladie existe chez des tuberculeux, il n'y a rien à faire ; lorsqu'elle existe chez des personnes atteintes d'affections organiques du cœur, on régularisera la circulation du sang (digitale, scille) afin d'empêcher la production de stases en avant du cœur et dans le foie. Si une alimentation trop grasse est le point de départ de la maladie, on recommandera un régime maigre, on défendra l'usage de la bière et d'aliments amylacés trop abondants, et on ordonnera au malade de boire de l'eau de Marienbad (Kreuzbrunnen), de Carlsbad, (Mühlbrunnen) et de l'eau purgative de Friederichshalle.

§ 9. Dégénérescence amyloïde du foie.

ANATOMIE PATHOLOGIQUE. — Dans les cas très prononcés, lorsque la dégénération a envahi tout l'organe, on trouve une grande augmentation en volume du foie, et les bords de cet organe sont durs et émoussés ; dans les cas plus faibles, le foie peut conserver sa forme et ses dimensions normales. La substance du foie est dure, élastique, et ne garde pas l'empreinte du doigt ; la surface est unie et brillante, la surface de coupe paraît transparente, brillante, rouge pâle « comme du saumon fumé » (Frerichs). Lorsqu'on traite les parties dégénérées par une solution d'iode ou d'iodure de potassium, ces parties prennent une teinte rouge comme l'acajou, tandis que le tissu hépatique normal reste jaunâtre ; si l'on ajoute de l'acide sulfurique, la teinte rouge se transforme en gris sale ou gris bleuâtre. A l'examen microscopique on trouve les cellules du foie transparentes, gonflées, remplies d'une matière homogène ; le noyau n'est pas bien net ou a complètement disparu, la forme des cellules est

plus arrondie qu'à l'état normal. La dégénération débute
par le milieu des acini, autour des branches terminales
(capillaires) des artères hépatiques; elle rétrécit et ob-
struc ces branches et souvent s'arrête alors, mais dans
la plupart des cas, elle envahit peu à peu les cellules
hépatiques voisines des capillaires obstruées, plus tard
les veines sus-hépatiques et, finalement, toutes les cellules. Les branches de la veine porte restent intactes.

ÉTIOLOGIE. — Cette maladie est ordinairement consécutive à des états cachectiques engendrés par des caries
persistantes, le rachitisme et surtout par la syphilis.
Quelquefois elle s'observe dans la cachexie palustre,
dans la phthisie pulmonaire et intestinale.

SYMPTOMES. — La dégénérescence amyloïde du foie a
toujours une marche insidieuse et ne s'accompagne pas
de douleur. Son principal symptôme est l'hypertrophie
presque toujours très considérable du foie. Comme dans
la plupart des cas la dégénérescence frappe aussi la rate
et les reins, on trouve ordinairement, à côté de l'hypertrophie du foie, celle de la rate et les symptômes de la
dégénérescence amyloïde des reins. Souvent la maladie
gagne également les vaisseaux artériels de l'estomac et
de l'intestin, ce qui fait que l'on observe aussi des symptômes gastriques : vomissements, diarrhée, manque d'appétit. L'ascite ne se rencontre jamais à la suite de la
dégénérescence amyloïde du foie, puisque les branches
de la veine porte restent intactes. La constatation d'un
point étiologique a une grande importance.

TRAITEMENT. — Lorsque la maladie a pour point de
départ une carie de nature syphilitique, on prescrira
l'iodure de potassium et l'iodure de fer (sirop d'iodure
de fer, 3 fois par jour une cuillerée à café), lorsqu'elle a
pour point de départ une intoxication mercurielle, on
recommandera les bains sulfureux (Aix-la-Chapelle,
eaux salines auxquelles on ajoutera du sulfure de potasse). Contre les accidents gastriques on pourra em-

ployer les eaux d'Ems et de Weilbach. On produira de
bons effets par un régime fortifiant bien approprié : alimentation riche en matières azotées, air pur, bains, etc.

§ 10. Échinocoques du foie, hydatides.

ANATOMIE PATHOLOGIQUE. — On trouve assez fréquemment dans le foie des vésicules blanches pouvant atteindre
les dimensions d'un poing ou même d'une tête d'enfant.
Les parois de ces vésicules sont composées de plusieurs
couches et présentent à leur face interne de nombreuses
saillies de la grosseur d'un grain de millet. Les vésicules
contiennent un liquide limpide.

A l'examen microscopique on reconnaît que les saillies
sont formées par de petites capsules surmontées d'une
tête sur laquelle on voit quatre ventouses, une double couronne de crochets et une trompe. La capsule commune
contient assez souvent un système tout entier de vésicules
plus ou moins grandes, emboîtées (vésicules filles), dont
chacune contient une tête d'échinocoque. Quelquefois il
n'y a pas de tête dans certaines vésicules filles (*acépha-
locystes*).

Dans quelques cas rares, on trouva une vésicule considérable renfermant d'autres vésicules plus ou moins
grandes en quantité considérable et ne contenant pas
toutes des têtes d'échinocoques (*échinocoque multilocu-
laire*). Ces poches refoulent le tissu du foie et peuvent se
terminer par transformation calcaire ou bien, ce qui
arrive ordinairement, elles deviennent très grandes, font
saillie à la surface du foie et persistent sans altérer la
santé. Quelquefois la capsule commune se rompt, et le
contenu pénètre dans la cavité abdominale, dans la cavité pleurale, etc.

ÉTIOLOGIE. — L'échinocoque de l'homme est le scolex du tænia du chien (tænia echinococcus), petit ver
rubané ayant trois ou quatre millimètres de longueur et
composé de trois ou quatre anneaux seulement, et se dé-

veloppe à la suite de l'introduction dans le corps de l'homme d'œufs de ce tænia.

Symptomes. — On ne trouve de symptômes, que lorsque la poche a de grandes dimensions. On constate alors une tumeur considérable dans la région du foie, cette tumeur est arrondie, élastique et fluctuante dans la plupart des cas. Quelquefois on sent très bien des vibrations et des frémissements en touchant la tumeur (frémissement hydatique). Il n'y a ni douleur, ni ascite, ni ictère, ni gonflement de la rate.

Le kyste hydatique se distingue du carcinôme par sa surface unie, son développement très lent et l'absence de la cachexie cancéreuse; il se distingue d'un exsudat pleurétique par ses mouvements d'élévation et d'abaissement pendant la respiration, tandis que l'exsudat pleurétique reste immobile; de l'hydropisie de la vésicule biliaire par la forme de la tumeur et l'absence de l'ictère et des coliques hépatiques, qui accompagnent ou précèdent presque toujours l'hydropisie de la vésicule biliaire.

Traitement. — Nous ne possédons pas de moyens médicaux contre les hydatides du foie. Si les poches deviennent trop grandes et occasionnent des accidents sérieux, on les enlèvera par voie chirurgicale, d'après le procédé de Simon.

§ 11. Maladies de la veine porte.

A. — Thrombose de la veine porte, pyléthrombose.

Anatomie pathologique. — Les caillots qui se rencontrent dans le tronc de la veine porte obstruent tantôt complètement cette veine, ou bien laissent libre une partie de son calibre par où peut passer une certaine quantité de sang; ces caillots ont d'abord un aspect rouge-sombre, mais ils se décolorent bientôt. On ne trouve pas d'altérations inflammatoires sur la paroi de la veine.

Étiologie. — La veine porte est placée entre deux systèmes vasculaires, aussi la vis a tergo du cœur n'a-t-elle que peu d'influence sur la circulation du sang dans cette veine, par conséquent il existe une prédisposition à la formation de caillots. Cette prédisposition est augmentée par tous les obstacles qui s'opposent à la marche du sang dans la veine porte : par la faiblesse du cœur, par les lésions organiques de cet organe et les maladies du poumon qui produisent les affections du foie amenant la compression et la disparition des branches de la veine porte (cirrhose, cancer). Quelquefois les thromboses ont pour origine des matières arrivées dans la veine porte : particules cancéreuses, pus, lorsque des abcès s'ouvrent dans une des branches de la veine porte, par exemple dans la veine splénique lorsque l'abcès occupe la rate. Enfin cette maladie peut être consécutive à un étranglement de la veine porte par des adhérences du péritoine, à la compression de cette veine par des tumeurs du sillon du foie et par des concrétions de la vésicule biliaire.

Symptomes. — La pyléthrombose bien développée donne toujours naissance à des phénomènes très accentués de stase dans le territoire de la veine porte : ascite très prononcée, gonflement considérable de la rate, dilatation des veines du rectum, diarrhées muqueuses ou aqueuses avec des traces de sang. Dans la plupart des cas, les veines abdominales superficielles sont aussi dilatées. Il n'y a pas de fièvre. Mais ces symptômes sont aussi ceux de la cirrhose du foie, aussi ne peut-on établir le diagnostic sur ces seuls symptômes, surtout si l'on a observé antérieurement d'autres signes de la cirrhose du foie. Le développement d'une pyléthrombose consécutive à une cirrhose sera vraisemblable, si les phénomènes indiqués plus haut se sont produits subitement, et si, après une ponction abdominale, l'ascite a reproduit très rapidement. Lorsqu'il n'existe pas de symptômes de cirrhose du foie, et qu'on a constaté l'existence de tumeurs dans la région épigastrique, ou bien encore si le malade a été atteint de péritonite chronique, les phénomènes indiqués plus haut pourront être attribués à une pyléthrombose.

TRAITEMENT. — Il ne peut être que symptomatique et sera dirigé contre l'ascite et contre les troubles gastriques.

B. — Pyléphlébite suppurée (Periphlebitis portalis).

ANATOMIE PATHOLOGIQUE ET ÉTIOLOGIE. — Lorsqu'il existe des abcès ou des infiltrations purulentes dans le voisinage de la veine porte ou bien des ulcérations du cæcum, l'inflammation gagne souvent la veine porte et y produit des thromboses qui se ramollissent facilement, ou bien le pus provenant de ces abcès perfore la paroi de la veine porte et est emporté dans le foie ou forme des thrombus dans la veine.

SYMPTOMES. — La maladie débute ordinairement par une douleur circonscrite siégeant habituellement dans la région épigastrique ; plus tard on observe des symptômes pyoémiques : frissons, sueurs profuses, fièvre considérable, délire, somnolence et, dans la plupart des cas, ictère, probablement à la suite de la formation d'abcès dans le foie et de la compression des voies biliaires par ces abcès. Le foie et la rate sont hypertrophiés, douloureux, les garde-robes sont diarrhéiques et souvent sanglantes. La maladie dure ordinairement de quatre à huit semaines, avec quelques rémissions, finalement le malade meurt dans le collapsus.

TRAITEMENT. — Il est symptomatique, on combattra les frissons par la quinine, la diarrhée par l'opium, etc.

§ 12. Ictère.

On distingue un *ictère par résorption* et un *ictère du sang*, selon que la matière colorante de la bile, qui se trouve dans le sang, a été formée dans le foie mais empêchée par des causes mécaniques de s'écouler par les voies biliaires dans l'intestin, ou que cette matière colorante de la bile a été formée dans le sang, sans l'aide du foie, par la décomposition des globules du sang, c'est-à-dire qu'elle a été produite chimiquement.

A. — Ictère par résorption, ictère mécanique, ictère par stase.

ANATOMIE PATHOLOGIQUE. — La peau est jaune; cette coloration est surtout frappante, même lorsqu'elle est faible, sur la sclérotique de l'œil; l'urine est d'un vert foncé et contient une grande quantité de matière colorante de la bile et d'acides biliaires, le foie est gonflé et présente à la coupe une couleur jaune ou jaune verdâtre; à l'examen microscopique on trouve dans les cellules hépatiques des matières colorantes finement granuleuses; les cellules hépatiques voisines des veines sus-hépatiques contiennent presque tous les corpuscules colorants, tandis qu'à la périphérie des acini le pigment est plus rare. En dehors du foie, tous les tissus du corps sont plus ou moins imprégnés de matière colorante de la bile, le sang en contient, ainsi que des acides biliaires. Lorsque l'ictère est très prononcé, on trouve assez souvent une dégénérescence graisseuse du foie et des reins.

ÉTIOLOGIE. — Les conditions mécaniques qui produisent l'ictère par stase, peuvent consister en un gonflement catarrhal de la muqueuse des voies biliaires, en particulier du canal cholédoque (*ictère gastro-duodénal*), en une obstruction des voies biliaires par des calculs, du pus, etc., en une compression de ces voies par une tumeur, enfin en une insuffisance des mouvements respiratoires et de la pression sanguine dans les vaisseaux du foie (par exemple lorsque, par suite d'inanition, la quantité du sang a diminué dans la veine porte). Il est à remarquer que dans ces deux derniers cas il n'y a pas d'obstacle à l'écoulement de la bile, aussi trouvons-nous encore dans cela une preuve de la facilité avec laquelle l'écoulement de la bile est arrêté, puisqu'il suffit de la diminution de la vis a tergo (pression produite par les muscles abdominaux dans la respiration, pression sanguine dans la veine porte) pour provoquer le développement de l'ictère.

SYMPTOMES. — Les symptômes sont fournis tantôt par la coloration jaune de la peau, tantôt par la constitution de l'urine, qui est d'un vert foncé, contient beaucoup de matières colorantes de la bile et ordinairement des acides biliaires en petite quantité, ou bien par les fèces, qui sont blanches comme de l'argile et durcs, ou bien enfin par une sensation douloureuse produite par la pression sur le foie. Dans les cas graves on peut observer des phénomènes nerveux (coma, ralentissement du pouls et dépression morale « *intoxication cholémique* ». Les personnes atteintes d'ictère maigrissent toujours très rapidement et se plaignent de prurit de la peau.

Dans la plupart des cas le développement de l'ictère est rapide. Il est rare de voir cette maladie ne durer que peu de jours, ordinairement elle persiste pendant des semaines, parfois un mois et demi ou deux mois, elle se termine habituellement par la guérison.

TRAITEMENT. — On cherchera les causes, et l'on recommandera contre les catarrhes de l'estomac, de l'intestin et des voies biliaires une alimentation légère, liquide et dépourvue de matières grasses (lait), l'emploi de l'eau de Carlsbad ou de Marienbad, ou le bicarbonate de soude (form. 82). Le traitement symptomatique consistera à régulariser les garde-robes (form. 102), à exciter la sécrétion urinaire (form. 16), à calmer le prurit de la peau par des bains chauds. On a parfois obtenu de bons résultats par l'usage de bains de pieds chauds avec quatre cuillerées d'eau régale sur un seau d'eau.

B. — Ictère du sang, ictère hématogène.

On n'est pas encore bien renseigné sur la façon dont se produit la décomposition des globules du sang et la métamorphose de la matière colorante du sang en matière colorante de la bile. On a observé cet ictère en particulier dans certaines intoxications (inhalations d'éther et de chloroforme), dans la pyohémie et les affections puerpérales, dans la fièvre typhoïde et dans d'autres maladies graves. L'ictère qui se développe à la suite de l'intoxication par le phosphore n'est plus considéré comme un ictère hématogène, mais comme un ictère mécanique produit par un catarrhe des conduits biliaires les plus fins, car, dans ce cas, ces conduits sont obstrués par des masses de mucus.

La coloration jaune est la même que celle de l'ictère mécanique, le foie est également jaune, mais l'on ne trouve nulle part un obstacle à l'écoulement de la bile; le sang contient des matières colorantes de la bile et des acides biliaires, les matières fécales sont faiblement décolorées ou présentent une coloration normale.

Les symptômes sont : une dépression considérable, une forte fièvre avec frisson initial, une coloration jaune de la peau, une coloration verte de l'urine et l'absence d'acides biliaires dans ce liquide, un aspect normal des matières fécales; souvent on observe de l'albuminurie et des hémorrhagies intestinales. Le malade perd rapidement connaissance et meurt au bout de quelques jours au milieu de symptômes typhiques.

La guérison est impossible.

§ 13. Calculs biliaires, coliques hépatiques.

ANATOMIE PATHOLOGIQUE. — Les calculs biliaires peuvent s'observer dans les branches du canal hépatique, où ils forment des masses sombres friables, mais on les trouve surtout dans la vésicule biliaire. Les calculs qu'on trouve dans la vésicule biliaire sont composés de *cholestérine* et ont un aspect blanchâtre et une surface légèrement granulée ; ils sont constitués par différentes couches, ou bien ils renferment un noyau de pigment calcifié et d'acide choloïdique et présentent des dimensions variant entre celles d'un haricot et celles d'un œuf de poule ; d'autres fois les calculs ne contiennent pas de cholestérine, ou au moins n'en contiennent-ils-que très peu, et ils forment alors des granulations petites, noires, brillantes. Ces calculs sont souvent en assez grand nombre et sont ordinairement libres dans la vésicule biliaire.

Étiologie. — La façon dont se développent les calculs n'est pas encore bien connue. Ils paraissent avoir pour origine une stagnation de la bile et une décomposition de ce liquide par des matières catarrhales.

Quelquefois le noyau du calcul est formé par un corps étranger (un noyau de prune, des ascarides, des débris de distomes). Les calculs produisent assez souvent une rétraction de la vésicule biliaire et des ulcères sur les parois de cette vésicule. Il arrive fréquemment que des calculs arrivent par le canal cystique et le canal cholédoque dans l'intestin et s'arrêtent assez longtemps dans le conduit biliaire. Dans certains cas le calcul provoque, par voie d'ulcération, la rupture du canal cholédoque et de la vésicule biliaire.

Symptomes. — L'existence de calculs dans la vésicule biliaire n'est signalée par aucun symptôme caractéristique, la plupart des malades ne se doutent même pas qu'ils sont porteurs de calculs. Quelquefois il y a des sensations analogues à celles de la cardialgie et un colorit hépatique. Souvent le malade rejette des calculs par les selles sans rien ressentir.

Lorsqu'un calcul considérable passe par le canal cystique et par le canal cholédoque, il provoque souvent des *coliques hépatiques*, douleurs très vives, aiguës, térébrantes, qui se ressentent au niveau de la vésicule biliaire et sont ordinairement accompagnées de vomissements ; ces coliques ont une apparence très grave. Dès que le calcul est arrivé dans le duodenum, les douleurs disparaissent subitement, et on peut trouver le calcul dans les garde-robes.

Il n'est pas toujours facile de reconnaître la nature de l'attaque, aussi est-il très important, au point de vue du diagnostic, de s'assurer si la vésicule biliaire est dilatée et si le malade a déjà rejeté antérieurement des calculs au milieu de symptômes analogues. Parfois l'on peut constater par la palpation l'existence de calculs dans la vésicule biliaire, mais cette manœuvre est très douloureuse.

TRAITEMENT. — Pendant l'accès on calmera les douleurs par des injections sous-cutanées de morphine et par le chloroforme, qui facilite le passage du calcul en relâchant les fibres musculaires du conduit biliaire ; les bains chauds et les cataplasmes narcotiques pourront être d'une certaine utilité. Pour combattre les vomissements, on fera avaler au malade des morceaux de glace et de l'eau de seltz. L'exagération des mouvements péristaltiques favorise, d'après certains auteurs, le passage du calcul, aussi pourra-t-on prescrire de légers purgatifs.

Après l'attaque, on pourra recourir, si la digestion est bonne, au remède de Durand (form. 12) pour dissoudre les calculs, ou bien on enverra les malades à Carlsbad ou à Marienbad, à Vichy, dont les eaux diluent la bile et favorisent la sortie des calculs.

CHAPITRE V

MALADIES DE LA RATE

§ 1. Hypérémie et gonflement aigu de la rate.

ANATOMIE PATHOLOGIQUE. — La *rate hypérémiée* est gorgée de sang, hypertrophiée, mais ne présente pas d'autres altérations de la texture. Le gonflement disparaît au bout de quelques jours. Quelquefois, lorsque la rate est trop gonflée, on observe des ruptures de cet organe suivies de péritonite.

Dans le *gonflement aigu de la rate,* cet organe augmente également de volume, mais l'augmentation a pour point de départ la production en masse de globules blancs et de noyaux ; le gonflement aigu de la rate s'accompagne souvent d'hypérémie de cet organe.

ÉTIOLOGIE. — Cette affection s'observe surtout dans la fièvre typhoïde, dans la fièvre intermittente, dans les maladies pyohémiques, dans la cirrhose du foie et dans la pyléthrombose. On trouve souvent aussi le gonflement aigu de la rate dans les formes malignes de pneumonie et d'exanthèmes aigus.

SYMPTOMES. — La rate forme une tumeur résistante qui dépasse le rebord des côtes, son extrémité supérieure s'élève au-dessus de la 9e côte : on reconnaît ces changements par la matité à la percussion et en introduisant la main sous le rebord des côtes avant et après une profonde inspiration. Ce n'est que par exception que l'on observe une douleur un peu vive, tout au plus y a-t-il un peu de sensibilité à la pression.

TRAITEMENT. — L'hypérémie et le gonflement aigu cèdent à l'emploi des remèdes prescrits contre la maladie primaire : quinine contre la fièvre intermittente, fer contre l'anémie, etc.

§ 2. Gonflement chronique de la rate.

ANATOMIE PAHOLOGIQUE. — La rate présente parfois une augmentation de volume très considérable, elle peut avoir 30 à 40^{ctm} de longueur, 20 à 25^{ctm} de largeur et un poids de 5-10 kilogrammes. Sa substance est dure comme du bois, la capsule est épaissie. A la coupe, on trouve tantôt un développement exagéré du réticulum, tantôt une hypertrophie des corpuscules de Malpighi, d'autres fois les deux parties constituantes de la rate sont augmentées.

ÉTIOLOGIE. — Cette affection s'observe ordinairement à la suite de la leucémie, des lésions organiques du cœur, de la fièvre intermittente, de la syphilis, des stases du sang dans la veine porte consécutives à la cirrhose du foie, etc. Les gonflements les plus considérables sont produits par la leucémie.

SYMPTÔMES. — Ordinairement on ne trouve comme symptômes, que la matité produite par l'augmentation du volume de la rate et la tuméfaction de cet organe, tuméfaction dure et que l'on peut sentir à la palpation, il n'y a point de douleur. Outre ces symptômes, on observe généralement une coloration livide du visage, de l'amaigrissement, de l'hydropisie, mais ces caractères appartiennent à la maladie primaire. Le gonflement chronique de la rate peut persister pendant des années et n'est pas par lui-même une cause de mort.

TRAITEMENT. — Lorsque le gonflement est d'origine

syphilitique, on recourra à l'iodure de potassium, s'il se
produit dans le courant d'une fièvre intermittente, à la
quinine ou mieux au quinquina (form. 41), lorsqu'il
existe une diathèse, on prescrira les préparations ferrugineuses et les fortifiants. On pourra également employer
l'électricité, les compresses d'eau glacée, les douches
froides, les vésicatoires.

§ 3. Dégénérescence amyloïde, rate lardacée.

Cette dégénérescence se produit dans les mêmes conditions étiologiques que celle du foie. La rate est hypertrophiée, ses bords sont arrondis, et elle est constituée
à l'intérieur par une masse homogène, cireuse, pauvre
en sang, qui présente la même réaction que le foie lardacé.
Les symptômes sont les mêmes que ceux du gonflement
chronique de la rate; le diagnostic s'établira sur l'existence d'une cause quelconque pouvant produire la dégénérescence amyloïde.

§ 4. Infarctus hémorrhagique de la rate.

Tandis que les inflammations primaires de la rate sont
très rares, on observe au contraire très souvent des infarctus, c'est-à-dire des foyers ayant la forme de coins à
sommet dirigé vers le tube. Ces foyers sont nettement
limités; ils sont d'abord de coloration rouge brunâtre,
durs, homogènes, plus tard ils se décolorent et sont souvent résorbés en partie. Le gonflement de la rate est en
proportion des dimensions du foyer.

ÉTIOLOGIE. — Les infarctus sont produits par l'arrivée
dans la rate de caillots provenant du cœur (endocardite,
lésions organiques) ou d'un anévrysme de l'aorte. Les infarctus observés dans le courant d'une fièvre typhoïde,
d'une pneumonie grave, d'une affection pyohémique ont
plutôt une thrombose produite par la faiblesse du cœur

comme point de départ, qu'une embolie introduite dans la rate par le courant sanguin.

SYMPTOMES. — Ils sont ordinairement indécis : douleurs dans la région splénique, souvent gonflement de la rate, vomissements. On observe très souvent des frissons et en même temps des embolies dans les reins, (albuminurie). On attribuera ces phénomènes à un infractus de la rate, s'il existe un foyer d'embolies.

TRAITEMENT. — Il est symptomatique, on prescrira des compresses froides et des sangsues contre les douleurs, la quinine contre les frissons, etc.

LIVRE V

MALADIE DE L'APPAREIL URINAIRE.

—

CHAPITRE PREMIER

MALADIES DES REINS

§ 1. Péri et paranéphrite.

Anatomie pathologique et étiologique. — Dans le mal de Bright il se développe des adhérences entre la capsule du rein et le rein, dans la syphilis, la pyélonéphrite et la tuberculose des reins on observe des épaississements de cette capsule (*Périnéphrite*).

Dans le tissu cellulaire qui entoure les reins il se produit souvent, à la suite de contusions de la région des reins, ou par extension d'un abcès du psoas ou du bassin, ou par suite de rupture d'un abcès du rein, une inflammation phlegmoneuse (*paranéphrite*), qui suppure bientôt et forme un abcès considérable ; cet abcès fait irruption au dehors dans la région des lombes, près du ligament de Poupart ou s'ouvre dans l'intestin, dans la la plèvre, etc.

Symptomes. — La *paranéphrite* se manifeste d'abord par une douleur siégeant d'un côté au niveau du rein.

Cette douleur est spontanée, augmente à la pression et s'accompagne de vomissements et de fièvre. L'urine est rouge et souvent le malade ressent des besoins fréquents d'uriner. Bientôt il se produit des frissons, et on voit se développer, au niveau du rein malade, une tumeur pâteuse, œdémateuse, qui prend une coloration rouge et devient fluctuante lorsque le pus doit faire irruption sur ce point. La guérison arrive ordinairement après la sortie du pus.

Traitement. — On essaiera au début d'empêcher la suppuration par l'application de sangsues, de compresses d'eau glacée ; lorsque la formation du pus sera annoncée par des frissons, on ordonnera des cataplasmes chauds, et, lorsqu'on sentira de la fluctuation, on ouvrira un passage au pus au moyen d'une incision ou avec un trocart.

§ 2. Hypérémie des reins.

Anatomie pathologique. — Les reins sont légèrement hypertrophiés, la capsule se détache facilement, les vaisseaux sanguins sont gorgés de sang et donnent aux reins une coloration rouge-sombre. Si l'hypérémie n'est que passagère, il n'existe pas d'autres changements dans le parenchyme : par contre les hypérémies, qui ont pour origine des stases sanguines fréquentes et prolongées, donnent à la substance rénale (corticale et tubuleuse) une teinte rouge et provoquent un accroissement du tissu conjonctif interstitiel, des dilatations variqueuses des veines et des épaississements de la capsule de Malpighi ; le rein est alors plus dur qu'à l'état normal (*induration cyanotique*).

Étiologie. — L'hypérémie des reins est produite tantôt par congestion : au début d'une inflammation des reins, à la suite de l'emploi de diurétiques très actifs, tantôt par stase du sang : dans les maladies du cœur et des poumons (insuffisance mitrale, emphysème pulmonaire, etc.).

SYMPTOMES. — L'hypérémie *congestive* est caractérisée par une augmentation de la quantité de l'urine ; cette augmentation est produite par une exagération de la pression sanguine, l'urine qui, lorsque cette pression est normale, est aqueuse, contient, lorsque la pression est forte, du sang, de l'albumine et même des cylindres fibrineux. Souvent on observe de violentes douleurs dans la région des reins.

Les symptômes de l'hypérémie *par stase* sont une diminution de la quantité d'urine sécrétée et une augmentation de la quantité d'urée contenue dans l'urine, ce liquide paraît saturé d'urée et chargé de sédiments. On observe en outre d'autres symptômes indiquant une stase dans le territoire de la veine porte : vertige, gonflement du foie et de la rate, hémorrhoïdes.

Ces phénomènes auront une importance toute particulière pour le diagnostic, si l'on constate l'existence d'une cause pouvant provoquer l'hypérémie des reins.

TRAITEMENT. — On cherchera surtout à combattre les causes de l'hypérémie. Si l'hypérémie est congestive, on calmera l'irritation du cœur, on évitera d'employer les diurétiques très actifs, on recommandera les émollients (tisane de graine de lin) ; lorsque l'hypérémie a une stase sanguine pour point de départ, on cherchera tantôt à produire une compensation, dans le cas de lésions du cœur, au moyen de la digitale (form. 48) et des compresses d'eau froide, dans le cas d'emphysème pulmonaire le malade expirera dans l'air raréfié et inspirera dans l'air comprimé, ou bien on diminuera la tension du sang dans la veine porte par l'emploi des drastiques (form. 34, 107) ou par l'action produite sur l'intestin et les reins par un mélange de nitrate et de tartrate de potasse (form. 76).

§ 3. Hémorrhagie des reins.

Ces hémorrhagies sont assez fréquentes, le sang s'épanche tantôt dans le parenchyme des reins, tantôt sous la capsule. Les épanchements sont ordinairement capillaires et se rencontrent dans les pyramides. Dans la plupart des cas le sang fait irruption dans un canalicule urinaire et est évacué avec l'urine.

ÉTIOLOGIE. — Les causes les plus fréquentes sont des coups ou d'autres traumatismes dans la région des reins, des calculs rénaux, des congestions très fortes, une fluxion collatérale consécutive à des hémorrhoïdes, la suppression de la menstruation, etc.

SYMPTOMES ET DIAGNOSTIC. — Le sang qui provient des reins est toujours mélangé intimement avec l'urine. La manière la plus facile de reconnaître le sang, même en petite quantité, dans l'urine, est de filtrer l'urine à travers du papier et d'examiner au microscope le résidu. On reconnaît alors facilement les globules du sang isolés à leur couleur légèrement brunâtre et à leur forme, lorsqu'ils sont en grand nombre ils sont accolés et forment des piles pareilles à des rouleaux d'argent. L'urine sanglante contient toujours de l'albumine en proportion du sang qu'elle renferme.

TRAITEMENT. — Lorsque les hémorrhagies rénales sont abondantes, on recourra à la glace appliquée dans la région des reins, dans tous les cas on évitera tout ce qui peut produire une irritation des reins. Pour l'usage interne on emploiera le tannin (form. 114) et le perchlorure de fer (form. 56) de préférence à tous les autres styptiques.

§ 4. Catarrhe des reins.

ANATOMIE PATHOLOGIQUE. — Le catarrhe des reins occupe les canalicules urinaires droits, les glomérules et les capsules de Malpighi ne présentent qu'une hypérémie plus ou moins prononcée. Les cellules épithéliales des canalicules urinaires droits prolifèrent, et, si l'on comprime une pyramide, on voit sortir des papilles une masse terne, abondante, composée de nombreuses cellules épithéliales. On trouve souvent aussi dans les tubuli des cylindres de fibrine. Lorsque le catarrhe est très prononcé (comme dans le choléra), la prolifération épithéliale s'observe aussi sur les canalicules enroulés, et alors les reins sont dans la plupart des cas notablement hypertrophiés. Les cellules épithéliales qui se sont détachées sont souvent plus ou moins infiltrées de graisse.

ÉTIOLOGIE. — Cette maladie est produite par l'irritation des reins par les cantharides, le copahu et l'huile de thérébentine, par le refroidissement, par des concrétions dans les bassinets, enfin par certains poisons morbides tels que ceux de la scarlatine, du choléra, de la variole, du typhus. On peut aussi l'observer à la suite de la blennorrhagie chronique, par extension de l'inflammation à la vessie, aux uretères, aux bassinets et aux canalicules urinaires droits.

SYMPTOMES. — La maladie présente ordinairement les symptômes d'une fièvre catarrhale : frissons répétés, affaissement, sensation de pression ou douleur dans la région sacrée. L'urine est rare, mais elle reste acide et contient une grande quantité de cellules épithéliales, des cylindres épithéliaux et gélatineux, de l'albumine et souvent même du sang. Ces phénomènes disparaissent ordinairement au bout de quelques jours. Dans certains cas (par exemple lorsque le catarrhe est d'origine blennorrhagique) la maladie devient chronique, ou bien il se produit des altérations interstitielles, et alors le catarrhe simple fait place au mal de Bright.

TRAITEMENT. — On éloignera toutes les substances pouvant produire une irritation des reins ; lorsqu'il y a des stases d'urine par suite d'un rétrécissement des voies urinaires d'origine blennorrhagique, on les fera disparaître au moyen de la sonde ; lorsque le catarrhe des reins est consécutif à un refroidissement, on emploiera les sudorifiques. Le catarrhe qui accompagne les maladies infectieuses disparaît presque toujours avec la maladie primaire ; si l'urine n'est sécrétée qu'en petite quantité pendant un temps assez long, on recommandera au malade de boire beaucoup de limonade, d'eau de seltz ou de Bilin, afin de débarrasser les canalicules urinaires des cellules épithéliales qui y sont accumulées.

§ 5. Mal de Bright, néphrite diffuse.

La maladie frappe toujours les deux reins, mais elle est quelquefois plus avancée sur l'un que sur l'autre ; elle consiste d'abord en une pullulation cellulaire dans le tissu conjonctif qui sépare les canalicules urinaires, plus tard il se développe un tissu conjonctif très dur et les reins s'atrophient. Dans la plupart des cas l'affection a pour point de départ le tissu conjonctif interstitiel, dans quelques cas rares elle procède de l'épithélium des canalicules urinaires et n'envahit que plus tard le tissu conjonctif interstitiel, la première forme constituera le *mal de Bright primaire*, tandis qu'on pourra donner à la seconde le nom de *mal de Bright secondaire*.

A. — Mal de Bright primaire.

ANATOMIE PATHOLOGIQUE. — Au début le tissu conjonctif interstitiel est infiltré de globules blancs en grande quantité, et on observe une augmentation de volume des reins. La capsule rénale se détache facilement, la surface des reins est lisse et grisâtre. A la coupe on voit que la substance corticale a doublé, quelquefois même triplé de volume, et l'on constate l'existence de traînées blanches alternant avec d'autres traînées un peu plus larges et d'aspect gélatineux. Les traînées blanches sont formées par des canalicules flexueux, entre lesquels on trouve la substance fondamentale dilatée par une infiltration cellulaire ; les traînées gélatineuses sont constituées par des canalicules droits et la substance fondamentale moins altérée. Les vaisseaux sanguins sont d'abord injectés, plus tard on les trouve tout à fait vides par suite de compression. L'épithélium des canalicules flexueux étant privé de sang artériel, subit la dégénérescence graisseuse et disparaît.

Si la guérison n'arrive pas, il se développe plus tard du tissu conjonctif fibrillaire dans les interstices, et lorsque ce tissu se rétracte, le rein diminue considérablement de volume. Dans cette période, la capsule est très adhérente, la superficie du rein est recouverte de saillies de la grosseur d'un grain de semoule jusqu'à celle d'un pois (*atrophie granulaire*), la substance corticale ne forme plus qu'une traînée mince, dure et rude, les canalicules urinaires et les glomérules n'existent presque plus.

Dans certains cas on n'observe les changements que nous venons d'indiquer que sur le tissu interstitiel des glomérules. Cette forme se rencontre surtout dans la période de desquamation de la scarlatine ; les glomérules sont remplis de corpuscules lymphoïdes qui produisent une compression des vaisseaux des glomérules, et souvent la sécrétion urinaire est complètement abolie.

ÉTIOLOGIE. — Les causes du mal de Bright primaire sont à peu près inconnues ; on donne comme telles le refroidissement, la goutte, le rhumatisme articulaire, les excès d'alcool, les intoxications saturnines.

SYMPTOMES. — Cette maladie passe quelquefois tout à fait, inaperçue et l'on est tout étonné de trouver sur le cadavre les reins atrophiés. Dans la plupart des cas la maladie débute par un besoin d'uriner se répétant trois ou quatre fois dans une nuit, l'urine évacuée dans les vingt-quatre heures est bien plus abondante qu'à l'état normal ; cette urine est pâle, à reflet verdâtre, elle contient de l'*albumine* et une grande quantité de globules blancs et de cylindres hyalins, ainsi que des globules rouges lorsque la tension du sang est considérable ; on n'y trouve que très rarement des cellules épithéliales. Plus tard, les globules blancs que l'on rencontre dans l'urine sont infiltrés de graisse, quelquefois même on voit des amas de cellules graisseuses.

En dehors de ces symptômes on observe encore, dans le mal de Bright, des palpitations du cœur, du vertige, de l'accélération du pouls et de l'*hypertrophie du cœur*, si la maladie dure déjà depuis quelque temps. Dans la moitié des cas environ il se produit de l'hydropisie peu après le début de la maladie ; l'hydropisie est d'abord modérée et ne consiste qu'en un œdème léger de la face et des chevilles ; ce n'est que vers la fin de la maladie qu'elle devient générale.

Il n'est pas rare de voir se développer, dans le courant d'une néphrite interstitielle, des symptômes *urémiques* produits par la rétention dans le sang des parties constituantes de l'urine. Ces symptômes sont : des maux de tête, des vomissements, de la faiblesse de la vue (rétinite apoplectique), des convulsions partielles ou générales et des pertes de connaissance ; souvent la mort arrive au milieu d'une attaque convulsive.

B. — Mal de Bright secondaire.

ANATOMIE PATHOLOGIQUE. — Au début, les cellules épithéliales des tubuli sont troubles, elles se remplissent d'une substance albuminoïde qui les gonfle, et elles remplissent complètement les canalicules urinaires. Les reins sont volumineux, leur capsule se détache facilement, leur surface est lisse, d'un rouge sombre ; à la coupe on voit la couche corticale épaissie, hypérémiée et parsemée de points rouges correspondant aux corpuscules de Malpighi hypérémiés. Bientôt les épithéliums sont frappés de dégénérescence graisseuse, la surface des reins devient jaunâtre, la consistance de ces organes est pâteuse ; lorsqu'on fait une incision la lame du couteau est recouverte de graisse, l'hypérémie primitive de la substance corticale a fait place à l'anémie, les reins restent hypertrophiés. Dans la plupart des cas la mort arrive pendant cette période ; dans certains cas la dégénérescence graisseuse des épithéliums est accompagnée de proliférations de tissu conjonctif dans le tissu interstitiel, et l'on trouve sur le cadavre ces deux altérations, celle de la néphrite épithéliale et celle de la néphrite interstitielle. Les reins restent volumineux même au moment de la prolifération interstitielle.

ÉTIOLOGIE. — Les causes probables sont : le refroidissement, les excès d'alcool, les fièvres paludéennes, les intoxications par le phosphore, l'acide sulfurique et l'arsenic, la scarlatine.

SYMPTOMES. — Le malade éprouve d'abord de légers mouvements fébriles (frissons, lassitude, maux de tête) et un besoin fréquent d'uriner ; la quantité d'urine évacuée est *très faible*. L'urine est très rouge à cause du sang qu'elle contient ; elle renferme en outre de l'albumine, des cellules épithéliales et des cylindres (gélatineux et épithéliaux). La région des reins est ordinairement douloureuse à la pression. Bientôt on voit se développer un œdème de la face et de l'*ascite*.

Lorsque la maladie doit se terminer par la guérison, l'urine devient plus abondante et renferme moins de sang ; lorsque la terminaison est fatale, l'urine reste rare, les cellules épithéliales qu'on y trouve présentent les signes de dégénérescence graisseuse, l'hydropisie se généralise, devient considérable, et le malade meurt habituellement au bout de quelques semaines ou de quelques mois.

TRAITEMENT DES DEUX FORMES DU MAL DE BRIGHT.
— Les deux formes présentent un caractère inflammatoire et dans chacune d'elles on observe de l'hypérémie
au début ; on prescrira par conséquent, dans la première
période de la maladie, des sangsues appliquées dans la
région sacrée, et, comme dérivatifs, de légers purgatifs
(infusion de feuilles de séné). Lorsque la maladie devient
chronique, et qu'on reconnaît à la disparition des globules du sang contenus dans l'urine que la tension du
sang a diminué dans les reins, on abandonnera les antiphlogistiques et on cherchera, en déterminant des sueurs
abondantes (bains chauds après lesquels on enveloppera
le malade de couvertures de laine chaudes, chlorhydrate
de pilocarpine), à produire une dérivation sur la peau, à
diminuer l'hydropisie et à soulager les reins. Dans certains cas d'hydropisie consécutifs à la scarlatine et accompagnés d'albuminurie opiniâtre, j'obtins de bons résultats
de l'emploi de l'eau de Bilin. Lorsque le mal de Bright
se développe chez des buveurs, on ordonnera l'iodure de
potassium. Si tous ces moyens restent sans effet, et si
l'hydropisie est très prononcée, on fera des incisions sur
la jambe, afin de permettre au liquide de s'écouler.

Lorsqu'il se produit des symptômes urémiques, on
fera une saignée, et si le malade est déjà très épuisé,
on emploiera les dérivatifs et les sangsues appliquées
sur le front.

§ 6. Néphrite suppurée.

ANATOMIE PATHOLOGIQUE ET ÉTIOLOGIE. — La suppuration occupe le tissu interstitiel ; elle ne frappe généralement qu'un seul rein, et apparaît à la surface du rein
sous forme de points jaunes isolés, à la coupe sous celle
de traînées jaunes suivant la direction des tubuli. Ses
causes sont : l'extension aux canalicules urinaires d'une
inflammation catarrhale de la vessie ou du bassinet (par
suite de stagnation d'urine, de calculs, etc.), parfois un

traumatisme de la région lombaire ; d'après Klebs, l'arrivée dans les tubuli de champignons ferments (*néphrite parasitaire*). Dans les tubuli et dans la substance interstitielle on trouve des globules du pus à côté d'une dégénérescence graisseuse des épithéliums. Plus tard il peut arriver qu'un ou plusieurs abcès s'enkystent, ou que le pus fasse irruption au dehors, mais, dans la plupart des cas, les abcès se fusionnent et la capsule du rein est transformée en une poche épaisse, fibreuse, remplie de pus.

Symptomes. — Dans les cas aigus (à la suite de traumatismes, de calculs rénaux), la première période de la maladie est caractérisée par une fièvre assez forte avec frisson initial, par de violentes douleurs dans la région lombaire, s'irradiant le long des uretères et arrivant jusqu'à l'orifice du canal de l'urèthre, où elles produisent une sensation de brûlure, par des besoins fréquents d'uriner, par l'évacuation d'une urine *sanglante*, mais acide, rare et contenant de l'albumine. Quelquefois on observe, en outre, des symptômes typhoïdes produits par l'urémie (coma, délire). Dès que la suppuration se développe (deuxième période), on observe des frissons répétés, une fièvre hectique, parfois on constate à la palpation l'existence d'une tumeur fluctuante dans la région des reins. La mort arrive par épuisement.

Dans certains cas, la maladie affecte une marche chronique, et l'on trouve comme principaux symptômes, en dehors de phénomènes locaux très modérés, des frissons répétés et une fièvre hectique.

Traitement. — Dans la première période on emploiera les ventouses scarifiées, et ensuite les cataplasmes chauds appliqués sur la région lombaire, les bains chauds, après lesquels on enveloppera le malade de couvertures de laine chaudes ; on cherchera à rendre l'urine plus ténue (eau de Wildung, de Bilin). Dans la période de suppuration on prescrira la quinine contre les frissons, les bains chauds, un régime fortifiant.

§ 7. Infarctus du rein (nephritis embolica).

ANATOMIE PATHOLOGIQUE ET ÉTIOLOGIE. — Il n'est pas rare de rencontrer dans les reins des infarctus assez considérables, consécutifs à une endocardite ou à une lésion organique du corps. Ces infarctus peuvent occuper tout un cône du rein, ils sont en forme de coin, la b se est à la périphérie et le sommet est situé à l'endroit où la substance corticale et la substance médullaire sont en contact. Lorsque ces infarctus ont pour origine une affection purulente, ils sont *petits*, de la grosseur d'une tête d'épingle, nombreux et ont pour cause immédiate une embolie, c'est-à-dire l'oblitération d'une artère. Les infarctus volumineux ont au commencement une couleur rouge sombre; ils sont durs, les vaisseaux qu'ils renferment sont remplis par une masse sanguine foncée homogène : il en est de même des canalicules urinaires; bientôt l'infarctus se décolore, devient d'un jaune intense, et il se forme autour de lui une zone hypérémiée ; le contenu se liquéfie, et la résorption se produit, et est suivie de rétraction et de cicatrisation; dans quelques cas rares l'infarctus est infiltré de globules du pus et se transforme en un abcès.

SYMPTOMES. — Les *petits* infarctus ayant pour point de départ une affection purulente passent inaperçus, leurs symptômes sont cachés par ceux de la maladie primitive. Quelquefois on trouve de l'albumine, du sang, des cylindres dans l'urine, et il y a des douleurs dans la région lombaire.

Lorsque, chez une personne atteinte de lésions organiques du cœur ou d'endocardite, il se produit soudainement de violentes douleurs dans la région lombaire, une diminution de la sécrétion urinaire et de l'albuminurie, on peut en conclure avec assez de vraisemblance qu'un infarctus *volumineux* vient de se former, surtout si, en même temps, la rate et le foie deviennent subitement douloureux et se gonflent, phénomènes qui indiqueraient la production d'accidents pareils dans ces organes.

TRAITEMENT. — On calmera l'action du cœur par la digitale, les douleurs locales au moyen de ventouses et de cataplasmes narcotiques, les besoins d'uriner par l'opium et la tisane de graine de lin.

§ 8. Dégénérescence amyloïde des reins.

Les causes de cette dégénérescence sont les mêmes que celles de la dégénérescence amyloïde du foie. Les réseaux vasculaires des corpuscules de Malpighi sont les premières parties du rein atteintes, ils se transforment en une masse amyloïde; la dégénérescence envahit ensuite les parois de tous les vaisseaux, ensuite les tubuli et les épithéliums des tubuli. Les reins deviennent volumineux, pâteux, ils ont une surface lisse, la substance fondamentale est jaunâtre et parsemée de points clairs, brillants comme des gouttes de rosée.

SYMPTOMES. — On observe des symptômes de cachexie, en outre on trouve dans l'urine un sédiment blanchâtre, rare, grumeleux, composé de cellules épithéliales ayant subi la dégénérescence graisseuse, la quantité d'urine sécrétée est diminuée et de plus ce liquide contient beaucoup d'albumine. Cette maladie coïncide presque toujours avec une affection du même genre du foie et de la rate.

TRAITEMENT. — Il consiste surtout à combattre l'état cachectique par un régime fortifiant. On peut employer l'iodure de potassium (Form. 75), qui, paraît-il, a donné de bons résultats dans certains cas.

§ 9. Cancer des reins.

ANATOMIE PATHOLOGIQUE. — Le cancer des reins est une maladie rare; il s'observe surtout chez les vieillards

et quelquefois chez les enfants. Il se présente ordinairement sous forme de tumeurs énormes, bosselées, renfermant de nombreux vaisseaux dilatés à parois épaissies;
ces tumeurs produisent assez fréquemment une fluctuation indistincte, due à la présence de sang extravasé ou
à un ramollissement des couches internes; cette fluctuation peut, dans certains cas, faire croire à l'existence
d'un kyste de l'ovaire au lieu d'un cancer. Le tissu des
reins est détruit par la tumeur, et l'on ne reconnaît plus
ni la substance corticale, ni la substance médullaire. Le
cancer des reins est *primaire*, procède de l'épithélium
des canalicules urinaires et ne frappe qu'un seul rein, ou
bien *secondaire*, métastatique, produit par l'arrivée dans
les reins, par voie d'embolie, de cellules cancéreuses
provenant d'un cancer de l'utérus, du foie ou de l'estomac,
ou par propagation directe d'un cancer occupant un
organe voisin; dans ce cas les deux reins sont attaqués.
Le cancer métastatique des reins coïncide souvent avec
des nodosités cancéreuses dans les poumons.

Symptômes. — Il n'est possible de reconnaître que des
cancers déjà volumineux, même quand il existe dans la
région lombaire des douleurs s'irradiant du côté de la
cuisse ou suivant les côtes inférieures, à la façon des névralgies intercostales. La tumeur cancéreuse est bosselée
et ne peut être déplacée; elle est séparée de la matité du
foie par la sonorité tympanitique du côlon. Dans presque
tous les cas on observe de temps en temps, surtout à la
suite d'ébranlement du corps, d'abondantes hémorrhagies
s'écoulant par les voies urinaires; le sang contient parfois
des parcelles cancéreuses. Si, à côté de ces symptômes,
on voit se développer une *cachexie cancéreuse*, le diagnostic sera facile. La mort arrive au bout de neuf mois
ou, au plus, de deux ans.

Traitement. — La guérison est impossible, aussi le
traitement sera-t-il purement symptomatique : soutenir
les forces du malade, calmer les douleurs au moyen de
l'opium, arrêter les hémorrhagies par des compresses

d'eau froide et au moyen du tannin, etc., telles seront les principales indications.

§ 10. Tuberculose des reins.

ANATOMIE PATHOLOGIQUE. — Il y a deux formes : la forme *disséminée*, qui fait partie de l'ensemble des symptômes de la tuberculose miliaire générale et qui est caractérisée par de petites nodosités grises répandues en grand nombre dans le parenchyme rénal, et la forme *localisée*, qui ne frappe ordinairement qu'un seul rein, débute par les papilles, de là s'étend aux cônes médullaires et envahit le reste de la substance rénale. Elle est caractérisée par des groupes de petits noyaux, qui sont bientôt atteints de dégénération caséeuse et qui, par des éruptions répétées, provoquent la caséification de toute la substance rénale. Finalement les reins ne forment plus qu'une masse caséeuse traversée par des cloisons de tissu conjonctif et entourée par la capsule rénale épaissie.

SYMPTOMES. — La tuberculose rénale localisée a seule de l'importance au point de vue pratique, elle est d'ailleurs assez rare. Ses symptômes sont tellement incertains que l'on peut tout au plus soupçonner son existence; ces symptômes sont : des douleurs dans la région lombaire, la tuberculose des testicules, la tuméfaction des reins et la présence de détritus caséeux dans l'urine. Mais ces symptômes sont rarement réunis de façon à indiquer nettement la tuberculose des reins. Cette maladie a une marche chronique.

TRAITEMENT. — Il n'est que symptomatique et a pour but principal de calmer les douleurs.

§ 11. Echinocoques dans les reins.

Ils s'observent assez fréquemment, et ordinairement dans un seul rein. Ils forment une vésicule mère simple

15.

accompagnée de vésicules filles et entourée par le parenchyme rénal condensé et transformé en tissu conjonctif.
Souvent la vésicule mère perfore le bassinet, il se produit
de l'hématurie, et les vésicules filles sont évacuees avec
l'urine.

APPENDICE

Maladie d'Addison, maladie bronzée.

Addison est le premier auteur qui démontra (1855)
qu'une accumulation particulière de pigment dans la
peau, accompagnée d'un état cachectique, était produite
par une altération des capsules surrénales. L'attention
est éveillee par une coloration brune (*couleur de sépia*),
qui ne s'observe d'abord que sur certains points du corps
(au cou, autour des yeux, sur les mains, etc.), mais qui
envahit peu à peu tout le corps, les malades maigrissent
d'une façon frappante, leur corps ne se développe plus,
ils présentent des troubles gastriques ; et au bout de
six mois ou d'un an la mort arrive subitement, dans la
plupart des cas, ou au milieu de phénomènes morbides
graves. Les causes de la maladie sont inconnues ; dans
quelques cas les parents étaient phthisiques.

A l'autopsie, on trouva, dans la moitié des cas environ,
une dégénération caséeuse des capsules surrénales, d'autres fois un carcinome ou une autre altération de ces
organes. Des recherches récentes ont appelé l'attention sur
des altérations du grand sympathique, surtout du plexus
cœliaque. Les connexions qui existent entre ces diverses
altérations et la coloration de la peau nous sont tout à fait
inconnues.

CHAPITRE II

MALADIES DES BASSINETS, DES URETÈRES ET DE LA VESSIE

§ 1. Dilatation du bassinet et de l'uretère.

ANATOMIE PATHOLOGIQUE ET ÉTIOLOGIE. — Il arrive assez souvent que les uretères et les bassinets soient considérablement dilatés par suite de stagnation d'urine. Ces stagnations sont occasionné s par des calculs arrêtés dans les uretères, par des échinocoques, par des rétrécissements inflammatoires ou par une compression extérieure. Le bassinet forme, lorsqu'il est seul dilaté, une poche contenant un liquide ordinairement clair (*hydronéphrose*), les calices sont distendus et ressemblent à de grosses vésicules ; finalement tout le parenchyme du rein disparaît par suite de compression, et l'organe a l'aspect d'un kyste volumineux. Les uretères peuvent se dilater au point d'avoir le calibre de l'intestin. A quelques exceptions près, la dilatation ne s'observe que d'un seul côté.

SYMPTOMES ET DIAGNOSTIC. — Lorsque la dilatation n'est que faible, elle n'occasionne point de symptômes marquants et ne peut être reconnue. Lorsqu'elle est considérable, on trouve dans la région du rein une tumeur, élastique, fluctuante, non douloureuse, qui change de volume selon l'état de la diurèse. L'urine ne présente aucune altération chimique, ne contient ni sang, ni albumine, et la quantité évacuée varie de temps en temps. On peut quelquefois assurer le diagnostic en endormant le malade et en introduisant la main dans le rectum.

TRAITEMENT. — Lorsque la dilatation a pour point de départ un calcul arrêté dans l'uretère, on cherchera à faire avancer le calcul en faisant boire abondamment le malade, et à calmer les douleurs par des cataplasmes chauds, des bains chauds et la morphine. Il faudra agir de façon à garder l'autre rein en bonne santé et combattre énergiquement les symptômes d'inflammation (douleur, albuminurie) qui pourraient s'y produire. On ne ponctionnera jamais la tumeur.

§ 2. Pyélite, inflammation du bassinet et des calices.

ANATOMIE PATHOLOGIQUE ET ÉTIOLOGIE. — L'*inflammation catarrhale* de la muqueuse du bassinet est produite souvent par l'extension d'un catarrhe de la vessie à l'uretère et au bassinet, plus rarement elle est idiopathique (consécutive à un refroidissement, etc.); lorsqu'elle est récente, on trouve la muqueuse du bassinet hypérémiée, gonflée, recouverte d'un enduit muco-purulent et assez souvent ulcérée. Dans les cas plus anciens et à marche chronique, la muqueuse est dure, épaissie, recouverte d'excroissances papillaires ou villeuses; ces dernières sont souvent incrustées de dépôts urinaires. Quelquefois le bassinet et les calices sont complètement remplis d'une matière cristalline, qui affecte leurs formes et qui ne laisse qu'un petit chemin pour le passage de l'urine, dont la sécrétion se fait presque toujours normalement.

Dans beaucoup de cas le catarrhe du bassinet est secondaire et consécutif à la formation de concrétions dans les canalicules urinaires, les calices et le bassinet; les calculs sont alors libres et présentent le volume d'un pois ou même celui d'une cerise (*Pyelitis calculosa*).

On observe quelquefois une pyélite *diphthéritique* à la suite d'affections purulentes produites par l'état puerpéral; cette pyélite est caractérisée par quelques taches jaunes sur la muqueuse; ces taches deviennent bientôt noirâtres, se mortifient et se détachent.

SYMPTOMES. — La pyélite *aiguë* se manifeste par une douleur violente spontanée, exagérée par la pression sur la région rénale et s'irradiant le long de l'uretère; par des vomissements, des besoins incessants d'uriner, et par l'évacuation d'une urine acide, rare, quelquefois sanglante et présentant des traces de pus et d'albumine. L'urine contient parfois une quantité considérable de sang, surtout dans la pyélite calculeuse. Ordinairement il existe aussi de la fièvre débutant par des frissons. Au bout de quelques jours les douleurs diminuent, etc.

Dans la pyélite *chronique*, l'urine est presque toujours abondante, contient du pus en assez grande quantité, mais reste toujours acide, même s'il existe en même temps un catarrhe de la vessie. Il se développe un léger prurit à l'orifice du canal de l'urèthre et des besoins fréquents d'uriner. Quelquefois on observe des symptômes d'hydronéphrose.

La pyélite se distingue du catarrhe de la vessie surtout par le siège de la douleur et par la réaction de l'urine, qui, dans le catarrhe de la vessie, est, au moins de temps en temps, alcaline et fétide, ce qui ne s'observe jamais dans la pyélite.

TRAITEMENT. — Contre la pyélite *aiguë* on recommandera l'application de ventouses, les injections locales de morphine, les boissons mucilagineuses (tisane de graine de lin, lait d'amandes), les dérivatifs, les compresses d'eau froide; on combattra les hémorrhagies considérables au moyen du perchlorure de fer (Form. 56).

Contre la pyélite *chronique* on emploiera le copahu, le cubèbe (trois fois par jour une cuillerée à thé), l'eau de Wildung, de Carlsbad et l'eau de chaux (trois fois par jour une cuillerée).

§ 3. Calculs rénaux, colique néphrétique.

ANATOMIE PATHOLOGIQUE. — Outre les concrétions qui se forment dans les bassinets et dans les calices, on trouve encore des dépôts de sels de l'urine, sous forme de petites masses amorphes, granuleuses, dans les canalicules urinaires, dans les épithéliums des canalicules et dans le tissu conjonctif interstitiel; dans ce dernier cas ils sont formés par des faisceaux de cristaux étoilés (*infarctus calcaires*). Lorsque l'affection est plus prononcée, on trouve des granulations blanchâtres répandues non-seulement dans la substance médullaire, mais aussi dans la substance corticale, qui de plus est granulée et rétractée (*rein des goutteux*).

Ces concrétions sont tantôt amorphes, finement pulvérulentes, ou semblables à du gruau (*dépôts graveleux*), tantôt elles ont les dimensions d'un pois et même d'une cerise; celles qui occupent les calices ont souvent l'aspect de pastilles à brûler, quelquefois même ces concrétions peuvent prendre la forme du bassinet; elles sont ordinairement inégales, très consistantes et imprégnées d'urée, ce qui leur donne une teinte brune.

ÉTIOLOGIE. — Les calculs rénaux s'observent surtout chez les enfants et chez les vieillards. L'hérédité a de l'influence sur leur production, les vins lourds et les aliments azotés pris en grande quantité y prédisposent chez des personnes menant une vie sédentaire. La façon dont se forment les calculs n'est pas bien connue; les uns admettent une diathèse (urique et oxalique), c'est-à-dire une tendance de l'organisme à produire de l'acide urique et de l'acide oxalique en excès et de les déposer dans les reins; d'après Scherer, il se développerait une fermentation acide ou alcaline qui produirait les dépôts dans les reins; d'après Meckel, il existerait un catarrhe spécifique provoquant le développement de calculs, mais toutes ces théories ne peuvent pas s'appliquer d'une façon générale aux différents modes de formation des calculs.

SYMPTOMES. — Dans beaucoup de cas les calculs rénaux, même volumineux, ne produisent pas d'altérations notables. Dans d'autres cas ils sont le point de départ d'une pyélite calculeuse, ou bien le malade rend par moment du sable dans ses urines et il peut se produire des symptômes d'irritation très légers, ou bien enfin on observe les *coliques néphrétiques*.

Ces coliques se manifestent lorsqu'un calcul considérable, dans son passage du bassinet à la vessie, s'est arrêté dans l'uretère. Les symptômes consistent en douleurs subites très violentes, partant d'un point de l'uretère et s'irradiant jusque dans le testicule du côté correspondant, et accompagnées de besoins incessants d'uriner. On observe ordinairement aussi des vomissements. Le malade est dans l'angoisse, il se roule dans son lit, son visage est couvert de sueur. La vessie est presque toujours vide, et le malade ne peut rendre que quelques gouttes d'une urine sanglante. Au bout de un à deux jours le calcul arrive dans la vessie, la douleur cesse soudainement et le malade se sent tout frais et dispos.

Il est important, au point de vue du diagnostic, de savoir si le malade a déjà rendu précédemment des graviers ou s'il a déjà eu des attaques de ce genre.

TRAITEMENT. — Aux goutteux on recommandera une alimentation végétale et l'eau comme boisson Si le malade a déjà rendu précédemment des graviers, on cherchera de temps en temps à provoquer l'évacuation de graviers au moyen du bicarbonate de soude (trois fois par jour une cuillerée à thé) ou de l'eau de Carlsbad ou de Vichy.

Pendant l'attaque on favorisera le passage du calcul par l'usage de l'eau de Wildung, de Bilin ou de Seltz bue en grande quantité ; on calmera les douleurs par des injections de morphine et des cataplasmes chauds, et au moyen de purgatifs drastiques on provoquera l'expulsion de matières fécales pouvant gêner la marche du calcul.

CHAPITRE III

MALADIES DE LA VESSIE

§ 1. Catarrhe de la vessie, cystite catarrhale.

A. — Catarrhe aigu.

ANATOMIE PATHOLOGIQUE. — La vessie est ordinairement revenue sur elle-même et contient peu d'urine, la muqueuse est injectée par places, surtout aux environs du col ; elle est ponctuée et recouverte d'un mucus purulent contenant parfois des bactéries ; dans les cas récents on ne trouve pas d'altérations considérables de la surface de la muqueuse, les épithéliums ne se détachent que lorsque le catarrhe dure déjà depuis longtemps.

ETIOLOGIE. — La cystite est occasionnée par des refroidissements du bas-ventre (surtout chez les femmes), par la propagation à la vessie d'une blennorrhagie du canal de l'urèthre, par l'introduction dans la vessie de sondes malpropres, par l'abus des cantharides et de la térébenthine, par des boissons entrant facilement en fermentation (moût, bière jeune).

SYMPTOMES. — Le malade se plaint d'une sensation de pression et de douleur dans la région de la vessie, la douleur s'irradie dans la direction du canal de l'urèthre ; l'évacuation de l'urine est douloureuse, le besoin d'uriner incessant ; et l'urine rendue est acide, contient du mucus, un peu de pus et présente, si on la laisse reposer, un sédiment léger, nuageux ou de petits caillots fibrineux; dans certains cas on observe des symptômes fébriles. La maladie guérit au bout de quelques jours, ou devient chronique.

TRAITEMENT. — Lorsque la cystite est consécutive à un refroidissement, on fera transpirer abondamment le malade dans son lit et on recommandera l'application de cataplasmes chauds sur la vessie; lorsqu'elle est produite par l'abus des cantharides, on laissera de côté tout remède pouvant irriter la vessie, etc. On calmera les douleurs par des bains chauds prolongés, par l'opium avec le lait d'amandes (Form. 19), par la tisane de graine de lin. Si la cystite a été provoquée par l'introduction d'une sonde malpropre dans la vessie, on fera une injection d'eau d'amidon avec quelques cuillerées d'acide phénique (2 0/0) au moyen de l'appareil d'Hégar.

B. — Catarrhe chronique.

ANATOMIE PATHOLOGIQUE. — Il est produit tantôt par extension d'une inflammation voisine (prostatite chronique), tantôt par une irritation provenant d'un calcul, ou bien il est consécutif à un catarrhe aigu négligé. La muqueuse est recouverte d'un mucus visqueux, gélatineux ou purulent; elle présente une coloration ardoisée, sa surface est souvent parsemée de villosités et d'excroissances (épaississements des fibres musculaires, *hypertrophie trabéculaire de la vessie*), entre lesquelles se trouvent des renfoncements (*diverticules*); toutes les tuniques de la vessie sont transformées en une masse rigide et considérablement épaissie. On rencontre aussi sur la muqueuse des *ulcères*, qui ont une grande importance; leur surface est inégale et s'incruste ordinairement de sels d'urine, ils gagnent souvent en profondeur et peuvent amener la perforation de la vessie. Si le catarrhe de la vessie est accompagné d'une paralysie de cet organe, l'urine s'accumule dans la vessie et devient fétide, ammoniacale.

Symptomes. — Les deux symptômes principaux sont :
1º une sensation de pression au niveau de la vessie;
2º l'évacuation avec l'urine d'une masse cohérente semblable à de la gelée, ou de pus. On observe souvent du
ténesme vésical léger et une dilatation de la vessie consécutive à la stagnation de l'urine; les malades n'ont généralement pas connaissance de cette stagnation et croient
avoir rendu toute leur urine. Ce n'est que par la percussion et par l'introduction d'une sonde qu'on saura
si la vessie est suffisamment vidée. Il arrive très souvent
que l'urine devienne trouble, fétide et répande une odeur
pestilentielle. De temps en temps la maladie s'aggrave.
Le catarrhe chronique est très opiniâtre et exige les plus
grands soins de la part du médecin.

Traitement. — Lorsque le catarrhe chronique n'est
pas trop ancien, on le combattra par l'eau de Wildung,
par les feuilles de busserole (form. 119), par le tannin,
par l'eau de chaux (3 fois par jour 1 cuillerée à bouche
dans de l'eau sucrée). Si le catarrhe depend d'une prostatite chronique, on recommandera au malade les eaux
de Kreuznach (Elisabethquelle) ou de toute autre source
iodée.

Lorsque le catarrhe chronique est ancien, la première
indication sera de vider plusieurs fois par jour la vessie
au moyen d'une sonde, afin que l'urine ne devienne pas
alcaline dans la vessie. Ensuite on pourra employer avec
succès les injections au moyen de l'appareil d'Hégar; on
injectera d'abord, si la vessie est trop sensible, une
simple décoction d'amidon, à laquelle on ajoutera plus
tard 1-2 cuillerées à thé de solution de tannin. Je n'accorde
que peu de confiance aux injections d'eau goudronnée,
de nitrate d'argent, etc.

§ 2. Tumeurs de la vessie.

Anatomie pathologique. — La tumeur la plus fréquente
est le *fibrome papillaire*, le fongus, le cancer villeux des

auteurs : ce fibrome est constitué par des groupes de villosités longues, minces, quelquefois incrustées de sels de l'urine ; ces villosités renferment des vaisseaux dilatés, qui donnent acilement lieu à des hémorrhagies, et sont recouvertes d'un épithélium polymorphe très abondant ; d'après Rokitansky, la base commune de ces villosités aurait une structure cancéreuse, opinion qui, d'après Klebs, n'est pas justifiée. Ces fibromes siègent surtout dans le trigone de Lieutaud.

Les véritables *cancers* de la vessie sont probablement toujours *secondaires*, produits par l'extension d'un cancer de la prostate, de l'utérus, du rectum. Ils forment au début des épaississements bosselés de la muqueuse ou des infiltrations plates très étendues de cette membrane ; ces altérations provoquent une hydronéphrose lorsqu'elles siègent près des orifices des uretères. Les néoplasies se décomposent et font place à de larges ulcérations, qui deviennent le point de départ d'hémorrhagies fréquentes et copieuses.

Les *tubercules* sont rares ; dans la plupart des cas ils s'ulcèrent rapidement et produisent les *ulcères lenticulaires*, dans les bords desquels on trouve encore des tubercules intacts.

SYMPTOMES. — Le *fibrome papillaire* occasionne des hémorrhagies très considérables, telles qu'on n'en observe que lorsqu'il existe des calculs, et produit rapidement une anémie très prononcée ; quelquefois le malade rejette avec l'urine des parties de villosités qui ont une grande importance pour le diagnostic, ainsi que l'épithélium polymorphe que l'on trouve en grande quantité dans l'urine,

On pourra supposer qu'il existe un *carcinome* de la vessie, lorsqu'un organe voisin est affecté d'une tumeur de ce genre et qu'on observe de la douleur et des hémorrhagies.

Les symptômes des *tubercules* nous sont inconnus. L'existence de tubercules dans les testicules pourra servir d'indication.

TRAITEMENT. — Il n'est que symptomatique et dirigé surtout contre les hémorrhagies et les douleurs.

§ 3. Hémorrhagies de la vessie (hæmaturia vesicalis).

Elles peuvent être produites par des lésions mécaniques de la muqueuse vésicale, par des irritations chimiques au moyen de cantharides, d'huile de térébenthine, etc., par des tumeurs (fibrome papillaire, carcinome), rarement par le typhus et la diathèsehé mophylique.

On distinguera le sang provenant de la vessie du sang provenant des reins par son mélange moins intime avec l'urine; on s'appuiera aussi, pour établir cette distinction, sur les conditions étiologiques que nous avons énumérées et sur les symptômes qui s'observent sur les organes en question. Lorsque le sang provient de la vessie, le malade rend presque toujours d'abord de l'urine claire et ensuite du sang presque pur. Lorsque le sang provient des reins, l'urine contient souvent des cylindres de sang, qui constituent un symptôme caractéristique des hémorrhagies rénales.

TRAITEMENT. — On arrêtera les hémorrhagies considérables par l'application de compresses d'eau glacée sur la région vésicale et, si les compresses n'agissent pas, par des injections d'eau glacée (50,0) avec du perchlorure de fer (12 gouttes) dans la vessie. Lorsque l'hémorrhagie sera arrêtée, il faudra procéder, le jour suivant, à l'expulsion des caillots contenus dans la vessie. Lorsque l'hémorrhagie est faible, on se bornera à prescrire le perchlorure de fer ou le tannin (Form. 56, 11).

§ 4. Calculs de la vessie, lithiase vésicale.

ANATOMIE PATHOLOGIQUE. — Les calculs de la vessie peuvent présenter les dimensions les plus variées, depuis celles d'un grain de sable très fin jusqu'à celles d'une pomme et même d'une tête d'enfant. On les distingue d'après leur composition chimique, et on leur donne les noms de :

Calculs d'urate, lorsqu'ils sont composés de sels d'acide urique. Ils sont durs, bruns et renferment parfois un noyau.

Calculs de phosphate, lorsqu'ils sont composés de phosphate de chaux et de phosphate ammoniaco-magnésien. Ils sont blancs ou gris-blanchâtres, peu consistants, semblables à de la pierre ponce et se cassent facilement.

Calculs d'oxalate, lorsqu'ils sont composés d'oxalate de chaux. Ils sont de couleur sombre, ont une surface inégale (calculs mûriformes) et une structure friable et stratifiée.

Calculs de cystine, lorsqu'ils sont composés de cystine. Ils sont gris-jaunâtres, mous comme de la cire, et en en examinant des parcelles au microscope on voit qu'elles sont constituées par des plaques à 6 faces.

On trouve aussi, mais rarement, des calculs de *carbonate de chaux* et de *xanthine*.

Les causes qui provoquent le développement de calculs sont peu connues, on sait seulement que des corps étrangers arrivés dans la vessie (cheveux, clous, etc.) ont été, dans beaucoup de cas, le point de départ de concrétions, et que des saillies anormales, proliférations papillaires, surface rude d'ulcères, etc., peuvent produire le même effet. Les conditions pathologiques ou chimiques qui provoquent par elles-mêmes la formation de calculs nous sont inconnues.

Symptomes. — Il n'est pas rare de voir des personnes avoir des calculs de la vessie sans en être incommodées. Dans d'autres cas le jet d'urine est subitement interrompu et le malade ne peut uriner qu'en changeant de position ; il a la sensation d'un corps étranger se trouvant dans la vessie ; l'urine est parfois sanglante, surtout à la suite d'ébranlements du corps, le malade se plaint de ténesme vésical et d'une douleur particulière qu'il ressent à la pointe du pénis, etc. Le diagnostic n'est certain que lorsque des calculs sont évacués avec l'urine ou que l'on constate, au moyen de la sonde, l'existence de concrétions de ce genre dans la vessie.

TRAITEMENT. — Il est le même que celui des calculs rénaux ; quelquefois on sera obligé de recourir à une opération chirurgicale.

§ 5. Anesthésie de la vessie, énurésie nocturne.

Cette maladie est très fréquente et est produite par une insensibilité de la muqueuse de la vessie ; l'urine s'accumule dans la vessie sans que l'enfant éprouve le besoin d'uriner. Si, de plus, le sommeil est très profond, il s'écoule dans le lit une quantité d'urine ordinairement assez considérable.

Les causes de cette infirmité sont inconnues.

TRAITEMENT. — Le meilleur moyen d'empêcher ces évacuations d'urine nocturnes est d'introduire une bougie dans la vessie, surtout le soir avant que le malade aille se coucher. On pourra aussi recommander les lotions d'eau froide sur les parties génitales, les bains de siège froids, la noix vomique avec le fer (form. 90), l'extrait aqueux de seigle ergoté (seigle ergoté 0, 3, poudre de noix vomique 0,02-0,1, sucre 0,5, 3 fois par jour un paquet) et l électricité.

§ 6. Paralysie de la vessie.

Les fibres musculaires de la vessie peuvent être paralysées, aussi bien les fibres longitudinales que le sphincter qui entoure le col de la vessie et dont les fibres sont transversales ; lorsque les fibres longitudinales sont seules paralysées, le malade n'a pas la force d'expulser l'urine et il se produit une stagnation de ce liquide (*ischurie paralytique*) ; lorsque le sphincter seul est paralysé, l'urine s'écoule goutte à goutte sans que le malade puisse l'empêcher (*incontinence d'urine, énurésie paralytique*) ; ces deux paralysies coexistent souvent, mais la paralysie du sphincter est moins prononcée, et ce muscle peut encore retenir une certaine quantité d'urine

Cette maladie tire son origine tantôt de l'état général du malade (paralysie générale [typhus], marasme sénile), tantôt d'une maladie de la moelle épinière (tabes dorsualis, aploplexie spinale), ou bien de lésions locales (contusion de la vessie pendant l'accouchement, etc.).

L'ischurie est assez souvent consécutive à l'arrêt trop prolongé de l'urine dans la vessie, mais dans ce cas elle n'est que momentanée.

TRAITEMENT. — On arrive rarement à améliorer l'état de la maladie. Les meilleurs moyens sont les injections d'eau froide dans la vessie et le cathétérisme pratiqué plusieurs fois par jour Il faudra toujours tenir compte de la facilité avec laquelle il se produit une stagnation d'urine chez des personnes ayant perdu connaissance et chez les vieillards ; aussi devra-t-on de temps en temps pratiquer le cathétérisme, même si l'on apprend que le malade a rendu de l'urine.

§ 7. Spasme de la vessie.

On désigne sous ce nom des douleurs violentes, constrictives, qui siègent au col de la vessie (périnée) et qui se produisent sous forme d'accès. Ces douleurs s'irradient dans la direction du canal de l'urèthre, sont accompagnées de ténesme vésical et n'ont pour point de départ qu'une exitation anormale des nerfs et non une altération organique (catarrhe, cancer, calculs) de la vessie. Le sphincter est contracté et l'urine ne peut être évacuée, *dysurie spasmodique*, ou ne l'est que goutte à goutte, *is-*

churie spasmodique. Lorsque le spasme s'arrête, le malade rend souvent une grande quantité d'urine.

ÉTIOLOGIE. — Les causes les plus fréquentes de cette affection sont : l'hystérie, l'irritation de l'intestin par des vers ou des matières fécales (surtout chez les enfants), l'irritation de la vessie par les cantharides, l'huile de térébenthine, les boissons en fermentation (vin nouveau, bière jeune), l'onanisme, les maladies des ovaires et de l'utérus.

TRAITEMENT. — Chez les enfants on mettra presque toujours fin au spasme en en éloignant les causes. On tirera de bons résultats de l'application sur la région vésicale de sachets remplis de fleurs de camomille, secs et chauds, et de l'emploi de bains chauds. Chez les hystériques on recourra à la quinine, à la valériane, à l'asa fœtida alternant avec l'opium et d'autres narcotiques.

APPENDICE

Spermatorrhée, pertes séminales excessives.

Les pertes séminales qui se produisent de temps en temps chez les jeunes hommes et qui sont accompagnées de sensations voluptueuses (*pollutions*) ne sont pas des phénomènes pathologiques, elles ont pour origine l'accumulation trop grande de sperme dans les vésicules séminales. Elles ne se transforment en maladie que lorsqu'elles se produisent presque toutes les nuits, ne sont plus accompagnées de sensations voluptueuses et sont suivies d'une lassitude générale ou d'un affaissement du corps (*spermatorrhée*).

La spermatorrhée consiste en un relâchement ou même en une paralysie des sphincters des vésicules séminales ; elle peut être consécutive à une paralysie locale ou à un état de faiblesse générale. Dans ce dernier cas on observe toujours une grande excitabilité de tout le système nerveux, et il suffit de faibles excitations matérielles (accumulation d'urine dans la vessie, des fèces dans le rectum) ou psychiques, à côté de l'état de faiblesse des muscles sphincters des vésicules séminales, pour provoquer l'évacuation du sperme.

TRAITEMENT. — Dans la plupart des cas on obtiendra la guérison par un régime fortifiant, par l'emploi de la noix vomique (form. 90) et par des lotions froides sur les parties génitales; ces derniers moyens seront mis en usage pour rendre leur force aux sphincters. On recommandera au malade de boire et de manger peu le soir, afin de ne pas trop remplir la vessie et l intestin, de dormir sur le côté, etc. Contre la spermatorrhée elle-même on emploiera la lupuline (form. 78) et on introduira des bougies dans la vessie.

LIVRE VI

MALADIES DES ORGANES GÉNITAUX
DE LA FEMME

§ 1. Hypérémie, hémorrhagie et inflammation des ovaires (oophorite).

ANATOMIE PATHOLOGIQUE ET ÉTIOLOGIE. — Les ovaires sont toujours congestionnés à l'époque des règles ; ils sont alors volumineux, ramollis, gorgés de sucs ; ils contiennent beaucoup de sang, surtout dans leur partie inférieure et postérieure, où les veines sont très hypérémiées. Cette hypérémie n'a aucune importance aussi longtemps qu'elle reste dans les limites physiologiques ; il en est de même des petites extravasations de sang dans les follicules qui s'observent au moment de la menstruation.

On peut considérer comme phénomènes pathologiques les hypérémies *congestives* considérables qui se produisent à la suite d'un arrêt subit de la menstruation ou d'une exagération du flux menstruel par suite de coït, etc. Les épanchements de sang dans les follicules sont alors plus considérables et peuvent former des *kystes sanguins* du volume d'une noix et même de celui d'un poing ; souvent le follicule se rompt et le kyste déverse son contenu dans la cavité abdominale, où il provoque une péritonite ou la formation d'un hématocèle rétro-utérin. Il y a d'autres hypérémies qui peuvent aussi être considérées comme phénomènes pathologiques, ce sont les hypérémies chroniques *par stase* qui s'observent chez les personnes atteintes de maladies du cœur et du foie; ces hypérémies donnent naissance à une hypertrophie du stroma des ovaires et occasionnent une augmentation de volume des ovaires.

Les inflammations des ovaires se produisant en dehors de l'état puerpéral sont plus rares qu'on ne l'admet généralement. Elles se rencontrent assez fréquemment dans le courant des maladies infectieuses, comme d'ailleurs d'autres inflammations parenchymateuses analogues; quelquefois elles accompagnent une périmétrite ou une péritonite, ou sont consécutives à un arrêt de la menstruation. Ces inflammations ne frappent généralement qu'un seul ovaire, elles sont tantôt *folliculaires* et donnent lieu à la destruction des follicules de Graaf, tantôt *interstitielles* et consistent en une infiltration cellulaire du tissu conjonctif interstitiel, se terminant par abcès ou par rétraction des ovaires.

L'oophorite *puerpérale* est la forme la plus fréquente; elle se propage par continuité ou par bond de l'utérus à l'ovaire, n'affecte généralement qu'un seul organe et se termine par infiltration purulente, par formation d'abcès ou par décomposition sanieuse de l'ovaire. Les abcès peuvent s'enkyster dans l'ovaire et persister pendant plusieurs mois ou même pendant plusieurs années, ils occasionnent ordinairement des adhérences très variées entre l'ovaire et les organes voisins (utérus, rectum, vessie); d'autres fois ils traversent le tissu ovarien et perforent la vessie ou le rectum. S'il ne se forme pas d'abcès, mais seulement une infiltration cellulaire du stroma ovarien, il peut se produire une résorption complète; mais on observe plus souvent une prolifération du tissu conjonctif interstitiel suivie de rétraction des follicules, l'ovaire est d'abord hypertrophié, mais il ne tarde pas à diminuer de volume et présente une surface rugueuse.

SYMPTOMES ET DIAGNOSTIC. — L'invasion des règles est toujours précédée par des douleurs ayant le caractère de coliques et disparaissant dès que les règles se produisent; on observe aussi à cette époque une sensibilité de la région ovarienne ; cette sensibilité n'existe pas dans les intervalles des règles et doit être rapportée, ainsi que la douleur, à l'hypérémie qui accompagne la menstruation. Lorsqu'il y a de l'inflammation, les douleurs sont bien plus fortes, par suite de l'extension de l'inflammation au revêtement péritonéal de l'ovaire ; elles s'irradient dans différentes directions; on peut aussi constater à la palpation, en examinant simultanément au travers des parois de l'abdomen et celles du vagin, l'existence d'une tumeur volumineuse, arrondie, douloureuse, siégeant à côté de l'utérus. On pourra soupçonner le développement d'abcès de l'ovaire, lorsque cet organe s'est gonflé à la suite d'une suppression des règles et que la tumeur s'accroît rapidement. Il est souvent difficile de distinguer un abcès de l'ovaire d'un kyste, car le kyste peut aussi être douloureux, à cause de l'inflammation de sa membrane d'enveloppe; une ponction même ne résoudra pas complètement la question, car la surface interne du kyste peut sécréter du pus, ce pus pourra remplir le kyste e lui donner l'apparence d'un abcès.

TRAITEMENT. — Dans le cas de congestion des ovaires on se bornera à prescrire le repos au lit et la tisane de camomille. Dans le cas d'inflammation on recourra, si elle est aiguë, aux sangsues (10-12 ad locum aff.), aux cataplasmes chauds, à la morphine contre les douleurs, à la quinine contre les frissons et aux bains tièdes si elle est chronique ; on recommandera les bains chauds, la teinture d'iode (on badigeonnera le bas-ventre), l'usage de l'eau de Kreuznach (Elisabethquelle) ou de toute autre source iodée. S'il s'est formé un abcès, on le videra au moyen d'un trocart fin, en procédant du vagin si cela est possible.

§ 2. Tumeurs des ovaires.

ANATOMIE PATHOLOGIQUE. — Les tumeurs qui se développent le plus souvent dans les ovaires sont :

1. Les *kyst s follicu!air s*, dilatations hydropiques des follicules de Graaf. Ils se présentent sous forme de simples vésicules ayant les dimensions d'un pois ou d'une noix et, dans certains cas rares, d'un poing; la surface interne de ces vésicules est lisse, ne présente point de prolongements, et est recouverte d'un épithélium pavimenteux simple. Les kystes contiennent un liquide aqueux, limpiae, ou sanglant et noirâtre si du sang a pénétré dans la cavité; parfois ils sont isolés, parfois on les rencontre en si grand nombre qu'ils transforment l'ovaire tout entier en une tumeur volumineuse présentant à la coupe l'aspect d'un kyste muhiloculaire. Ils ont pour point de départ une augmentation de la sécrétion des follicules, qui ne se rompent pas grâce à l'épaisseur de leurs parois. Ces kystes se développent ordinairement après l'époque de la puberté.

2. Les *kystomes*. Ce sont les tumeurs de l'ovaire les plus importantes, à cause de leur fréquence et des dimensions énormes qu'elles peuvent atteindre. Ordinairement un seul ovaire est affecté de dégénérescence kysteuse, l'autre ne présente que de légères traces de cette dégénérescence. Les kystomes sont de véritables *néoplasies*, ils proviennent des proliférations épithéliales des glandes de Pflüger, et sont par conséquent des adénomes à cellules cylindriques [1]. Ils ont l'aspect de kystes

---

1. On désigne sous le nom de glandes de Pflüger les excroissances de la muqueuse de l'ovaire, qui, chez le fœtus, pénètrent dans le stroma de l'ovaire; plus tard ces prolongements épithéliaux présentent un étrangement au niveau de la périphérie de l'ovaire et forment les follicules de Graaf. Les kystomes ont pour point de départ ces excroissances — non le follicule parfait —, le stroma ovarien prolifère et forme l'enveloppe du kyste, l'épithélium de la glande forme le revêtement de la surface interne du kyste, et le contenu liquide pro-

uniloculaires ou *multiloculaires*, et sont rattachés à l'utérus par un pédicule plus ou moins long, formé par le ligament de l'ovaire, la trompe et le ligament large. Les kystomes multiloculaires sont les plus fréquents, ils contiennent une grande quantité de kystes, qui sont enveloppés par une membrane d'enveloppe commune. Cette membrane renferme surtout les petits kystes, et ceux-ci à leur tour peuvent contenir une grande quantité de kystes plus petits encore. Les kystomes multiloculaires sont des tumeurs jeunes ; les tumeurs plus anciennes sont souvent uniloculaires, et l'on peut encore reconnaître, sur leurs parois, des traces de cloisons, ce qui indique qu'ils sont produits par la fusion de plusieurs kystes. Le contenu des tumeurs est pâteux, visqueux, gélatineux ou bien aqueux ; il a une coloration jaunâtre ou brunâtre lorsque des hémorrhagies ont eu lieu dans le kystome. L'ovaire est recouvert par un épithélium cylindrique, aussi cette tumeur ne présente-t-elle aucune tendance à adhérer aux organes voisins ; on n'observe d'adhérences que lorsque les kystomes sont anciens et que l'épithélium de la muqueuse n'existe plus.

Les kystomes se terminent par inflammation de leurs parois et développement d'adhérences, par suppuration, par rétraction affectant la forme de torsion, par transformation en cancer.

3. Les *kystes dermoïdes*. On désigne sous ce nom de petits kystes ayant ordinairement le volume d'une noix, mais parfois celui d'une tête d'enfant, et contenant certaines parties constituantes de la peau, des poils, des dents, des os et une matière grasse semblable à de la bouillie de gruau. Leur surface interne est revêtue d'une membrane composée, comme la peau, d'un épithelium pavimenteux, d'un derme et d'un pannicule adipeux ; ils

vient, par transsudation, des vaisseaux sanguins et de l'épithélium des glandes.

sont bien plus rares que les kystomes, et ne se développent que très lentement.

4. Le *carcinome*. Les cancers primaires sont très rares. Ils s'observent principalement chez des personnes jeunes, et même chez des enfants, et sur les deux ovaires en même temps. Ils se développent ordinairement à côté de kystomes, il peut même arriver que des kystomes se changent en cancers (*Kystoma carcinomatosum*). Ces tumeurs donnent bientôt naissance à des phénomènes de péritonite et se propagent presque toujours aux organes voisins.

SYMPTÔMES ET DIAGNOSTIC. — Les petits kystes ne provoquent point de symptômes et passent généralement inaperçus. Ce n'est que lorsque ces tumeurs présentent le volume d'une tête d'enfant que la malade ou le médecin s'aperçoivent de leur existence. Les principaux symptômes sont produits par la compression du rectum et de la vessie (constipation, besoins fréquents d'uriner, quelquefois rétention d'urine), des nerfs du bassin (douleurs et paralysies dans une jambe), des vaisseaux du bassin (œdème d'une cuisse, douleur dans la région sacrée). Plus la tumeur tient de place dans la cavité du bas-ventre, plus la sensation de pression et de tension s'accentue dans cette cavité, et plus les douleurs y deviennent intenses à cause de la pression et des tiraillements. La palpation avec les deux mains nous fait connaître, lorsqu'il s'agit de petites tumeurs, l'existence d'une tumeur arrondie, nettement limitée, située sur un des côtés de l'utérus, reliée à cet organe, mais néanmoins séparée de lui par un large sillon; la tumeur est élastique et plus ou moins mobile. Pour rendre le diagnostic plus certain, on pourra chloroformiser la personne malade et introduire la main dans le rectum. Lorsque ces tumeurs sont volumineuses, le diagnostic n'est pas toujours facile, il faudra surtout ne pas les confondre avec l'ascite, avec les exsudats péritonéaux enkystés et avec l'hydronéphrose. Dans l'*ascite*, les limites de la matité varient selon la position du corps, les tumeurs formées par les *exsudats enkystés* ne sont pas nettement circonscrites, leurs limites sont indécises ; dans le cas d'*hydronéphrose* l'intestin est placé au-devant de la tumeur, et l'on trouve à la percussion une sonorité tympanitique ; on pourra quelquefois prouver, par l'introduction d'une sonde élastique dans le gros intestin, que dans l'hydronéphrose l'intestin est situé au-devant de la tumeur, tandis que, dans le cas de tumeur des ovaires, il est situé en arrière de ces tumeurs. La grossesse se distinguera facilement des gonflements de l'ovaire, puisque, dans ce cas, l'utérus lui-même est agrandi, et qu'on peut trouver sur le col de cet organe les changements ordinaires ; les bruits du cœur et les mouvements de l'enfant lèveront tous les doutes.

On reconnaîtra si une tumeur ovarienne est un kyste ou un cancer, moins aux bosselures de la surface qu'au développement rapide, aux douleurs produites par les irritations constantes du péritoine, lorsqu'on a affaire à un cancer, et au développement rapide de la cachexie cancéreuse. Quelquefois le cancer de l'ovaire est accompagné par un gonflement des glandes de l'aine.

TRAITEMENT. — Les remèdes internes sont parfaitement inutiles ; lorsque les kystes deviennent volumineux et provoquent des accidents, on les enlèvera par l'opération de l'ovariotomie, opération qui, dans ces derniers temps, a produit d'excellents résultats. Quant au carcinome, il n'y a rien à faire.

§ 3. Catarrhe de l'utérus et du vagin, endométrite catarrhale.

A. — DANS L'ÉTAT NON PUERPÉRAL.

α. — Catarrhe aigu.

ANATOMIE PATHOLOGIQUE. — La muqueuse, surtout celle du fond de la matrice, est gonflée, recouverte d'un enduit muco-purulent, et souvent on observe de petites hémorrhagies, sous forme de points ou de traînées, sur la muqueuse, qui est injectée et présente l'aspect de velours coloré en rouge clair. Dans le col, les follicules sont gonflés et souvent prennent les caractères des œufs de Naboth; le reste de la muqueuse est moins rouge que dans la cavité de l'utérus. La portion vaginale et l'orifice externe de l'utérus présentent un catarrhe plus prononcé, et les papilles font saillie sous forme de petites nodosités d'un rouge sombre; le col sécrète une matière de nature vitreuse.

ÉTIOLOGIE. — Le catarrhe utérin est souvent produit par extension d'un catarrhe du vagin, il s'observe à la suite d'un arrêt subit de la menstruation, d'une injection par le virus blennorrhagique et d'un coït brutal.

SYMPTOMES. — L'utérus est sensible, et cette sensibilité est augmentée par la pression pratiquée sur l'utérus *per vaginam*; la défécation est douloureuse, on observe des besoins fréquents d'uriner, et il s'écoule de l'orifice du col (à constater au moyen du spéculum) et du vagin un mucus purulent, quelquefois teinté de sang. La maladie guérit au bout de huit à quatorze jours, ou devient chronique, ou s'étend aux trompes; quelquefois même un catarrhe aigu de l'utérus peut être le point de départ d'une maladie de l'ovaire ou d'une péritonite.

TRAITEMENT. — On recommandera le repos au lit, les injections de liquides mucilagineux chauds dans le vagin, les dérivatifs, les compresses d'eau chaude sur le bas-ventre; lorsque les douleurs sont violentes, l'application de huit à dix sangsues au-dessus de la symphyse et l'emploi de la morphine à l'intérieur (Form. 79).

β. — Catarrhe chronique, leucorrhée, flueurs blanches.

ANATOMIE PATHOLOGIQUE. — Lorsque la maladie est assez prononcée, la muqueuse a un aspect ardoisé, sécrète un liquide abondant, séreux, est recouverte d'excroissances papillaires; les glandes utérines sont transformées en petits kystes faisant saillie à la surface de la muqueuse sous forme de petites vésicules brillantes, l'épithélium cylindrique à cils vibratiles n'existe plus, le stratum de la muqueuse est aminci. la substance musculaire indurée et la cavité utérine dilatée.

La muqueuse de la cavité du col est boursouflée, ramollie, granulée, parsemée d'œufs de-Naboth; l'orifice utérin est béant, la muqueuse est excoriée et sécrète un liquide muco-purulent.

La muqueuse du vagin présente une teinte livide, les papilles sont hypertrophiées et forment des saillies granulées; la matière sécrétée est épaisse comme de la crème.

ÉTIOLOGIE. — Le catarrhe chronique peut être consécutif à un catarrhe aigu, ou bien il est primaire et a pour origine des stases de sang produites par des maladies du cœur, des poumons, du foie ou par des accumulations de matières fécales dans l'intestin, des irritations répétées (coït trop fréquent, accouchements fréquents, masturbation), ou la chlorose et l'anémie.

SYMPTOMES. — La sécrétion abondante de mucus et de pus constitue le principal symptôme du catarrhe utéro-vaginal. On constate au moyen du spéculum que la cavité utérine est le siège du catarrhe : en pressant cet instrument contre la portion vaginale de l'utérus on voit s'écouler par l'orifice utérin le liquide sécrété : ce liquide a une réaction alcaline. Lorsque le catarrhe est ancien, on ne trouve plus de cellules épithéliales cylindriques à cils vibratiles dans les matières sécrétées retirées de l'utérus au moyen de la seringue de Braun.

TRAITEMENT. — On combattra les causes, la chlorose par les préparations ferrugineuses, la constipation habituelle par les purgatifs, etc. Le traitement local consistera en injections d'alun ou de tannin dans le vagin, ou bien l'on introduira dans le vagin un tampon de ouate trempé dans un mélange de tannin et de glycérine ; on renouvellera le tampon toutes les deux heures Contre le catarrhe de la cavité utérine on recourra aux cautérisations avec le crayon mitigé (nitre et nitrate d'argent) 2,0 : 39,0 eau dans l'utérus. On n'injectera que 10 ou 15 gouttes à la fois, afin que le liquide ne pénètre pas dans la cavité abdominale par les trompes.

B.—DANS L'ÉTAT PUERPÉRAL, ENDOMÉTRITE PUERPÉRALE.

ANATOMIE PATHOLOGIQUE. — Il ressort des travaux de Friedlander, vérifiés dans ces derniers temps par Kundrat et Engelmann, qu'après l'accouchement la couche la plus profonde de la membrane caduque, la couche glandulaire, reste dans l'utérus, tandis que la couche superficielle, la couche cellulaire, se détache ; les épithéliums des culs-de-sac sont bien conservés, et ce sont eux qui reproduisent, après la naissance, l'épithélium de la cavité utérine. Autrefois on comparait l'utérus, après la sortie du fœtus, à un moignon d'amputé ; mais les faits que nous venons d'indiquer ne permettent plus cette comparaison et justifient l'opinion de ceux qui admettent l'existence d'un catarrhe de la surface interne de l'utérus puerpéral.

Le catarrhe aigu faible présente peu de symptômes marquants : l'utérus est parfaitement revenu sur lui-même, sa sécrétion est complètement abolie ou bien exagérée par la production abondante de cellules, et la matière sécrétée est fétide, le parenchyme de l'utérus est imbibé de sérosité, et l'on trouve sur l'orifice utérin, au-dessus du point de contact avec le vagin, des ulcères consécutifs à des lésions produites pendant l'accouchement (*ulcérations puerpérales*) ; dans les cas plus graves (*endométrite septique*), le revêtement interne de l'utérus se soulève, prend une teinte brunâtre louche, les thrombus veineux deviennent verdâtres, se détachent, et toute la surface interne de la matrice se tranforme en un foyer sanieux. Dans certains cas rares toute la masse musculaire ne forme qu'une bouillie fétide (*putrescentia uteri*).

ÉTIOLOGIE. — Les causes les plus fréquentes sont des refroidissements pendant les couches, la décomposition des parties du placenta ou des membranes de l'œuf restées dans l'utérus.

SYMPTOMES. — Dans les cas faibles : douleurs après l'accouchement, sensibilité de l'utérus, frissons et fièvre légère du deuxième au quatrième jour après l'accouchement, malaise, arrêts fréquents des lochies, au bout de quelques jours sécrétion d'un liquide abondant, ténu, souvent sanglant. Au bout de cinq à huit jours la guérison arrive.

Dans les cas plus graves : frisson et fièvre très forte (la température monte jusqu'à 40°), exagération de la sensibilité de l'utérus (cet organe n'est ordinairement pas complètement revenu sur lui-même), odeur pénétrante des lochies, enduit diphtéritique à la surface des ulcérations puerpérales, délire, prostration, langue fuligineuse. La mort arrive souvent au bout de quelques jours.

TRAITEMENT. — On aspergera fréquemment les parties génitales avec de l'eau tiède, additionnée d'acide phénique (2 : 100) lorsque les lochies sont fétides, on appliquera des compresses d'eau chaude sur le bas-ventre, on donnera de légers purgatifs, si la fièvre est forte on recommandera des bains chauds, et si la maladie prend un caractère typhoïde, la quinine, les bains tièdes et les injections désinfectantes.

§ 4. Métrite parenchymateuse, inflammation du parenchyme de l'utérus.

A. — DANS L'ÉTAT NON PUERPÉRAL.

α. — Métrite aiguë.

La métrite aiguë primaire est très rare, la métrite aiguë secondaire accompagne parfois l'endométrite. La maladie est caractérisée par le gonflement, l'injection de l'utérus et la présence de petits foyers sanguins dans son parenchyme; les symptômes sont de vives douleurs dans le bassin, une fièvre considérable avec frissons, un gonflement douloureux de l'organe : le traitement est antiphlogistique.

β. — Métrite chronique.

ANATOMIE ET ÉTIOLOGIE. — La métrite chronique est assez fréquente et s'observe surtout à la suite de congestions fréquentes et persistantes produites par des maladies du cœur et des poumons, d'avortements répétés et d'endométrite chronique. L'organe est hypérémié et gorgé de sucs ; cette période d'infiltration est suivie d'une prolifération du tissu conjonctif interstitiel et d'une dégénérescence graisseuse du tissu musculaire. Le parenchyme devient dur, pauvre en sang et crie sous le couteau. L'utérus est volumineux, présente parfois les dimensions d'un poing et même plus, ses parois sont épaissies, la cavité utérine est dilatée, et l'orifice du col béant. Dans la plupart des cas on trouve en même temps un catarrhe chronique de la muqueuse de l'utérus, et le revêtement péritonéal est envahi par l'inflammation et est épaissi.

SYMPTOMES. — Lorsque la malade est debout, elle a la sensation d'un corps lourd, pesant sur l'orifice du vagin, il se produit des flueurs blanches, l'utérus con-

serve sa forme, mais est plus voluminineux, les lèvres de
l'orifice du col sont épaissies, bosselées, l'utérus est
sensible à la pression et pendant le coït ; les règles sont
profuses pendant la première période de la maladie, et
accompagnées de douleurs dans le bassin et dans la région sacrée ; lorsque la prolifération du tissu conjonctif
se développe, elles manquent complètement par suite de
la destruction des vaisseaux par le tissu conjonctif ré-
tracté. La cavité de l'utérus est plus longue qu'à l'état
normal. La marche est très chronique et la guérison impossible lorsque la maladie est arrivée à la deuxième
période.

L'épaississement inflammatoire des lèvres de l'orifice
utérin se distingue de l'induration *cancéreuse* par l'absence de douleurs lancinantes et brûlantes et par sa structure histologique lorsqu'on l'examine au moyen du microscope. Scanzoni insiste surtout sur cette particularité, que
la muqueuse qui recouvre une induration simple est intacte, tandis qu'elle présente souvent des érosions et des
excroissances papillaires lorsque l'induration est de
nature cancéreuse.

TRAITEMENT. — Dans la période d'hypérémie on recommandera l'application répétée de sangsues sur la
la portion vaginale, l'emploi de purgatifs, un régime
léger, non irritant, la malade évitera le coït ; lorsque la
prolifération de tissu conjonctif commencera à s'établir
et que la matrice deviendra moins sensible, on prescrira
l'iode (form. 75) ou les eaux minérales contenant de
l'iode (Kreuznach, Königsdorff-Iastrzemb) ou l'eau de
seltz iodé de Struve (un quart ou une demi-bouteille par
jour). Si l'on suppose que la métrite chronique est occasionnée par un catarrhe chronique de l'utérus, on instituera le traitement de ce catarrhe.

B. — DANS L'ÉTAT PUERPÉRAL.

Métrite parenchymateuse aiguë, paramétrite et périmétrite puerpérale.

ANATOMIE PATHOLOGIQUE ET ÉTIOLOGIE. — La métrite aiguë est très rare dans l'état non puerpéral, dans l'état puerpéral au contraire elle est très fréquente. Elle a pour origine des contusions ou des déchirures de l'utérus. Elle affecte le caractère des phlegmons, c'est-à-dire qu'elle consiste en une inflammation du tissu conjonctif de l'utérus, et que cette inflammation a de la tendance à suppurer ; le tissu conjonctif qui entoure l'utérus est dans la plupart des cas envahi par le phlegmon (*paramétrite*). Outre la métrite traumatique il y a encore la métrite pyohémique, qui est bien plus grave et qui a pour origine la résorption de matières septiques.

Au début de la métrite *traumatique* il se produit dans le parenchyme des traînées et des taches d'un aspect trouble, formées, comme le démontre l'examen microscopique, par le gonflement et la segmentation des corpuscules du tissu conjonctif ; plus tard ces taches ou ces traînées se transforment en petits foyers remplis de pus (*abcès intermusculaires*) ; d'autres fois l'infiltration de globules du pus est diffuse et s'étend à tout le parenchyme utérin. Lorsque l'inflammation envahit aussi les tissus qui environnent l'utérus, il se forme des abcès entre le parenchyme utérin et le revêtement séreux ; il peut de la même façon se développer des abcès dans le tissu conjonctif si peu dense de la fosse iliaque (*phlegmons des bassins ou abcès rétropéritonéaux*), ces abcès deviennent ordinairement très volumineux.

SYMPTOMES. — Les métrites et paramétrites *traumatiques* débutent par un grand frisson suivi bientôt d'une élévation considérable de température (40 ou 41°) et d'une forte accélération du pouls. L'utérus est douloureux, surtout lorsqu'on le comprime latéralement. Si au bout de quelques jours on examine l'utérus, par la palpation avec les deux mains, on constate au point le plus douloureux l'existence d'un gonflement assez dur qui s'étend en forme de demi-cercle autour du col de l'utérus et présente souvent du côté du vagin des excroissances rugueuses et bosselées. Dans la plupart des cas l'exsudat est résorbé et la fièvre, qui dans le courant de la maladie existe presque continuellement, disparaît; - dans d'autres cas on observe des frissons répétés et de la fluctuation sur un des points de la tumeur, le pus fait irruption dans le vagin, dans l'intestin, etc., et la guérison arrive finalement presque toujours.

Les lésions et la marche des métrites et paramétrites *pyohémiques* sont tout autres. Le tissu conjonctif est imbibé d'une sérosité brunâtre, sale et présente des abcès sur différents points. « Un symptôme caractéristique est fourni par l'existence, sur les côtés du fond de l'utérus, le long des trompes, dans la séreuse du col, de dilatations isolées ou en forme de chapelet de certains vaisseaux lymphatiques, ces dilatations peuvent avoir le volume d'un haricot et ressemblent à des abcès, elles sont remplies de lymphe solide ou liquide *(métrolymphangite)* » (Spiegelberg). L'affection s'étend de plus en plus dans le tissu conjonctif rétropéritonéal, arrive assez souvent dans la région des reins, traverse le diaphragme et devient l'origine d'une pleurésie ou d'une péricardite purulente, produit des épanchements purulents dans les articulations, etc. Dans la grande majorité des cas la mort arrive au bout de quelques jours.

Les symptômes consistent d'abord en un frisson très fort, en une élévation considérable de température et une grande accélération du pouls.

Peu après le frisson on voit se développer du météorisme, sans que le bas-ventre soit bien douloureux. La peau est toujours couverte de sueur, la langue est humide. La respiration devient de plus en plus rapide, la température baisse, tandis que le pouls s'accélère toujours (140 ou 150 pulsations), les extrémités se refroidissent et se recouvrent d'une sueur visqueuse. Malgré ces symptômes si menaçants les malades sont très tranquilles et ne se doutent pas de la gravité de leur état. La mort arrive ordinairement le cinquième ou le sixième jour.

TRAITEMENT. — Lorsque le phlegmon est bénin, on cherchera d'abord à empêcher la formation d'abcès au moyen des antiphlogistiques locaux (10 ou 12 sangsues appliquées sur l'abdomen, compresses d'eau froide) et des purgatifs. S'il ne reste plus qu'une tumeur peu sensible, on favorisera la résorption par les bains chauds et l'emploi de l'iodure de potassium à l'intérieur (form. 75). Lorsque des frissons répétés signaleront la formation d'abcès, on hâtera la maturation par des bains chauds et des cataplasmes chauds, et, si l'on sent la fluctuation en introduisant le doigt dans le vagin, on fera une incision.

Contre la *métrite septique* nous ne connaissons pas de remède efficace.

§ 5. Ulcères et tumeurs de la portion vaginale.

On trouve :

1° Des *érosions*, pertes de substances plates, saignant facilement et s'étendant parfois jusque dans la cavité du col; elles sécrètent un mucus qui oblitère quelquefois l'orifice du col et devient une cause de dysménorrhée et de stérilité. Elles coexistent ordinairement avec un catarrhe utérin et vaginal. Traitement : les érosions qui siègent à l'extérieur de l'orifice de l'utérus doivent être combattues par des injections astringentes (d'alun, de tannin) dans le vagin, tandis que celles qui occupent la cavité du col exigent la dilatation de cette cavité, au moyen de scarifications suivies de cautérisations avec le crayon mitigé.

2° Des *excroissances papillaires, granulations de la portion-vaginale*. Ce sont des papilles de la muqueuse hypertrophiées ; elles sont très vasculaires et forment des tumeurs de couleur rouge sombre, saignant facilement et pouvant atteindre les dimensions d'une framboise (tumeurs papillaires).

Tantôt elles sont consécutives à une leucorrhée très forte, tantôt elles sont de nature syphilitique. Traitement : on les touchera avec une solution concentrée d'acide chromique ou de nitrate d'argent, et on fera des injections par mesure de propreté.

3° Des *ulcères folliculaires*. — Ils siègent dans la cavité du col, sont petits, arrondis, profonds et produits par la rupture de follicules muqueux. Ils guérissent facilement à la suite de l'emploi du crayon de nitrate d'argent.

4° Des ulcères *syphilitiques ou chancreux*. Ils sont plus rares qu'on ne l'admet généralement et consistent tantôt en pertes de substance plates, superficielles, ne présentant rien de caractéristique, tantôt en ulcérations profondes à fond lardacé et à bords déchiquetés, boursouflés. Cette dernière forme présente assez souvent des excroissances papillaires ou condylomateuses. Traitement : on touchera avec le crayon de nitrate d'argent et on prescrira un traitement antisyphilitique.

5° L'ulcère dit *phagédénique ou corrodant* (Clarke). Il est constitué au début par une destruction superficielle, en forme de cercle, occupant les parties les plus saillantes de la portion vaginale, on ne trouve jamais des néoplasies épithéliales comme dans le cancer ; finalement la lésion se transforme en un ulcère semblable extérieurement à l'ulcère carcinomateux et détruit le col ainsi qu'une partie du corps de l'utérus.

L'ulcère de Clarke est très rare, on ne connaît pas de remède efficace.

6° Le *cancroïde plat* et les *tumeurs papillaires cancroïdes (choux-fleurs de* Clarke).

Le *cancroïde plat* part de la face interne de l'orifice

externe de l'utérus ; il transforme, par prolifération des couches épithéliales profondes, une des lèvres de l'orifice utérin ou les deux lèvres en une masse résistante, qui se décompose bientôt, d'abord superficiellement, ensuite plus profondément et forme plus tard un ulcère profond, à forme irrégulière, à surface inégale, et entouré de bords rigides. L'ulcère sécrète un liquide sanglant, sanieux, s'étend bientôt au corps de l'utérus, au vagin, à la vessie, au rectum et produit parfois des ouvertures fistuleuses.

La *tumeur papillaire cancroïde* débute sur l'orifice externe de la matrice par une prolifération des papilles de la muqueuse ; ces papilles prennent la forme de villosités longues, pédiculées et recouvertes de masses épithéliales épaisses. La décomposition ulcéreuse se fait plus lentement que dans le cancroïde plat, mais les hémorrhagies abondantes qui ont pour point de départ les réseaux vasculaires des villosités produisent bientôt un état de cachexie anémique.

DIAGNOSTIC. — On l'établira sur le siège et la structure de la lésion locale, ou bien sur l'existence de douleurs lancinantes dans le bassin, sur les hémorrhagies, sur la sécrétion d'un liquide sanieux fétide. Dans la plupart des cas ce sont les hémorrhagies qui éveillent l'attention, surtout lorsqu'elles se produisent chez des personnes qui, à cause de leur âge, n'ont plus leurs règles depuis longtemps, ce qui fait assez souvent croire à ces personnes qu'elles sont « redevenues jeunes » et qu'elles ont eu encore une fois leurs règles.

TRAITEMENT. — On enlèvera aussitôt que possible les épaississements chancreux au moyen de l'écraseur, on calmera les douleurs avec les préparations opiacées, on combattra la fétidité par des injections d'acide phénique dans le vagin (2 : 100), etc.

§ 6. Hydromètre, hémomètre, physomètre.

ANATOMIE PATHOLOGIQUE. — Il se produit parfois chez
de vieilles personnes, qui n'ont plus leurs règles depuis
longtemps, une obstruction de l'orifice interne du col
par des mucosités ou plus rarement par une rétraction
cicatricielle; à la suite de cette occlusion le mucus sécrété normalement s'accumule dans la cavité utérine
(*hydromètre*), le liquide accumulé dépasse rarement
un kilogramme. Dans certains cas les deux orifices du
col sont bouchés, aussi bien l'externe que l'interne, il se
produit une dilatation de la cavité du col en même temps
que de la cavité utérine, et l'hydromètre présente la forme
d'un sablier. Les parois de l'utérus sont ordinairement
amincies, la surface interne est lisse et parsemée de
petits kystes. Ce sont généralement des œufs de Naboth
qui constituent la cause première de l'obstruction de
l'orifice utérin.

On observe parfois, à l'époque de l'invasion des règles,
des accumulations de sang tantôt dans le vagin et dans
l'utérus, résultant d'une occlusion congénitale de l'orifice
du vagin, tantôt, mais plus rarement, dans l'utérus seulement par suite de l'occlusion de l'orifice utérin (*hémomètre*). Ces accumulations peuvent exister en quantité de
cinq litres. Lorsque la membrane hymen est sans ouverture et ferme le vagin, elle est repoussée par le sang en
dehors du vagin sous forme de sac arrondi. Si l'hémomètre est considérable, elle est souvent accompagnée de
périmétrite, ou bien le sang peut pénétrer dans la cavité
péritonéale par les trompes et occasionner une péritonite.

Lorsque le sang accumulé se décompose et donne lieu
à un développement de gaz, l'affection prend le nom de
physomètre; on observe souvent une physomètre dans
l'utérus puerpéral, lorsque des restes de membranes de
l'œuf se décomposent par suite du contact de l'air.

17.

SYMPTOMES. — L'hydromètre se développe chez les vieillards ; elle est caractérisée par une dilatation appréciable de la matrice, le gonflement est souvent fluctuant et, de temps en temps, il se produit, au milieu de coliques du bas-ventre, un écoulement de liquide muco-aqueux, suivi chaque fois d'une diminution de volume de l'utérus.

Dans le cas d'hémomètre les malades n'ont jamais eu leurs règles, mais souffrent toutes les quatre semaines de violentes coliques utérines ; le diagnostic est rendu facile par l'existence d'une occlusion de l'hymen ou des parties génitales externes immédiatement en arrière des petites lèvres, par l'existence au-dessus de la symphyse d'une tumeur considérable, sensible et fluctuante, par l'exploration des orifices de l'utérus au moyen d'une sonde.

TRAITEMENT. — Dans le cas d'hydromètre on essayera tout d'abord de pénétrer dans l'utérus au moyen d'une sonde. Lorsqu'on ne peut y parvenir et que la tumeur est considérable, on percera, par le vagin, la paroi de l'utérus avec un trocart.

Lorsqu'il existe une hémomètre, on agira suivant les causes : tantôt on percera l'hymen, tantôt on introduira un trocart recourbé dans l'utérus, s'il existe des adhérences des parois de la cavité du col.

§ 7. Hématocèle rétro-utérine.

Il se produit parfois chez les femmes qui ont passé l'époque de la puberté, surtout au début de leurs règles, un épanchement de sang soudain et abondant dans la cavité péritonéale ; le sang s'accumule dans la cavité de Douglas, refoule la paroi postérieure du vagin en bas, la portion vaginale en avant et comprime le rectum.

Les causes principales sont : des ruptures de vaisseaux dans l'intérieur de fausses membranes vasculaires produites par une pelvi-péritonite, des ruptures de follicules très dilatés consécutivement à une stase de sang menstruelle considérable dans les ovaires. On a surtout accusé les excès de coït pendant les règles de produire ces ruptures dans l'ovaire.

SYMPTOMES. — Outre l'existence d'une tumeur tendue, sensible, fluctuante, que l'on peut constater à la paroi postérieure du vagin, on observe des douleurs subites, très violentes dans l'une des régions iliaques, accompagnées souvent de syncopes et toujours immédiatement suivies d'anémie. La résorption ne tarde généralement pas à se produire, la tumeur diminue et finit par disparaître ; l'hématocèle se termine rarement par une péritonite générale et par la mort.

TRAITEMENT. — Repos absolu, compresses d'eau glacée sur le bas-ventre et lavement d'eau glacée pour arrêter l'hémorrhagie, les analeptiques (éther, cognac, café) pour combattre les syncopes.

Si la résorption tarde à se produire, ou pourra recourir à la ponction du sac.

§ 8. Périmétrite.

Nous avons déjà parlé de la périmétrite puerpérale (§ 4), qui est la forme la plus fréquente. Dans l'état non puerpéral elle s'observe parfois à la suite de fortes hypérémies menstruelles et comme affection concomitante des tumeurs de l'utérus. Cette forme est plus bénigne que la forme puerpérale, elle produit un exsudat plastique au-dessus et sur le côté de l'utérus ; on reconnaît l'existence de cet exsudat à une matité à la percussion et à une exagération de la sensibilité de l'utérus, la fièvre est ordinairement faible ; la maladie ne dure que quelques jours.

Le traitement consistera en antiphlogistiques locaux et en dérivatifs.

§ 9. Anomalies de la menstruation.

La première apparition des règles s'observe ordinairement vers l'âge de treize à seize ans. La menstruation consiste en un écoulement de sang des parties génitales se répétant toutes les quatre semaines et produit par la rupture d'un follicule de Graaf et une hypérémie du corps de l'utérus; elle est habituellement annoncée par des douleurs dans la région sacrée et des douleurs dans le bas-ventre semblables à des coliques (*molimina menstrualia*). La menstruation est accompagnée chaque fois de la chute d'une partie de l'épithélium de l'utérus; cet épithélium, ainsi qu'une certaine quantité de mucus, se mélange au sang des règles et l'empêche de se coaguler. La durée des règles varie de deux à huit jours.

Les altérations pathologiques de cet écoulement périodique de sang, qui disparaît ordinairement après l'âge de quarante ans, peuvent être :

A. — L'aménorrhée.

C'est-à-dire la non-apparition des règles à l'époque de la puberté ou leur disparition si elles ont déjà existé.

. Les causes de l'aménorrhée sont surtout la chlorose, le développement insuffisant du corps, des déformations congénitales des organes sexuels (utérus rudimentaire, ovaire insuffisamment développé), les flueurs blanches.

L'arrêt subit des règles (*suppressio mensium*) a une importance toute particulière, car il peut avoir comme conséquences une hypérémie et même une inflammation de l'utérus et des ovaires. Les causes de la suppression des règles sont : les refroidissements des pieds et du bas-ventre, la terreur et d'autres émotions morales survenant pendant l'époque des règles.

Dans quelques cas rares on observe à la place des règles une hémorrhagie de la muqueuse stomacale, du nez, des voies respiratoires, etc. (*menstruation vicariante*), sans qu'il existe des altérations de ces organes.

TRAITEMENT. — Lorsque l'aménorrhée est consécutive à la chlorose, on recommandera le fer (form. 55, 57, 58, 59) et une alimentation animale. Si l'on n'observe que les *molimina*, sans qu'il y ait un écoulement de sang, et si la malade n'est pas chlorotique, on prescrira la sabine et l'aloès (form. 103) et des bains de siège et de pieds chauds à l'époque où l'on observe les molimina. Contre la suppression des règles on emploiera les ventouses appliquées à la face interne des cuisses, les cataplasmes chauds sur les parties génitales externes et les purgatifs drastiques (form. 13, 14, 102).

B. — La dysménorthée, menstruation difficile, colique menstruelle.

On désigne sous le nom de dysménorrhée le flux menstruel accompagné de douleurs dans le bas-ventre violentes et semblables à des coliques. Dans la plupart des cas ces douleurs ne se produisent qu'immédiatement avant l'invasion des règles et disparaissent dès que les règles apparaissent, dans certains cas elles persistent pendant toute la durée de la menstruation.

On distingue une dysménorrhée *nerveuse*, lorsque, par suite d'une irritabilité nerveuse, il se produit des contractions douloureuses de la matrice et que le sang s'écoule par saccades; une dysménorrhée *mécanique ou organique*, lorsqu'une déviation de l'axe de la matrice ou une maladie des ovaires ou du col empêchent le sang de s'écouler; une dysménorrhée *membraneuse*, lorsque la muqueuse de l'utérus est rejetée sous forme de lambeaux membraneux avec le sang des règles.

TRAITEMENT. — Contre la *dysménorrhée nerveuse* on emploiera les bains chauds et l'opium (form. 92), contre la *dysménorrhée mécanique* la dilatation de la cavité du col au moyen de laminaria etc., contre la *dysménorrhée membraneuse* on recommandera les injections de tannin et de nitrate d'argent dans la cavité utérine dans les intervalles des règles, pour produire une adhérence plus intime de la muqueuse utérine.

C. — La ménorrhagie et la métrorrhagie.

On désigne sous le nom de ménorrhagie l'exagération du flux menstruel, sous celui de métrorrhagie les hémorrhagies se produisant dans l'intervalle des règles et provenant des organes génitaux.

Ces affections peuvent être provoquées par un genre de vie irrégulier pendant la menstruation : coït, danse, boissons excitantes, — par des lésions organiques des organes génitaux : catarrhe utérin, maladies des ovaires, hémophilie, etc., — enfin par un épuisement général (après le typhus ou une autre maladie épuisante, etc.).

TRAITEMENT. — On recommandera le repos corporel et moral pendant la menstruation, dans certains cas le repos au lit. Si une irritation des vaisseaux caractérisée par un pouls fréquent et plein coexiste avec la ménorrhagie ou la métrorrhagie, on recourra à la digitale à fortes doses (form. 48), dans le cas d'épuisement général au perchlorure de fer (form. 56) ou à l'ergot de seigle (ergotine) (form. 105 et 51). Si ces moyens ne suffisent pas pour calmer l'hémorrhagie, on appliquera des compresses d'eau froide sur les parties génitales et sur le bas-ventre.

§ 10. Polypes utérins fibrineux.

On trouve parfois, après un avortement ou un accouchement, des tumeurs polypiformes fixées par un pédicule sur la face interne de l'utérus; ces tumeurs descendent jusque dans le vagin et sont toujours accompagnées de métrorrhagies abondantes. Virchow a démontré qu'elles se développent toujours au point d'attache du placenta et consistent en caillots fibrineux durs, qui s'agrandissant peu à peu, déchirent le point qu'ils occupent et produisent ainsi des hémorrhagies.

On reconnaît ces polypes en en examinant quelques parcelles. Ils exigent un traitement énergique; on les enlèvera au moyen de la pince à polypes et on prescrira ensuite des injections d'eau froide mélangée dans certains cas avec du perchlorure de fer, et l'emploi de l'ergotine en injections sous-cutanées (form. 51), afin de provoquer des contractions vigoureuses de la matrice.

§ 11. Versions et flexions de l'utérus.

On observe très souvent des changements de forme et de position de l'utérus; tantôt la forme est normale, mais le corps de l'utérus s'incline en avant ou en arrière (*versions*), tantôt la forme de l'organe est tellement changée, que l'utérus présente au niveau de l'orifice interne du col une flexion prononcée de son axe (*inflexion*), quelquefois même il est replié sur lui-même (*infraction*). Les flexions se produisent toujours au niveau de l'orifice interne du col, c'est-à-dire à l'endroit où les parois du vagin se fixent sur l'utérus, ce qui indique qu'elles ont pour point de départ une pression anormale se produisant seulement sur le corps de l'utérus et n'intéressant point le col. Cette pression est généralement occasionnée par les organes contenus dans l'abdomen. Les causes des versions sont : une largeur anormale du bassin et une exagération du poids de l'utérus, telle qu'on l'observe dans la grossesse et à la suite de tumeurs utérines, des tiraillements produits par des brides pseudo-membraneuses, ou un raccourcissement des ligaments de la matrice d'un côté.

Dans les versions aussi bien que dans les flexions le fond de la matrice peut être incliné en avant ou en arrière (*antéversions, antéflexions, rétroversions, rétroflexions*) et comprimer la vessie ou le rectum. Les flexions gênent ou empêchent l'écoulement du sang menstruel et du mucus sécrété par l'utérus, la conception est rarement possible, et, lorsqu'une flexion existe depuis longtemps, il se produit une disparition de la paroi de l'orifice interne du col du côté concave de la flexion, ce qui donne lieu aux troubles les plus variés de la circulation dans l'utérus.

DIAGNOSTIC. — Il résulte de l'examen local.

TRAITEMENT. — Tantôt il est dirigé contre les accidents et les conséquences provenant de ces changements de position et de forme de l'utérus, tantôt il est dirigé contre la flexion ou la version elle-mêmes.

Ces accidents et ces conséquences peuvent être : des douleurs semblables à des coliques se produisant à l'époque des règles (voyez § 9 *b*), l'accumulation de sang ou de matières sécrétées (voyez § 6), des garde-robes douloureuses et difficiles ou complètement supprimées, ce qui nécessite l'emploi de purgatifs légers ou de lavements, des congestions de la matrice et de son revêtement séreux, ce qui exige l'application de sangsues sur la portion vaginale, de compresses froides sur le bas-ventre, etc., enfin les troubles nerveux les plus variés (migraine, sensation de pression à l'épigastre, etc.).

§ 12. Tumeurs de l'utérus.

A. — Carcinome.

Le *carcinome* de l'utérus est une des tumeurs malignes les plus fréquentes et est généralement *primaire*. Il a ordinairement comme point de départ la portion vaginale; nous avons décrit plus haut (voyez § 5) les deux formes de cancer que l'on rencontre sur ce point. Les cancers primaires ayant comme point de départ le corps de l'utérus sont rares et proviennent probablement, de même que ceux de la portion vaginale, de l'épithélium et en particulier des glandes de l'utérus. Les carcinomes de l'utérus se propagent par continuité et sont en outre caractérisés par des métastases précoces et fréquentes dans les ganglions lymphatiques (surtout dans les ganglions lombaires), dans les poumons, le foie, etc.

Les causes du cancer de la matrice ne sont pas bien connues ; il n'a jamais été observé avant l'âge de 20 ans et se rencontre le plus fréquemment de 40 à 50 ans. Il est peu probable, quoi qu'on en dise, que des lésions fréquentes consécutives au coït puissent provoquer le développement d'un cancer.

TRAITEMENT. — La guérison est impossible, les malades meurent ordinairement au bout d'une année. On se bornera à calmer les douleurs au moyen de l'opium, à combattre la fétidité des matières sécrétées par des injections d'acide phénique, à soutenir les forces, etc.

B. — Fibromyome, Fibroïde.

ANATOMIE PATHOLOGIQUE. — Ce sont des tumeurs dures criant sous le couteau, arrondies, constituées par une masse fibreuse, d'un blanc brillant ou rougeâtre, présentant des dimensions variables de celles d'un pois à celles d'une tête d'enfant, et se laissant facilement détacher du tissu musculaire de coloration grisâtre qui les environne. Ces tumeurs se développent d'abord au milieu des fibres musculaires de l'utérus, mais s'accroissent du côté de la cavité utérine ou de la cavité abdominale et peuvent, dans certains cas, s'éloigner tellement de l'utérus qu'elles ne sont plus rattachées à cet organe que par un pédicule mince et flottent librement dans la cavité utérine (*poly-pes fibreux de l'utérus*) ou dans la cavité abdominale. A l'examen microscopique on voit qu'elles sont composées de tissu conjonctif et de larges cellules fusiformes, semblables à celles des fibres musculaires lisses. Les cellules forment des couches régulières concentriques autour des capillaires sanguins. Les tumeurs sont plus ou moins dures, selon que le tissu conjonctif ou le tissu musculaire prédomine.

Les fibroïdes de l'utérus se développent très lentement et font partie des tumeurs bénignes, quoiqu'ils se transforment parfois en sarcomes, en myxomes et, consécutivement à une prolifération épithéliale, en carcinomes. Plus tard ces fibroïdes se métamorphosent souvent en masses calcaires ou en kystes, ou bien, par suite de torsion du pédicule, il se produit une suppuration et la tumeur tombe.

Les conséquences des fibroïdes de l'utérus consistent tantôt en déviations diverses, surtout en flexions de l'utérus, tantôt en troubles de la circulation du sang dans le parenchyme utérin, tantôt en symptômes de compression des organes voisins.

DIAGNOSTIC. — Il s'établira surtout sur l'existence de nodosités dures, arrondies, à développement lent sur la face extérieure du fond de la matrice ou dans la cavité utérine ; les symptômes consistent en coliques menstruelles, en douleurs péritonitiques circonscrites, en blennorrhées et en hémorrhagies se produisant souvent en dehors des règles, etc.

TRAITEMENT. — Il est en partie symptomatique : combattre les hémorrhagies, etc.; en partie local : on extirpera les fibroïdes utérins pédiculés.

C. — Polypes muqueux.

Ils forment sur la face interne de l'utérus des tumeurs molles, pédiculées, assez petites (dimensions variables entre celles d'une noisette et celles d'un œuf de poule), produites par une hypertrophie des glandes utriculaires ou une prolifération papillaire de la muqueuse, et s'observent surtout dans le catarrhe chronique de l'utérus. Ils occasionnent une exagération de la sécrétion muqueuse et des hémorrhagies fréquentes. On les extirpe par une incision ou par la torsion.

§ 13. Fièvre puerpérale.

Le développement simultané de maladies chez un grand nombre de femmes en couche, surtout dans les maisons d'accouchement, avait déterminé les anciens médecins à admettre l'existence d'un agent contagieux miasmatique transmis par l'air. Mais il résulte de l'examen minutieux des épidémies de fièvre puerpérale données comme preuves, que ces maladies n'ont point pour origine un poison spécifique puerpéral transmis par l'air, mais sont occasionnées plutôt par une *matière putride simple* transmise par les mains des accoucheurs ou des sages-femmes et ne se distinguant en rien de celle qui produit la septicémie à la suite des opérations chirurgicales; aussi la fièvre puerpérale n'est-elle autre chose qu'une *septicémie puerpérale*. Outre la transmission du poison par des mains étrangères, la fièvre puerpérale peut aussi avoir pour cause la production de matière septique dans les organes de la génération des femmes en couche elles-mêmes. Les symptômes de la septicémie sont *généraux*, ils ont pour origine l'introduction des substances septiques dans le sang et consistent en fièvre très considérable avec frisson initial, en prostration profonde, en délire; ou *locaux*, ce sont ceux des abcès utérins, de la paramétrite, de la périmétrite, des thromboses des vaisseaux lymphatiques, etc. (voyez chapitres précédents).

Le pronostic est toujours très grave. Le traitement est en partie prophylactique et consistera à empêcher la transmission et la résorption des matières septiques par une grande propreté et des injections désinfectantes dans les organes de la génération, surtout après les accouchements laborieux; en partie symptomatique et dirigé contre la fièvre et les symptômes locaux, contre lesquels on emploiera surtout les purgatifs, les bains chauds et les cataplasmes chauds appliqués sur le bas-ventre.

LIVRE VII

MALADIES SPÉCIFIQUES DU SANG
NE DÉPENDANT POINT D'UNE INFECTION

§ 1. Chlorose.

On désigne sous ce nom une maladie primaire caractérisée par la présence d'une quantité insuffisante de matière colorante du sang (hémoglobine) sur les globules du sang et par une diminution du nombre des globules rouges (oligocythémie). L'albumine, les sels et le sérum sont habituellement en quantité normale ; parfois il existe dans le sang plus de sérum qu'à l'état normal (pléthore séreuse). D'après Becquerel et Rodier, la quantité moyenne de fer contenue dans le sang d'un homme sain est de 0,51, tandis qu'elle n'est que de 0,31 chez une personne chlorotique. Les globules rouges constituent cent vingt à cent trente parties pour mille parties de sang à l'état normal, mais leur chiffre peut être diminué de moitié et même des deux tiers. Ces particularités distingueront la chlorose de toutes les anémies symptomatiques, qui sont consécutives à une infection paludéenne, à un empoisonnement par un métal, à la scrofulose, à des pertes de sang, etc. La chlorose s'observe dans les années de développement, c'est-à-dire à l'époque où l'organisme emploie le plus de globules rouges, et elle disparaît dès que le développement est complet; aussi est-on tenté d'admettre comme cause finale une diminution de la production des globules rouges et de considérer la chlorose comme une maladie des organes hémopoiétiques (rate, ganglions lymphatiques, moelle épinière). Mais nous ne connaissons nullement en quoi consiste la maladie de ces organes cytogènes.

Étiologie. — La chlorose s'observe surtout chez les jeunes filles peu avant ou à l'époque de l'invasion des règles; lorsque les symptômes se produisent après l'âge de vingt-cinq ans, on supposera plutôt l'existence d'une phtisie pulmonaire ou d'une autre maladie épuisante encore à l'état de germe que celle de la chlorose.

D'après certains auteurs la chlorose pourrait aussi se produire chez les jeunes hommes d'un extérieur féminin, mais cette opinion ne repose probablement que sur une erreur de diagnostic (anémie).

Toutes les causes d'affaiblissement favorisent le développement de la chlorose, surtout une alimentation insuffisante, des travaux corporels ou intellectuels excessifs, un genre de vie sédentaire. Elle est aussi produite par des maladies occasionnant de grandes pertes de liquide (diarrhée chronique, lactation), quelquefois par la syphilis. Les flueurs blanches sont plutôt une conséquence qu'une cause de la chlorose.

Symptomes. — La chlorose se développe peu à peu. Les premiers symptômes consistent en une sensation de lassitude et de lourdeur dans les jambes, de sorte que le malade ne monte les escaliers qu'avec peine; plus tard il ressent des palpitations du cœur lorsqu'il fait des mouvements, sans qu'il existe une lésion organique du cœur. Si l'on examine la muqueuse des lèvres, des gencives, des paupières, on voit qu'elle est blanche. Si l'on applique le stéthoscope sur la jugulaire interne, immédiatement au-dessus de l'articulation sterno-claviculaire, on entend un bourdonnement saccadé (*bruit de diable*).

Souvent aussi on entend, en auscultant le cœur, un souffle systolique provenant d'un affaiblissement des contractions du cœur. Les règles peuvent manquer complètement ou n'exister qu'en partie sous la forme d'un écoulement muqueux légèrement teinté de sang; dans certains cas la menstruation est profuse et dure huit, dix et même quatorze jours (*chlorose hémorrhagique*). On observe fréquemment des troubles nerveux (cardialgie, migraine), la chlorose favorise d'ailleurs le développement d'affections nerveuses.

TRAITEMENT. — On s'occupera d'abord des causes de la maladie. Quant à la maladie elle-même, on la combattra surtout par l'emploi du fer, remède qui favorise très énergiquement la production de globules rouges. Il est important de bien choisir la préparation ferrugineuse en se réglant sur l'état de l'estomac de la personne malade (form. 55, 57, 58, 59). Lorsque l'estomac est sensible, on prescrira surtout la teinture de malate de fer (form. 55) et l'oxyde de fer sucré soluble de Hornemann (form. 57).

§ 2. Scorbut.

On désigne sous le nom de scorbut une maladie générale frappant tous les tissus du corps et caractérisée, dans les cas bien développés, par l'existence d'épanchements sanguins de consistance gélatineuse dans la peau, dans le tissu conjonctif sous-cutané, dans les muqueuses et les séreuses, dans les muscles et même dans les os. La peau est parsemée d'extravasations de sang plus ou moins considérables et présentant une coloration rouge-bleuâtre, les muscles sont infiltrés de sang, le périoste est décollé par des épanchements de ce liquide, dans le péricarde, la plèvre, le péritoine, les articulations on trouve un liquide séro-sanguin, les gencives sont ramollies et de couleur rouge bleuâtre. Les nombreuses hémorrhagies indiquent que les capillaires sanguins se déchirent facilement et que leurs parois ne peuvent plus résister à la pression du sang. On ne connaît pas encore la composition spécifique du sang pendant le scorbut.

ÉTIOLOGIE. — Cette maladie était fréquente autrefois, maintenant elle est très rare. La cause la plus importante est une alimentation insuffisante, ne compensant pas les efforts du corps et ne remplaçant pas complètement les éléments constituants du corps utilisés, surtout lorsque cette alimentation est trop uniforme ; c'est ainsi que le scorbut s'observe souvent sur les navires par suite de l'usage exclusif de viande salée. L'affaiblissement du corps par des travaux corporels et intellectuels est une des causes prédisposantes les plus remarquables.

SYMPTOMES.—Au début le malade se plaint d'une lassitude générale et présente un aspect pâle et affaissé ; au bout de quelque temps (une à trois semaines) on voit se développer à la surface de la peau de petites taches colorées en rouge-bleu et ayant les dimensions d'un grain de pavot (*pétéchies*) ; plus tard ces taches s'étendent, peuvent acquérir les dimensions d'une pièce de cinq francs en argent (*ecchymoses*), les gencives se ramollissent et se détachent des dents, elles sont d'un bleu foncé, gonflées, saignantes ; plus tard encore, il se produit des épanchements sanguins dans le tissu conjonctif sous-cutané et dans les muscles sous forme de nodosités dures, et dans les cas graves les altérations indiquées plus haut des articulations, des os et des cavités du corps (pleurésie et péricardite hémorrhagique, épanchements sanguins dans les articulations, périostite, etc.). Au bout de huit ou dix semaines en moyenne le malade guérit ou la mort arrive par épuisement, par épanchement de sang dans un organe interne, etc.

TRAITEMENT. — Dès qu'on observe des traces de scorbut, la première indication sera de prescrire des aliments légers, frais, riches en azote, des légumes frais et, s'il est possible, des fruits légèrement acides. Les légumes les plus efficaces sont ceux de la famille des crucifères : cresson, raifort, moutarde, cochléaria. On retirera aussi de bons résultats de l'emploi des acides végétaux (acide citrique cristallisé 1,0, eau distillée 240,0 oléosucre de citron 5,0, une cuillerée toutes les heures). Contre l'affection des gencives on recourra à l'essence de cochléaria (en frictions) et au crayon de nitrate d'argent (on touchera légèrement les parties malades).

§ 3. Purpura hemorrhagica, maladie de Werlhoff.

On observe dans cette maladie, comme dans le scorbut, de nombreuses hémorrhagies capillaires (pétéchies) dans la peau et dans les muqueuses, surtout dans celle du tube digestif, et en même temps un malaise général et de la lassitude ; mais on ne trouve pas l'affection des gencives ni les extravasations de sang dans les couches profondes du tissu cellulaire sous-cutané, dans les muscles et dans les os, c'est-à-dire les symptômes les plus graves du scorbut, et c'est pour cette raison que beaucoup d'auteurs ne considèrent la maladie de Werlhoff que comme une forme légère ou une variété du scorbut.

TRAITEMENT. — Dans la maladie de Werlhoff l'emploi des acides minéraux (acide sulfurique ou phosphorique) est préférable à celui des acides végétaux, on pourra aussi se servir du perchlorure de fer dont on versera quelques gouttes dans un verre d'eau. Contre les fortes épistaxis si fréquentes dans cette maladie on recourra aux injections de perchlorure de fer étendu d'eau, dans certains cas au tamponnement ; lorsqu'il se produira des hémorrhagies pulmonaires, intestinales ou rénales, on appliquera le traitement que nous avons indiqué à propos de ces hémorrhagies. La guérison arrive ordinairement au bout de quatre ou cinq semaines.

§ 4. Hémophilie.

Tandis que dans le scorbut et dans la maladie de Werlhoff les extravasations de sang se produisent spontanément et que ces maladies sont acquises, dans l'hémophilie au contraire les hémorrhagies s'observent ordinairement à la suite de lésions et de contusions, et cette maladie est toujours congénitale ou transmise par hérédité. Il y a des familles dont tous les membres souffrent de cette maladie, et ce sont surtout les individus du sexe masculin qui en sont affectés. Le point de départ des hémorrhagies d'origine hémophilique est également une augmentation de la fragilité des parois des vaisseaux, sans que l'on connaisse la cause intime (la composition spécifique du sang) de cette fragilité.

Symptomes. — La maladie ne se reconnaît généralement qu'à une *hémorrhagie incoercible* à la suite d'une petite lésion (extraction d'une dent, application de sangsues), et les malades peuvent être, en dehors de l'anémie momentanée produite par les hémorrhagies répétées, parfaitement bien portants pendant un temps assez long. Mais toujours il se forme, après un laps de temps plus ou moins long, des infiltrations de sang sous le périoste, autour des articulations, et, dans ce cas, les articulations sont épaissies et finalement déformées par une inflammation à marche insidieuse que les malades considèrent ordinairement comme une affection rhumatismale. On observe aussi des hémorrhagies dans les organes internes (intestin, reins, vessie, cavité abdominale, etc.), elles provoquent souvent des symptômes très menaçants en apparence mais qui disparaissent rapidement.

Traitement. — La maladie en elle-même ne peut être guérie. Nous ne pouvons que combattre les hémorrhagies par la compression, le tamponnement, les compresses d'eau glacée, calmer les douleurs qui se produisent dans les articulations déformées par les badigeonnages avec la teinture d'iode et en enveloppant ces articulations de *linges rudes*; contre l'anémie on recourra aux ferrugineux et à une alimentation fortifiante.

§ 5. Leucémie, leucocythémie.

ANATOMIE PATHOLOGIQUE ET ÉTIOLOGIE. — Le nombre des globules blancs est considérablement augmenté et les rapports peuvent être changés à tel point qu'il y a un globule blanc pour cinq et même pour deux rouges, le nombre des globules rouges est diminué, et la quantité d'albumine contenue dans le sang subit également une diminution, plus tard il est vrai, tandis que la quantité de sérum est augmentée. Dans certains cas exceptionnels le sang présente un aspect laiteux, dans les cas ordinaires le sang obtenu par une saignée et battu pendant un moment présente un dépôt rougeâtre et une couche superficielle épaisse, d'un blanc jaunâtre.

Cette maladie est tantôt *symptomatique* et s'observe dans la syphilis, dans la fièvre intermittente, dans la pneumonie, etc.; tantôt elle constitue une maladie *indépendante* et a pour origine une altération d'un organe hématopoiétique : la rate (*leucémie liénale*), les glandes lymphatiques (*leucémie lymphatique*) ou la moelle épinière (*leucémie myélogène*).

Dans la leucémie *liénale* la rate est fortement hypérémiée, les corpuscules de Malpighi sont engorgés et hypertrophiés, d'autres fois la rate présente une hyperplasie cellulaire avec une augmentation plus ou moins considérable de son stroma, elle est très volumineuse et présente un aspect tacheté, semblable à du granit, dû à la présence de traînées de tissu conjonctif et de saillies blanches formées par les corpuscules de Malpighi. Dans la leucémie *lymphatique* certains groupes de glandes sont gonflés et forment des paquets volumineux et bosselés, mais les glandes hypertrophiées ne sont pas aussi dures que dans la scrofulose, ont une consistance molle, sont presque fluctuantes et se laissent facilement déplacer. Les tumeurs lymphoïdes d'origine leucémique ne sont jamais frappées de dégénérescence caséeuse; elles présentent à la coupe une structure homogène, médullaire, riche en cellules, sans altération du stroma. Dans la leucémie *myélogène* la moelle des os est infiltrée de globules blancs en grande quantité. Il n'est pas rare de voir les altérations de la leucémie liénale combinées avec celles de la leucémie lymphatique et de trouver des tumeurs lymphoïdes dans d'autres organes, surtout dans le foie.

Les causes de la leucémie primaire sont inconnues.

SYMPTOMES. — La maladie débute par le gonflement de la rate et de certains groupes de glandes lymphatiques. Les malades sont las, affaissés, pâles, cachectiques, la rate présente un développement énorme, gêne la respiration et produit une sensation de plénitude dans le bas-ventre. Souvent on observe plus tard des hémorrhagies abondantes du nez, parfois de l'intestin, des poumons, etc. Finalement on voit se développer de l'ascite, et le malade meurt épuisé. Le diagnostic s'établira sur les résultats de l'examen microscopique du sang. La leucémie est une maladie non accompagnée de fièvre et peut durer plusieurs années.

TRAITEMENT. — Lorsque la leucémie est symptomatique, on pourra obtenir des résultats de l'emploi des ferrugineux et des fortifiants. Dans le cas de syphilis j'eus recours, et avec succès, à des frictions mercurielles modérées et aux ferrugineux à l'intérieur. La leucémie primaire est incurable, le traitement sera purement symptomatique (combattre les hémorrhagies, etc.).

§ 6. Mélanémie.

ANATOMIE PATHOLOGIQUE ET ÉTIOLOGIE. — On trouve dans le sang des granules jaunes, bruns ou noirs, nageant dans la plupart des cas librement au milieu du plasma, ou, mais plus rarement, enfermés dans des globules blancs. Le pigment est formé d'hématine et provient ordinairement d'épanchements sanguins dans la rate se produisant dans les *fièvres intermittentes invétérées*. Le courant sanguin porte ces granules de pigment dans le foie, dans le cerveau, dans les reins et dans les poumons, la substance corticale du cerveau est piquetée et présente l'aspect du granit, le foie est gris de fer, la rate hypertrophiée et d'un bleu noir, les reins ponctués de gris ou finement rayés. Dans le cerveau ces corpuscules peuvent provoquer l'obstruction de capillaires sanguins de la couche corticale et par conséquent donner lieu à des stases de sang et à la rupture des vaisseaux en avant du point oblitéré, au développement d'une inflammation et d'un ramollissement (*embolies pigmentaires*); dans le foie les granules peuvent engendrer des stases dans la veine porte avec toutes leurs conséquences: dans les reins ils peuvent donner lieu à un développement d'albuminurie et parfois à l'excrétion d'un sang contenant des corpuscules de pigment; la peau prend, chez les personnes atteintes de mélanémie, une teinte d'un gris cendré.

SYMPTOMES. — Les malades ont un aspect cachectique, leur peau est gris sombre; il en est de même des muqueuses. Selon le point où le courant sanguin a porté des granules, on observe des maux de tête, du délire et des symptômes typhoïdes, ou bien des douleurs dans les reins, de l'albumine et du pigment dans les urines, ou bien de la diarrhée, des hémorrhagies intestinales, de l'ascite. Le diagnostic s'établira sur les résultats de l'examen microscopique.

TRAITEMENT. — Si la fièvre intermittente existe encore, on prescrira la quinine à fortes doses (1, 0 deux ou trois fois par jour); la quinine sera de plus utilement employée contre le gonflement persistant de la rate et du foie. Plus tard on recourra à l'iodure de fer (sirop d'iodure de fer, trois fois par jour une cuillerée à thé) contre l'anémie. On recommandera toujours un régime fortifiant et, s'il le peut, le malade habitera un pays où la fièvre intermittente n'existe pas.

§ 7. Anémie progressive pernicieuse.

Cette maladie, dont on a fait tout récemment une maladie particulière, est caractérisée par une anémie augmentant toujours et amenant, à quelques exceptions près, toujours la mort. A l'autopsie on ne trouve que des altérations *négatives* n'expliquant nullement un degré d'anémie aussi considérable.

ANATOMIE PATHOLOGIQUE. — On ne trouve point d'altérations spécifiques sur le cadavre, les altérations que l'on rencontre doivent toujours être considérées comme les conséquences de l'anémie; elles peuvent consister en une dégénération graisseuse du cœur, des épithéliums des reins, des cellules hépatiques, des glandes muqueuses de l'estomac. Le sang est pâle, ne se coagule que difficilement et est diminué en quantité, aussi le cœur et les gros troncs vasculaires sont-ils vides, le nombre des globules rouges est ordinairement diminué considérablement et une partie de ces globules présentent un volume moindre qu'à l'état normal, sont racornis et forment un détritus granulé.

ÉTIOLOGIE. — Cette maladie s'observe surtout chez les femmes, particulièrement de l'âge de vingt à celui de quarante ans. Elle est spontanée dans les cas purs, idiopathiques; dans les cas secondaires elle est ordinairement consécutive à la grossesse et à l'accouchement, à

des troubles de la digestion, à des pertes de sang et de
sucs (diarrhée), à de mavaises conditions hygiéniques
(alimentation insuffisante, habitation malsaine, travaux
corporels et intellectuels excessifs etc.).

La maladie consiste probablement en une production
insuffisante ou en une décomposition morbide des globules rouges, peut-être les deux causes sont-elles réunies.

SYMPTOMES ET MARCHE. — Dans la forme secondaire
on observe d'abord les phénomènes que nous avons cités
en parlant des causes de la maladie, dans la forme idiopathique la maladie débute par une grande lassitude et par
une pâleur frappante, qui devient tellement prononcée
qu'on ne la rencontre à un si haut degré que dans les cas de
chlorose les plus accentués et à la suite d'une anémie par
hémorrhagie. Dès que les malades veulent faire le moindre ouvrage, ils ont des palpitations du cœur, de l'angoisse et de l'oppression ; on entend presque toujours, en
auscultant le cœur, un souffle systolique assez fort et un
bruit de bourdonnement lorsqu'on applique le stéthoscope sur les veines du cou, sans qu'il existe une véritable
lésion organique du cœur. Néanmoins les malades ne
maigrissent point dès le début comme dans l'anémie produite par le cancer, l'amaigrissement n'apparaît que plus
tard, lorsqu'il s'est développé une fièvre plus ou moins
continue, ce qui est loin d'être toujours le cas. Bientôt
le malade en arrive à un point d'affaiblissement tel qu'il
ne peut plus quitter le lit, ni même changer de position
dans le lit sans le secours d'autrui. On observe souvent
sur la peau, sur les muqueuses et dans la rétine de petites hémorrhagies capillaires (pétéchies), il se développe
un gonflement œdémateux des chevilles, et finalement la
mort arrive au milieu des signes de l'épuisement le plus
complet.

DIAGNOSTIC DIFFÉRENTIEL. — L'anémie pernicieuse
se distingue de la chlorose par l'inefficacité absolue du
fer, par sa terminaison presque toujours mortelle et
enfin par l'époque de la vie vers laquelle elle se produit

(en général après les années de développement, tandis que la chlorose se produit ordinairement pendant les années de développement); de la pseudo-leucémie par l'absence de la tuméfaction de la rate et du gonflement des ganglions lymphatiques superficiels; de la leucémie par la composition du sang. Il est presque toujours impossible de la distinguer pendant la vie du malade d'un cancer *latent*; le diagnostic ne sera éclairé que par l'autopsie.

TRAITEMENT. — On pourra essayer de combattre la maladie par les ferrugineux et une alimentation fortifiante; mais ce n'est que dans des cas excessivement rares qu'on arrivera à produire quelque effet.

§ 8. Scrofulose.

On désigne sous le nom de scrofulose une tendance *héréditaire* ou *acquise* des tissus du corps les plus variés, surtout de la peau, des muqueuses, des ganglions lymphatiques et des os, à être le siège d'affections inflammatoires longues et opiniâtres; cette tendance s'observe surtout chez les enfants. Ces affections se développent tantôt spontanément, tantôt à la suite d'irritations insignifiantes et présentent différents caractères; celles de la peau se manifestent par une abondante exsudation aqueuse, celles des muqueuses et des ganglions lymphatiques par une prolifération considérable de cellules ne durant que fort peu et présentant rapidement des signes de caséification. On admet généralement comme cause de la « vulnérabilité scrofuleuse » une nutrition insuffisante, sans que l'on puisse trouver une définition plus exacte. Peut-être serait-il plus juste de chercher cette cause dans une *structure histologique anormale des organes hématopoiétiques* et en particulier des ganglions lymphatiques, d'autant plus que c'est précisément dans ces ganglions et parfois dans ces ganglions seuls que se développent

surtout les affections scrofuleuses, même en l'absence de
toute cause externe, et que, en raison de la grande influence de ces ganglions sur la nutrition générale, il est
facilement compréhensible que les organes affectés plus
tard de scrofule puissent être affaiblis et présenter une
force de résistance contre les influences morbides moindre qu'à l'état normal. Les affections scrofuleuses débutent par des troubles de la circulation dans les ganglions
lymphatiques, et une partie seulement de ces ganglions
sont malades; il résulte de cela que l'existence d'une ano-
malie de structure des ganglions est la condition *sine
qua non* du développement d'affections scrofuleuses
dans ces organes; si la présence d'un agent spécifique
dans les sucs de l'organisme ou si la composition impar-
faite de ces sucs était la cause de ces affections, tous les
ganglions lymphatiques devraient être malades.

Chez les scrofuleux le tissu graisseux est abondant,
mais la substance musculaire est insuffisamment développée, les lèvres sont épaisses, boursouflées, le nez est
gros, renflé, le bas-ventre gonflé, les extrémités sont
maigres (*scrofulose torpide*); ou bien les malades sont
maigres, irritables et présentent une rougeur circulaire
sur leurs joues (*scrofuleuse éréthique*).

Les premiers ganglions malades sont généralement
ceux du cou; ils se gonflent sans être très douloureux,
forment des masses dures, bosselées, qui peuvent persister longtemps avant de s'ouvrir. Même une fois ouverte
la glande gonflée ne diminue que fort peu et continue à
sécréter une matière séro-purulente, caséeuse assez rare.
Si, au bout d'un temps très long, la cicatrisation parvient
à se faire, on voit se former des cicatrices blanches,
rayonnées, défigurant plus ou moins le malade. D'après
Schlüppel, la caséification des glandes lymphatiques aurait toujours pour point de départ l'existence de tubercules dans ces ganglions et les lésions histologiques de
la scrofulose de ces organes seraient les mêmes que
celles de la tuberculose. Mais on comprend difficilement pourquoi il ne se produirait pas une caséification

simple des ganglions non provoquée par des tubercules ; on est d'ailleurs obligé d'admettre une caséification de ce genre chez les individus qui dans leur jeunesse ont présenté les symptômes les plus caractéristiques de scrofulose, sans être plus tard tuberculeux et qui sont devenus vigoureux, malgré les nombreuses cicatrices scrofuleuses que l'on voit autour de leur cou.

Le développement des affections scrofuleuses des ganglions du cou est souvent provoqué par une inflammation des tissus voisins : ulcérations dans le nez, dans l'oreille, sur la tête etc., il est probablement consécutif à l'introduction dans les glandes lymphatiques de parcelles de matière inflammatoire amenées par le courant lymphatique.

Sur la peau la scrofulose se manifeste par les exanthèmes les plus variés : eczéma, impétigo, etc.; sur les muqueuses par des catarrhes opiniâtres accompagnés ou non d'ulcérations (ophtalmie scrofuleuse, ozène, otite, catarrhe des bronches); dans les os par des caries, des nécroses et des affections articulaires.

ÉTIOLOGIE. — La scrofulose *congénitale* s'observe chez des enfants nés de parents d'âge très différent, ou de parents consanguins ou de constitution faible, ayant eu autrefois la syphilis (surtout la mère), ou se livrant à la boisson (surtout le père), etc. La scrofulose *acquise* s'observe chez des enfants qui n'ont point une alimentation convenable, qui sont nourris principalement d'aliments farineux, grossiers, qui habitent des endroits humides, sombres où le soleil ne pénètre pas. Certaines maladies prédisposent aussi à la scrofulose, particulièrement la rougeole et la coqueluche.

TRAITEMENT. — Il est prophylactique et consiste à surveiller l'alimentation de l'enfant (lait de nourrice pour les nouveau-nés; dans les années suivantes le lait constituera aussi la base de l'alimentation, on donnera des bouillons, les aliments amylacés ne seront pas donnés habituellement, on prohibera les sucreries — les chambres d'habitation ainsi que les chambres à coucher seront saines, l'exercice au grand air, les bains, etc. seront très utiles).

Si, sur un point quelconque, on voit se développer un gonflement des glandes, on recherchera s'il n'existe pas dans le voisinage une ulcération ou une autre cause d'irritation locale, dont on aura soin avant tout d'instituer le traitement. On arrachera une mauvaise dent, on combattra les éruptions humides de la tête, on provoquera, au moyen du nitrate d'argent, la cicatrisation d'un ulcère du nez, etc.

Contre les gonflements des glandes lymphatiques on emploiera, aussi longtemps que la résolution paraît possible, les frictions de liniments antiscrofuleux ou d'onguent d'iodure de potassium, on enveloppera les parties malades de ouate, on les badigeonnera avec la teinture d'iode, et, s'il ne s'agit que d'un seul groupe de glandes, on pourra recourir à la glace. S'il s'agit de certaines glandes fortement gonflées et si la résorption ne veut point se produire, on pourra faire des injections répétées d'alcool dans la glande même au moyen de la seringue de Pravaz, l'effet est généralement favorable et rapide. Si la suppuration se produit, on en favorisera la maturation par des cataplasmes chauds, et, si la glande s'ouvre à l'extérieur, on fera des cautérisations énergiques avec le crayon de nitrate d'argent, afin de provoquer l'expulsion rapide des masses caséeuses.

On combinera toujours le traitement général avec le traitement local : les malades atteints de scrofulose *pâteuse*, c'est-à-dire ceux qui présentent un boursouflement du corps (tissu graisseux abondant, membres lourds lèvres épaisses, nez gonflé, etc.), devront être mis pendant quelque temps (4-6 semaines) à un régime exclusivement lacté et très sévère ; malheureusement ce régime est impossible la plupart du temps à cause de l'imprudence et de la faiblesse des mères et de la répugnance des enfants scrofuleux contre le lait. On prescrira l'iodure de potassium à petites doses (iodure de potassium 1,0, eau distillée 150,0, sirop 20,0, 3 fois par jour une cuillerée à thé). Dans la scrofulose *éréthique* l'emploi de l'huile de foie de morue est tout à fait indispensable (3 fois par jour une cuillerée à thé). Dans les formes de scrofulose les bains d'eaux salines seront d'un grand secours pour activer la nutrition; on les préparera chez soi avec de la lessive de cendres ou de l'eau minérale saline condensée; le meilleur sera d'envoyer en été les enfants scrofuleux aux bains d'eaux salines (Wittekind, etc.)

§ 9. Diabète sucré, glycosurie.

On désigne sous le nom de diabète sucré l'excrétion de glycose ($C^6 H^{12} O^6$) par les urines pendant un temps très-long, ordinairement pendant plusieurs années. Il peut, dans certaines circonstances, se produire une excrétion de sucre passagère qu'on appelle *méliturie, glycosurie transitoire*[1].

Déjà en 1675 Willis démontra l'existence du sucre dans l'urine des diabétiques; mais nous ne connaissons réellement le diabète que depuis les recherches de Pavy, Claude Bernard, Seegen, Kulz, Cantani, de Méring.

ANATOMIE PATHOLOGIQUE. — Les altérations que l'on trouve à l'autopsie sont tantôt *secondaires* : amaigrissement considérable, furoncles, cataracte, gencives scorbutiques et dents cariées, phtisie pulmonaire (le sang, contenant beaucoup de sucre, enlève l'eau des tissus en question et donne naissance à ces phénomènes), hypérémie et hypertrophie des épithéliums des reins, dans certains cas néphrite épithéliale avec augmentation de volume de la substance corticale des reins — altérations produites sans doute par l'exagération de l'activité des reins et par l'irritation provoquée par le sucre qui se trouve

---

1. La présence du sucre dans l'urine est toujours un phénomène pathologique, malgré l'opinion de Brucke, Kuhne et autres, qui prétendent que le sucre existe en petites quantités dans l'urine normale.

dans l'urine; tantôt *primaires* et, dans ce cas, elles sont en connexion avec le diabète au point de vue de la pathogénie. Ces altérations affectent tantôt les appareils nerveux centraux (*diabète nerveux*) et consistent en tumeurs, épanchements sanguins, ramollissements et dégénérescences pigmentaires dans le voisinage du quatrième ventricule du cerveau, c'est-à-dire du point dont la lésion produit une glycosurie passagère (*piqûre de Claude Bernard*), ou bien elles affectent les organes gastriques (*diabète gastrique*) et consistent en atrophie des cellules hépatiques avec hypérémie passive, en hypérémie active avec augmentation de volume du foie, en atrophie du pancréas avec dégénérescence graisseuse, etc. Chez les diabétiques le sang contient bien plus de sucre qu'à l'état normal, et l'on trouve du sucre dans les organes les plus variés (foie, rate, cerveau, etc.) et dans les différents produits sécrétés (salive, sueur, larmes.)

ÉTIOLOGIE. — Cette maladie s'observe dans certaines contrées (surtout à Ceylan, en Italie, en Thuringe) plus fréquemment que dans d'autres. L'hérédité aurait une grande influence sur son développement ; on lui considère aussi comme causes l'usage excessif de la bière, une alimentation composée surtout de mets farineux et de sucreries chez des personnes menant une vie très sédentaire, l'usage excessif du tabac, les fortes émotions morales. Les femmes sont affectées plus rarement de diabète que les hommes. La polysarcie et la goutte paraissent prédisposer à cette maladie. On a observé des cas de glycosurie passagère à la suite d'empoisonnements par le cuivre, l'oxyde de carbone, le nitrate d'amyle, et à la suite d'injections de sucre et de chlorure de sodium dans le sang.

SYMPTÔMES ET MARCHE. — La maladie est souvent précédée d'acidités des premières voies, de cardialgie et d'autres troubles de la digestion (prodrômes). Les symptômes principaux consistent en une soif excessive coexistant avec une grande sécheresse dans le cou, en évacuations fréquentes et abondantes d'urine, les malades sont obligés de se lever plusieurs fois la nuit pour uriner, mais le symptôme capital est la présence de sucre dans l'urine.

L'urine est très pâle, avec un reflet verdâtre, elle est rendue en grande quantité, contient plus d'urée qu'à l'état normal et présente un poids spécifique assez élevé. On reconnaît souvent les diabétiques à des taches de sucre cristallisé sur les chaussures. L'urine contient du sucre en plus grande quantité selon les différentes heures de la journée et selon les aliments pris par le malade, quelquefois même le sucre disparaît complètement de l'urine pendant un laps de temps assez court (*diabète intermittent*), aussi ne faudra-t-il examiner l'urine qu'après avoir fait manger au malade une forte portion de pain blanc et l'avoir laissé se reposer pendant deux ou trois heures. Le procédé le plus important pour reconnaître la présence du sang dans les urines est le :

Procédé de Trommer : il consiste à réduire par le sucre l'oxyde de cuivre en protoxyde de cuivre. Cette réduction s'obtient le plus sûrement au moyen de la liqueur de Fehling (40 eau, 7 sulfate de cuivre, ajoutez 34 tartrate de potasse dans 100 potasse caustique liquide), mais il faut qu'elle soit suffisamment fraîche (lorsqu'elle a été conservée pendant quelque temps, elle se décompose et donne un précipité lorsqu'on la fait chauffer). On mélange cette liqueur avec de l'urine, à parties égales, on fait chauffer le mélange très lentement et on le voit prendre, s'il y a du sucre dans l'urine, une coloration jaune rougeâtre à la surface ; cette coloration gagne de plus en plus les couches inférieures du liquide, et lorsqu'on laisse le mélange déposer pendant quelque temps, il se produit un dépôt rouge-brique. Le procédé de Trommer suffit toujours, à quelques exceptions près, il agit même lorsque l'urine ne contient que 0,2 0/0 de sucre.

Si l'on a un saccharimètre de Soleil et Ventzke, la recherche du sucre sera encore plus facile, car le sucre dévie le plan de polarisation à droite.

La diabète présente *deux périodes* : pendant la *première* (*diabète des amylivores*) il n'y a que le sucre absorbé en nature et celui qui est formé dans l'organisme par la transformation des matières amylacées qui ne soit pas brûlé dans le sang et qui soit excrété par l'urine, tandis que le sucre provenant de la transformation des albuminates (sucre animal) est encore brûlé et utilisé; l'urine ne contient du glycose que si le malade prend des aliments amylacés ou sucrés. Dans la *deuxième période* (*diabète des carnivores*) l'organisme ne brûle ni le sucre animal, ni le sucre végétal, et l'urine en contient toujours, que l'alimentation du malade soit purement animale ou se compose de substances amylacées ou sucrées. La maladie ne paraît être guérissable que dans la première période. Dans la deuxième période l'urine contient de l'albumine en même temps que du sucre, elle peut même en contenir, mais très rarement, pendant la première période.

Plus le diabétique est incapable d'utiliser les aliments amylacés et sucrés qu'il prend et de les faire servir à la production de la chaleur, plus son appétit devient considérable; finalement le malade est tout à fait insatiable, l'organisme cherche à remplacer les matériaux produisant la chaleur par de grandes masses de nourriture animale et par le sucre qui y est renfermé. Mais quelque considérables que soient les quantités de viande absorbées, elles ne suffisent pas à la production de la chaleur, aussi le diabétique est-il très sensible au froid et ne présente-t-il une élévation de température que lorsqu'il se développe de la fièvre à la suite d'accidents phthisiques.

La maladie dure en moyenne de six mois à trois ans, dans certains cas de cinq à dix ans. Le malade maigrit d'une façon extraordinaire, et la mort arrive au milieu des symptômes de phthisie pulmonaire, de gangrène du poumon et, en même temps de l'épuisement le plus complet.

PATHOGÉNIE. — Aucune des théories connues jusqu'ici

n'est admise sans contestation. Néanmoins il faut reconnaître que le diabète peut se développer de deux façons ; tantôt il n'a pour point de départ que des *troubles nerveux* des organes qui sont chargés de faciliter la combustion du sucre dans le sang ou qui, produisant du sucre à l'état normal, en produisent alors en trop grande quantité, de sorte qu'il n'est pas utilisé complètement par l'organisme pour la production de la chaleur et est excrété par l'urine. En effet il est possible parfois de trouver des altérations organiques dans les organes nerveux centraux, par contre les organes gastriques sont complètement intacts ; — tantôt il est consécutif à des altérations anatomiques des *organes gastriques* (du foie, de l'estomac, du pancréas). Le diabète est guérissable ou non, selon le degré de gravité des troubles des organes nerveux centraux et des altérations anatomiques des organes gastriques.

TRAITEMENT. — Il est presque tout entier dans le régime : le malade s'abstiendra des aliments qui se transforment en sucre dans l'organisme et passent dans l'urine sous cette forme, il se nourrira autant que possible de substances azotées. Le pain, la farine, le riz, le sagou, les fruits sucrés, le vin doux, la bière doivent être défendus aux diabétiques, on pourra leur permettre le lait en petites quantités, les légumes verts, les amandes, le bouillon, la viande, le caviar, les poissons, les œufs, le fromage, le beurre, le lard, le vin rouge, le café, le thé. Les malades supportent difficilement une alimentation exclusivement composée de viande et ils se portent généralement mieux si on leur donne de temps en temps de petites quantités d'aliments non azotés. Tous les essais de préparer un pain spécial pour les diabétiques peuvent être considérés comme ayant échoué ; il n'y a que le biscuit d'inuline (matière tirée des racines d'aunée et de dahlia) recommandé par Kulz qui mérite d'être pris en considération, mais il est difficile à préparer.

Le diabétique fera beaucoup d'exercices corporels et

se vêtira chaudement. Il n'y a que peu à espérer de l'emploi des moyens pharmaceutiques, le meilleur remède est l'opium à hautes doses (0,1 — 0,3 par dose), il diminue l'excrétion d'urine et calme la soif. On a employé, mais sans succès, l'arsenic, la glycérine, l'acide phénique, le bromure de potassium et les alcalis. Cantani recommande l'usage de l'acide lactique (plusieurs grammes par jour pendant plusieurs semaines) combiné avec une alimentation exclusivement animale. Quant à l'action si réputée de Carlsbad, de Neuenahr, de Vichy, elle repose bien moins sur des propriétés particulières de leurs eaux que sur le régime spécial que les malades y suivent et sur les exercices corporels auxquels ils sont obligés de se livrer ; ce n'est qu'à ce point de vue que ces établissements méritent quelque confiance.

§ 10. Polyurie et diabète insipide.

On désigne sous le nom de *polyurie* une émission passagère très abondante d'urines claires et aqueuses ; on l'observe souvent chez des personnes qui ont bu une assez grande quantité de liquides, surtout de liquides diurétiques, elle se produit aussi à la fin d'accès convulsifs et n'a aucune importance, ou dans la période de résorption d'un exsudat et constitue un phénomène critique, ou dans les maladies fébriles et est alors un symptôme désirable.

Sous le nom de *diabète insipide* on désigne une maladie chronique particulière assez rare, caractérisée non seulement par une abondante émission d'urines claires, ténues, mais aussi par une soif excessive (*polydipsie*) et qui se rapproche du diabète sucré, puisque dans certaines familles on le rencontre à côté de cette maladie et que l'on a même vu, dans certains cas, le diabète insipide se transformer en diabète sucré (Kulz). En général le diabète insipide peut exister sans préjudice pour la santé et n'être pour le malade qu'une infirmité très désagréable.

Pour le traitement de cette maladie on recourra aux toniques et aux médicaments contenant de l'acide tannique : opium, catéchine, quinine ; Kulz recommande l'emploi du courant électrique (colonne vertébrale et région des reins) — (teinture de quinquina ou de cachou 30,0 — 10 à 20 gouttes toutes les deux heures).

§ 11. Rhumatisme.

On désigne sous ce nom des inflammations particulières des *appareils fibreux*, surtout des articulations, quelquefois des muscles, sautant très souvent sans cause apparente d'une articulation à l'autre, provoquant fréquemment un gonflement considérable des articulations affectées et ne se terminant néanmoins par suppuration que dans des cas exceptionnels ; la résolution est leur terminaison habituelle et elles ont presque toujours pour point de départ un refroidissement intense. Dans ces derniers temps il a été à peu près prouvé que, dans beaucoup de cas, le rhumatisme provient d'une infection, de l'introduction d'une substance nuisible dans le sang, qui l'emporte dans les capillaires (embolie) ; il est probable que les affections articulaires rhumatismales ont cette origine lorsqu'elles se développent chez des personnes bronchectatiques, rejetant des crachats très abondants, et chez des personnes atteintes de blennorrhagie.

A. — Polyarthrite rhumatismale, rhumatisme articulaire aigu ou fébrile.

ANATOMIE. — Le gonflement des articulations qui s'observe pendant la vie disparaît souvent complètement sur le cadavre ; d'autres fois, dans les cas graves, la synoviale est rouge, il y a une grande quantité de liquide dans l'articulation, quelquefois on y trouve du pus, le tissu conjonctif qui entoure l'articulation est gonflé et hypérémié. Souvent on rencontre en même temps les altérations d'une pleurésie, d'une péricardite, d'une endocardite ou, mais plus rarement, d'une méningite coexistant avec celles du rhumatisme. L'urine, la sueur et la salive du malade sont acides, on en avait conclu que le sang devait aussi présenter une réaction acide, mais cette opinion n'est pas prouvée.

ÉTIOLOGIE.— Le rhumatisme articulaire aigu s'observe ordinairement de l'âge de 15 à celui de 40 ans et surtout chez des personnes obligés de s'exposer aux intempéries de l'air. Il se produit à la suite d'un refroidissement subit provoqué par une pluie, etc., ou bien chez une personne dormant dans une chambre froide et humide, près d'un mur humide. Le printemps et l'automne sont les saisons les plus favorables au développement de cette maladie.

SYMPTOMES.— La maladie débute par une ou plusieurs articulations qui se gonflent et deviennent douloureuses, la douleur est parfois tellement forte, que l'articulation ne peut produire le moindre mouvement, ni supporter la moindre pression. En même temps, il se développe une fièvre souvent assez intense accompagnée d'élévation de la température et d'augmentation de la soif (*fièvre catarrhale*), quelquefois cette fièvre s'observe quelques jours avant le début du rhumatisme et, dans ce cas, elle est fréquemment combinée avec des accidents gastriques. La peau se couvre facilement d'une sueur abondante et acide, l'urine est rouge, à réaction très acide et laisse déposer, dès qu'elle se refroidit, un sédiment semblable à de la poudre de brique, composée d'urates et se dissolvant lorsqu'on fait chauffer l'urine. Au bout de quelques jours les douleurs et le gonflement quittent les articulations affectées et apparaissent sur d'autres articulations. Il peut arriver de cette façon que toutes les articulations soient prises les unes après les autres, quelquefois simultanément, et que le malade ne puisse exécuter le moindre mouvement du corps sans ressentir de violentes douleurs. Au bout de 4-6 semaines la maladie se calme pendant un temps plus ou moins long avant de frapper de nouvelles articulations, et les douleurs causées par l'affection articulaire sont alors bien moinslongues et bien moins considérables. Enfin les sueurs diminuent, l'urine reprend sa couleur et sa réaction normale, et la guérison arrive. Il faut ajouter qu'une attaque de rhumatisme prédispose à d'autres attaques de la mêmemaladie.

Dans certains cas, le rhumatisme se complique d'endocardite, de péricardite ou de pleurésie avec les symtômes propres à chacune de ces maladies; ces affections donnent au rhumatisme un caractère de gravité bien plus prononcé, surtout l'endocardite, qui engendre souvent de véritables lésions organiques du cœur.

TRAITEMENT. — Autrefois on traitait le rhumatisme avec la digitale, le colchique, etc., le traitement actuel est bien plus efficace : on emploie la quinine à fortes doses (0,5 — 1,5 par dose 2-3 fois par jour) ou bien le salicylate de soude, 3-4 grammes dans de l'eau sucrée, à prendre en une seule fois, on répétera les jours suivants si cela est nécessaire, enfin, les injections, faites en premier lieu par moi, d'une solution d'acide phénique (2 0/0), sous la peau des articulations malades. Les injections d'acide phénique conviennent surtout lorsqu'il s'agit d'articulations peu serrées par les parties molles qui les entourent, telles que celles du genou ou de l'épaule ; on aura soin de prescrire en même temps la quinine et salicylate de soude. On donnera comme boisson l'eau de seltz en aussi grande quantité que le désirera le malade, les aliments seront légers et faciles à digérer. Si le rhumatisme se complique d'endocardite, etc., on instituera un traitement approprié.

B. — Rhumatisme articulaire chronique.

Les articulations atteintes sont peu nombreuses, quel-

quefois une seule est frappée, il n'y a pas de fièvre ; la
maladie se prolonge pendant des années, elle présente de
temps en temps des exacerbations, les parties constituantes de l'articulation sont souvent épaissies, et l'articulation perd sa mobilité. On combattra cette maladie
par l'emploi des irritants de la peau (badigeonnages de
teinture d'iode, vésicatoires, jet de vapeur chaude, fer
rouge approché de la peau), des bains sulfureux et des
bains d'eaux salines chaudes. Les bains les plus en répu-
tation sont Teplitz, Wiesbaden, Gastein, Aix-la-Chapelle
et Burtscheid ; enfin on pourra recourir aux bains de
tourbe (Franzens-Bad).

C. — Rhumatisme musculaire.

Généralement la maladie n'affecte qu'un seul muscle
ou groupe de muscles, rarement tout l'appareil musculaire. Les altérations anatomiques ne sont que fort peu
connues, elles paraissent consister en hypérémie et en
exsudation séreuse, et il semble que la maladie affecte
moins la substance musculaire proprement dite, que l'enveloppe de tissu conjonctif, le périmysium. Quelquefois
le tissu conjonctif prolifère, se racornit ensuite et occasionne une atrophie des faisceaux musculaires affectés,
qui se transforment en une masse fibreuse. Cette maladie est tantôt aiguë, tantôt chronique, l'usage des muscles
affectés est impossible à cause des douleurs ; dans le
repos ces douleurs sont ordinairement faibles.

Les muscles les plus fréquemment atteints sont : le
deltoïde, on ne peut, dans ce cas, soulever le bras sans
provoquer de vives douleurs, les muscles de la nuque
(*torticolis*), les muscles de la poitrine et de l'abdomen, et
les muscles de la région lombaire (*lumbago*).

Traitement. — Dans les cas récents on emploiera avec
succès les ventouses, les cataplasmes sinapisés, les
frictions irritantes, les jets de vapeurs chaudes, dans les
cas anciens on recourra aux injections de morphine et

d'acide phénique (2 : 100) et à l'électricité, surtout lorsque le rhumatisme est arrivé à la période d'atrophie musculaire.

§ 12. Arthrite déformante ou noueuse, inflammation articulaire déformante.

ANATOMIE PATHOLOGIQUE. — On désigne sous le nom d'arthrite noueuse une inflammation à marche lente de la synoviale, surtout de celle de l'articulation de la cuisse ou des articulations des doigts. Cette inflammation débute par la vascularisation de la synoviale et le développement d'excroissances villeuses à la surface de cette membrane, bientôt elle détermine une prolifération des cellules du cartilage qui se transforme en une masse sans consistance incapable de résister à la pression exercée par la surface articulaire correspondante. Peu à peu le cartilage est résorbé, et il se produit une usure des surfaces articulaires qui peut atteindre un tel degré que, par exemple dans l'articulation supérieure de la cuisse, il ne reste plus rien de la tête du fémur et que le col se trouve en contact avec la cavité cotyloïde. Les surfaces articulaires usées sont épaisses, rigides, la synovie existe en quantité beaucoup moindre qu'à l'état normal, les cavités et les têtes articulaires sont généralement entourées de végétations osseuses.

ÉTIOLOGIE. — Cette maladie s'observe surtout chez les vieillards, on la rencontre le plus souvent chez les pauvres (*goutte des pauvres*) et chez les personnes exerçant une profession qui les met souvent en contact avec l'eau froide ou les expose à des influences rhumatismales (chez les laveuses, les tanneurs, etc.). L'arthrite noueuse paraît aussi se développer parfois chez les femmes en couches.

SYMPTOMES — La maladie débute par des douleurs passagères, comme celles du rhumatisme musculaire, dans les articulations qui seront le siège de l'arthrite ; les douleurs sont plus fortes après le repos de la nuit que pendant la journée après des mouvements modérés. On n'observe jamais de fièvre. Peu à peu les articulations présentent des nodosités caractéristiques produites par l'épaississement des épiphyses, et l'on observe aux mains une déviation vers le bord cubital, provoquée par une subluxation et déterminant une position des doigts telle qu'ils s'avancent les uns sur les autres comme les tuiles d'un toit. Au bout de quelque temps on entend ordinairement des craquements dans l'articulation, symptôme très important surtout pour l'articulation coxo-fémorale qui est située au milieu des parties molles ; ces craquements s'entendent principalement le matin. Finalement la cuisse correspondante ou les mains deviennent maigres, les douleurs persistent et s'accentuent lorsqu'il y a des changements de température, et le malade ne peut plus utiliser les membres affectés. En général la maladie ne frappe qu'une seule articulation coxo-fémorale.

TRAITEMENT. — Ce n'est que dans les commencements de la maladie, que l'on peut espérer arriver à quelque résultat. Dès la première manifestation de la maladie on recommandera au malade de ne pas employer l'articulation frappée et d'éviter toute influence rhumatismale ; la nuit on enveloppera le membre affecté dans de la ouate, on pourra aussi employer la teinture d'iode en badigeonnages. Les bains de Teplitz et les bains sulfureux peuvent être de quelque utilité. Lorsque la déformation est produite, il n'y a plus rien à faire.

§ 13. Goutte, podagre, arthritis.

La goutte est une maladie caractérisée par une accumulation d'acide urique dans le sang et par des dépôts de cet acide dans les articulations et dans d'autres parties du corps.

ANATOMIE PATHOLOGIQUE. — Dans les *articulations* on observe tantôt les symptômes d'une inflammation chronique, tantôt des dépôts de masses crayeuses composées d'urates de soude et de chaux, et recouvrant, sous forme de substance liquide ou solide, les cartilages articulaires. La maladie débute souvent par une seule articulation, la *première* du *gros orteil*, plus tard elle envahit un grand nombre d'articulations, et le malade est finalement tout à fait ankylosé. Dans beaucoup de cas les urates se déposent aussi dans le *pavillon de l'oreille* et forment de petites nodosités blanches ou jaunes, de la grosseur d'une tête d'épingle ou d'un pois. Il se produit souvent des concrétions pyélo-néphritiques dans les *reins* ou bien des dépôts granulés dans les canalicules urinaires et dans le tissu interstitiel (*néphrite arthritique*).

ÉTIOLOGIE. — Cette maladie a pour origine, d'après la plupart des observateurs, une alimentation abondante, composée surtout de substances azotées, l'usage fréquent de vins lourds et riches en alcool et, en même temps, un genre de vie sédentaire et oisif. Peut-être l'alcool rejeté du sang par les reins sous sa forme naturelle produit-il une irritation des canalicules urinaires, etc., altération qui empêcherait l'excrétion des urates par les reins. La goutte est souvent héréditaire. Les malades sont généralement des personnes bien nourries, pléthoriques, de l'âge de 40 à 60 ans et plus.

SYMPTOMES. — Le début de la maladie est ordinairement signalé par des prodrômes, qui consistent en flatulences et autres troubles gastriques et en une excrétion répétée de grandes quantités d'acide urique par l'urine. Puis viennent d'autres symptômes, tels que sensations douloureuses dans une ou plusieurs articulations, palpitations du cœur, rapports acides, manque d'appétit, langue chargée; ces symptômes disparaissent et reparaissent ordinairement à plusieurs reprises. Enfin l'*attaque* arrive subitement, presque toujours pendant la nuit : douleurs atroces térébrantes dans l'articulation affectée, rougeur érysipélateuse et tuméfaction de cette articulation, frissons et fièvre. Les douleurs sont continues et ne se calment que vers le matin, le malade transpire et se rendort, pendant la journée il ne souffre point, mais avec la nuit les douleurs reviennent aussi atroces que dans l'accès précédent. Ces attaques se continuent, pendant 8-10 nuits, puis elles disparaissent définitivement, et le malade éprouve alors une sensation de bien-être remarquable, qui peut durer pendant des années sans aucun symptôme de maladie, s'il s'astreint à suivre un régime convenable. Mais si le malade continue à s'adonner à la bonne chère, on voit se produire, ordinairement au bout d'une année, une nouvelle attaque de goutte, les intervalles de bonne santé deviennent de plus en plus courts, et le malade marche de plus en plus difficilement.

La marche que nous venons de décrire est celle de la goutte *régulière*, mais il existe encore une goutte *irrégulière* ou *atonique*, qui se distingue de la forme régulière par des accès peu caractéristiques et par sa ressemblance avec le rhumatisme chronique. On pourra conclure qu'une personne est atteinte de goutte atonique si, en dehors du mauvais état de sa nutrition, on observe une diminution de la quantité d'acide urique dans les urines pendant la durée des douleurs, et si la cessation des douleurs est accompagnée d'une excrétion abondante d'urates.

On désigne sous le nom de goutte *interne* les diverses altérations internes qu'on observe chez les goutteux (néphrite, gastropathie, etc.).

TRAITEMENT. — Lorsque la goutte est héréditaire, il est fort douteux qu'on puisse l'empêcher de se produire. On pourra toujours, lorsque la goutte menace de se développer, en retarder les attaques et les rendre moins violentes par une alimentation simple, par un usage modéré de vin, par une vie active et des exercices corporels fréquents.

Dans l'accès il n'y a que deux indications : « employer la ouate et laisser agir le temps ». On permettra à l'accès de suivre tranquillement son cours, on se bornera à enduire l'articulation d'huile ou de graisse et à l'envelopper avec de la ouate ou de la soie. On astreindra le malade à un régime sévère et on lui recommandera de boire de l'eau de seltz en grande quantité. Si les douleurs sont tout à fait intolérables, on fera une injection sous-cutanée de morphine, ou bien l'on donnera une dose entière de salicylate de soude (4 grammes).

Après l'attaque on recommandera au malade de suivre un régime et, s'il est pléthorique, de passer une saison à Marienbad, à Kissingen ou à Hombourg. Les bains de tourbes sulfureux (Nenndorf) sont ordinairement très utiles contre les gonflements articulaires persistants.

§ 14. — Atrophie musculaire progressive.

On observe parfois, à la suite de fatigues excessives, une disparition progressive de certains muscles ou groupes de muscles, particulièrement de ceux de l'éminence thénar, des interosseux, du deltoïde, du trapèze, du grand pectoral, etc., et finalement il ne reste guère que l'enveloppe de tissu conjonctif des muscles atrophiés. Cette maladie est souvent héréditaire et se développe ordinairement de vingt à quarante ans. Les mouvements de la main, de l'épaule, etc., sont rendus très difficiles et même complètement abolis; cette maladie se reconnaît facilement non seulement aux *changements de forme*, mais aussi à des *contractions fibrillaires particulières* qui se produisent lorsque l'on souffle sur le muscle. Il ressort des recherches de Friedreich que cette affection est de nature inflammatoire chronique et consiste en une prolifération du tissu conjonctif qui enveloppe les fibres musculaires primitives et des noyaux des cellules musculaires; la disparition de la substance musculaire est produite par la rétraction du tissu conjonctif.

Le traitement se réduit à l'emploi de l'électricité et de la gymnastique.

§ 15. Rachitisme.

ANATOMIE PATHOLOGIQUE. — On désigne sous le nom de rachitisme une maladie de l'os en voie de développement caractérisée par une prolifération des tissus qui précèdent la substance de l'os, (nous savons que l'os est formé par le cartilage et le périoste) et par un arrêt de développement du tissu osseux. Ce tissu reste tel qu'il était dans les premiers temps de sa formation, c'est-à-dire mou et flexible, par suite de l'absence de dépôts calcaires. Ordinairement la maladie se manifeste en premier lieu et très distinctement aux épiphyses inférieures des os de la jambe, ces épiphyses paraissent épaisses et renflées.

Lorsqu'on pratique une coupe longitudinale sur un os long atteint de rachitisme, on trouve la cavité médullaire considérablement élargie et la substance osseuse très amincie, quelquefois même réduite à une lame très fine, fragile, transparente. La moelle de l'os et le périoste sont fortement hypérémiés, et l'on trouve, entre les cartilages hyalins épiphysaires et la substance osseuse, une masse cartilagineuse abondante parsemée de cavités médullaires ; cette masse cartilagineuse remplace la couche d'ossification qui est peu épaisse sur les os sains. Entre le périoste et la substance osseuse diaphysaire on rencontre une couche de périoste proliféré abondante et parcourue de vaisseaux à parois fragiles, cette couche était considérée autrefois comme un exsudat hémorrhagique.

ÉTIOLOGIE ET PATHOGÉNIE. — Cette maladie ne s'observe que dans les 3 ou 4 premières années de la vie, elle est particulièrement fréquente chez les enfants d'un an, elle l'est moins chez ceux de 3 et surtout chez ceux de

4 ans. On lui considère comme causes une alimentation impropre (privation de bon lait de mère, lait de mère de mauvaise qualité et allaitement prolongé, alimentation composée surtout de bouillies, pommes de terre), l'habitation dans un lieu sombre et humide, dans un climat froid, une nourriture trop abondante. L'hérédité n'a d'influence sur le développement de cette maladie que si les parents, autrefois rachitiques, n'ont pas une bonne santé. D'après les expériences de Roloff, une alimentation privée de substances calcaires serait l'unique cause, tandis que, d'après Wegner, les proliférations cartilagineuses caractéristiques auraient nécessairement pour origine l'existence dans le sang d'une *substance irritante spécifique* (par exemple du phosphore), et l'absence de substances calcaires dans l'alimentation ne ferait que compléter la maladie. Il est probable que dans beaucoup de cas le rachitisme a pour point de départ les *troubles de la digestion* qui s'observent toujours chez les enfants rachitiques, car les troubles de la digestion, qui empêchent la résorption en général, empêcheront naturellement aussi celle des substances qui contiennent de la chaux.

SYMPTOMES. — Les enfants n'apprennent pas à marcher, même lorsqu'ils ont déjà dépassé la première année, ou, s'ils ont déjà su le faire, ils le désapprennent de nouveau et ne veulent point se tenir debout. Ces symptômes éveillent bientôt l'attention des mères; si alors on examine les membres inférieurs, on trouve les extrémités articulaires des os gonflées, douloureuses à la pression, et souvent les os longs sont déjà incurvés. Si on continue l'examen, on apprend que l'enfant souffre depuis quelque temps de troubles de la digestion (diarrhée, vomissements), qu'il transpire beaucoup à la tête, de sorte que l'oreiller est parfois complètement mouillé après le sommeil de l'enfant, que l'urine colore fortement les langes et donne un dépôt blanc rougeâtre de phosphate de chaux, enfin que l'enfant n'a point encoré de dents. Outre les altérations des os longs on trouve la grande fontanelle très large et ne paraissant nullement disposée à disparaître, le front présente une forme carrée (*frons quadrata*), et le sternum s'avance ordinairement en forme de carène (*poitrine d'oiseau, pectus carinatum*). Souvent le rachitisme est limité à certains os, tels que ceux du crâne (*craniotabes*), du thorax, des jambes, etc. Les enfants ont presque toujours une toux opiniâtre, parfois des spasmes de la glotte. Lorsque la maladie ne guérit qu'après une longue durée, les malheureux enfants sont complètement déformés, le tronc présente une longueur et une largeur anormales en comparaison des jambes, qui sont courtes et arquées ; la démarche est vacillante. Lors même que la maladie a une durée assez courte, le développement du corps en souffre cependant plus ou moins.

TRAITEMENT. — Avant tout on s'occupera de l'alimentation de l'enfant, qui consistera, suivant l'âge du malade, en bon lait de nourrice, en bon lait de vache, en viande crue rapée, en vin de Hongrie, bouillons, etc. On combattra ensuite le catarrhe intestinal qui coexiste ordinairement avec les manifestations du rachitisme ; les évacuations intestinales sont acides, aussi donnera-t-on de petites doses de carbonate et de phosphate de chaux, (eau de chaux, eau distillée aa 30,0, sirop 15,0, 3 fois par jour une cuillerée à thé ; phosphate de chaux récemment préparé 10,0, eau distillée 60, sirop 15,0, 3 fois par jour une cuillerée à thé, on remuera le mélange avant de s'en servir) ; ces sels servent aussi à introduire des sels de chaux dans l'organisme. Contre l'anémie qui existe assez souvent, on a recommandé l'usage de l'oxyde de fer sucré soluble avec le phosphate de chaux (on en donnera plusieurs fois par jour avec la pointe d'un couteau). L'huile de foie de morue sera très utile contre l'amaigrissement et la faiblesse, car elle se digère facilement, si toutefois l'enfant peut la supporter. On fera porter au malade une chemise en flanelle pour le préserver du catarrhe de la poitrine et on le fera souvent sortir, lorsque l'air est tranquille et doux. On aura soin de ne point laisser envelopper l'enfant trop étroitement et de ne point le faire marcher, afin d'éviter autant que possible les déformations du corps : les enfants rachitiques devront porter des habits peu serrés et être conduits dans une voiture.

§ 16. Ostéomalacie, ramollissement des os.

Cette maladie consiste en une résorption des sels calcaires contenus dans les os déjà formés complètement et qui par cela redeviennent mous. La maladie débute ordinairement par les os du bassin, de là elle gagne les vertèbres et les os du thorax, le bassin prend la forme d'un *cœur de carte à jouer* (*bassin ostéomalacique*), la colonne vertébrale s'incurve en S, et il se produit les déviations et les fractures les plus variées des côtes. Cette maladie est très rare, elle se développe habituellement chez des femmes enceintes ou chez des femmes en couche. Les personnes malades se plaignent de douleurs dans le bassin, douleurs affectant le caractère des douleurs rhumatismales, finalement elles ne peuvent plus se tenir debout ou ne font de mouvements qu'avec la plus grande difficulté. La guérison n'arrive jamais et nous ne connaissons aucun moyen de combattre cette maladie.

LIVRE VIII

EMPOISONNEMENTS.

Sous le nom de poisons nous désignons les substances qui, par leur contact, provoquent une destruction de la substance organique (*poisons corrosifs*), ou bien qui, par leur introduction dans le sang, mettent la vie en danger (*poisons narcotiques et désorganisants*). L'action produite par les poisons de la première espèce consiste en une transformation des parties de la muqueuse de la bouche, du pharynx, de l'œsophage, de l'estomac qui ont été en contact avec le poison en une masse noirâtre, sanglante, presque liquide.; les poisons de la seconde espèce ne produisent au contraire que des altérations tout à fait insignifiantes de la muqueuse ou n'en produisent pas du tout, leur action consiste plutôt en certaines désorganisations, qui s'observent dans le foie, les reins, le cerveau et qui altèrent profondément les fonctions de ces organes, et en divers changements de la composition du sang.

Les symptômes produits par les différents poisons dépendent de la quantité du poison introduit dans l'organisme, mais on peut d'une façon générale distinguer un empoisonnement *aigu* et un empoisonnement *chronique*, tout en tenant compte des formes intermédiaires qu'on observe souvent. Si nous laissons de côté les lésions visibles produites par les poisons corrosifs, nous trouverons comme symptômes ordinaires d'un *empoisonnement aigu* une sensation de constriction dans le pharynx, une sensation de brûlure, de la sensibilité et même des douleurs très vives dans la région épigastrique, des envies de vomir ou des vomissements violents. En même temps l'état général du malade est très altéré, il est dans l'angoisse, il a de l'oppression et craint de mourir. *L'empoisonnement chronique* est caractérisé par les symptômes des affections des organes considérées comme représentant les altérations spécifiques des différents poisons, ainsi, dans l'empoisonnement par l'alcool, nous trouverons les symptômes de la cirrhose du foie, catarrhe gastro-intestinal, etc. On reconnaît la nature du poison en examinant les parties qui en restent encore ou les matières vomies.

TRAITEMENT. — La première indication est de faire sortir aussi rapidement que possible le poison de l'intestin, et, pour arriver à ce but, on donnera des vomitifs énergiques (form. 117), si ce n'est dans les cas d'empoisonnements par des substances corrosives, car la muqueuse est dans ce cas plus ou moins altérée et se déchirerait facilement : lorsqu'on ne peut agir que quelque temps après la déglutition du poison et que l'on est obligé d'admettre que le poison a déjà pénétré jusque dans l'intestin, il faudra prescrire des purgatifs drastiques (form. 34, 107). On a essayé de combattre l'action des acides corrosifs en faisant prendre aux malades des alcalis et en transformant ainsi les acides en sels inoffensifs (sulfate de soude, etc.), mais on arrive généralement trop tard, car le contact momentané des acides suffit pour produire les destructions les plus dangereuses. On est parfois plus heureux, lorsqu'il s'agit d'un empoisonnement par l'arsenic, car, dans ce cas l'action corrosive n'est pas aussi rapide, et l'on peut empêcher l'arsenic de produire son effet en faisant immédiatement prendre au malade de l'hydrate ferrique récemment préparé (form. 54).

Les empoisonnements les plus importants pour le médecin sont les suivants :

§ 1. Empoisonnement par le plomb.

Il s'effectue lorsque des particules de plomb pénètrent dans le sang (par inspiration de vapeurs de plomb, par déglutition de poussières de plomb, par résorption de ce métal par des surfaces ulcérées). Les personnes atteintes présentent un visage livide, gris, elles maigrissent et sur leurs gencives on remarque un liséré bleuâtre. Bientôt il se développe des *coliques* (*coliques de plomb*) avec une constipation opiniâtre, dans d'autres cas des régions de la peau et des districts musculaires sont frappés d'*anesthésie*, ou bien il se produit des douleurs occupant certaines articulations et semblables aux douleurs rhumatismales (*arthralgie saturnine*), des *paralysies*, qui présentent cette particularité qu'elles ne frappent jamais que les extenseurs. Lorsque l'intoxication saturnine est très prononcée, on peut observer des symptômes cérébraux, des convulsions épileptiformes, du délire, du coma.

TRAITEMENT. — Éviter de respirer des vapeurs de plomb, provoquer l'excrétion du plomb par des bains sulfureux, combattre les coliques au moyen de l'opium (form. 92), recourir contre les douleurs et les anesthésies aux bains chauds, surtout aux bains sulfureux et à l'électricité.

§ 2. Empoisonnement par le phosphore.

Il suffit de quelques décigrammes de phosphore pour tuer un homme, aussi est-il facile de produire avec des allumettes une intoxication par le phosphore. Dans l'estomac le phosphore produit une irritation assez faible, mais à la suite de sa résorption les épithéliums des glandes de l'estomac deviennent troubles, prolifèrent et sont frappés de dégénérescence graisseuse (*gastrite glandulaire*), les cellules hépatiques et les épithéliums des canalicules urinaires présentent les mêmes altérations, et les globules rouges du sang se dissolvent. Les fibres musculaires du cœur et les fibres musculaires striées sont atteintes de dégénérescence graisseuse aiguë. Lorsque l'action du phosphore se produit lentement et d'une façon persistante, il n'est pas rare de voir se développer une périostite du maxillaire inférieur suivie de nécrose de cet os (*nécrose phosphorée*).

Les *symptômes* de l'intoxication par le phosphore sont plus ou moins aigus et consistent en une sensation de brûlure dans le cou, en éructations alliacées, en vomissements, en coliques, en diarrhée. Parfois la mort arrive subitement, ou bien l'état du malade s'améliore, mais ordinairement seulement en apparence. Aux symptômes que nous venons d'indiquer s'en ajoutent souvent d'autres : ictère, maux de tête, délire ou somnolence, et la mort arrive déjà au bout de huit à douze jours, au milieu des symptômes d'une paralysie générale.

TRAITEMENT. — Lorsque la dose de phosphore avalée est assez considérable, il faudra, pour sauver le malade, lui administrer immédiatement un vomitif. On évitera d'employer les substances grasses, huileuses, car elles dissolvent le phosphore et rendent son action bien plus efficace encore, les alcalis également ne devront pas être utilisés car ils divisent très finement le phosphore et en rendent ainsi la résorption plus facile. Le meilleur vomitif est d'après Bamberger, le sulfate de cuivre (0,25 par dose tous les quarts d'heure), on continuera à en faire prendre de petites doses lorsque le vomissement se sera déjà produit. Dans beaucoup de cas on a employé avec succès l'huile de térébenthine ozonée (mais il faut pouvoir appliquer ce remède de bonne heure et en donner, dans des capsules de gélatine, une quantité au moins dix fois plus grande que celle du phosphore avalé).

§ 3. Empoisonnement par l'arsenic.

Cette intoxication est bien plus rare que l'intoxication par le phosphore, elle est produite par des habits teints avec des couleurs arsenicales (vert du Schweinfurth), par des tapisseries vertes contenant de l'arsenic, par des fleurs, parfois par la pâte arsenicale employée pour détruire les rats. Les lésions que l'on trouve dans les organes de la digestion sont presque les mêmes que dans l'intoxication par le phosphore; de plus on a trouvé, dans certains cas d'empoisonnement aigu par l'arsenic, les même altérations de l'intestin que dans le choléra. Le malade ne présente point de symptômes caractéristiques; dans la forme *aiguë* il a des vomissements, une soif très vive, des maux de tête, des syncopes, souvent du ténesme avec des selles fréquentes cholériformes ou sanglantes, dans la forme *chronique* les symptômes consistent en conjonctivite, en pression et douleur dans la région épigastrique, en anxiété, en manque d'appétit et en amaigrissement. L'arsenic se retrouve toujours dans l'urine. Les meilleurs antidotes sont l'hydrate ferrique récemment préparé, dont nous avons déjà parlé (Bunsen), et la magnésie calcinée (Bussy), à prendre par cuillerées à thé dans de l'eau.

§ 4. Empoisonnement par l'alcool.

Cet empoisonnement est rarement produit par l'emploi de l'alcool même, il est ordinairement consécutif à l'abus d'eau-de-vie, de rhum, de bière et de vin, on sait que ces liquides font partie des « moyens de jouissance » les plus recherchés. Le contact de toute liqueur alcoolique produit une irritation des muqueuses sur lesquelles elle passe et peut devenir l'origine d'un catarrhe, aussi le catharre du pharynx existe-t-il toujours chez les amateurs de boissons alcooliques. Souvent aussi l'estomac et l'intestin sont affectés de catarrhe et parfois même les canalicules urinaires, car une grande partie de l'alcool est excrétée par les reins sous sa forme naturelle. Outre cette action produite par le *contact*, nous trouvons d'autres altérations ayant pour origine la *résorption* de l'alcool; divers organes, tels que le foie, les poumons, le cerveau, les reins, contiennent de l'alcool et de plus on observe des proliférations inflammatoires chroniques du tissu conjonctif interstitiel de certains organes internes (cirrhose du foie, mal de Bright, encéphalite interstitielle) et des infiltrations et dégénérations graisseuses (endartérite déformante, dégénérescence graisseuse du cœur, etc.).

Symptomes. — Nous distinguerons plusieurs degrés dans l'intoxication alcoolique : le premier est l'*ivresse* et consiste en une excitation aiguë et passagère ou, si l'ivresse est plus prononcée, en une espèce de paralysie du cerveau; cet état est occasionné par la résorption d'une grande quantité d'alcool provenant des boissons alcooliques bues en quantité considérable et en peu de temps. Un autre degré est le *délirium tremens*, aliénation mentale aiguë se produisant après des excès prolongés d'alcool et ayant probablement pour origine une altération de nutrition du cerveau; le délirium tremens est caractérisé, comme toute aliénation mentale, par des idées déraisonnables et surtout par de l'agitation, de l'insomnie, du délire de persécution, tremblements des doigts lorsqu'on dit au malade de les écarter, et des troubles gastriques. Enfin il y a la *dyscrasie des ivrognes*, état cachectique se développant à la suite d'un abus quotidien de boissons alcooliques pendant des années, caractérisé par la lividité du visage, des sueurs visqueuses, l'anéantissement des facultés intellectuelles, et coexistant avec les dégénérations des organes internes dont nous avons parlé plus haut.

Traitement. — Ce n'est que par exception que le secours du médecin est nécessaire dans l'ivresse, par exemple lorsqu'il existe une forte congestion cérébrale, dans ce cas des compresses ou des aspersions d'eau froide suffiront. Quant au malaise général qui succède à l'ivresse, nous n'indiquerons, pour des raisons de moralité, aucun remède pour le combattre. Dans le delirium tremens la première indication est de calmer l'agitation du malade par le sommeil, on recourra par conséquent à l'opium (teinture d'opium simple 1 — 1,5 par dose) et à l'hydrate de chloral (3, 0 par dose). Si ces remèdes ne parviennent pas à provoquer le sommeil, on emploiera la digitale, qui souvent produit de bons effets et calme peu à peu l'agitation. Contre la dyscrasie des ivrognes on prescrira un régime très sévère, composé d'aliments légers mais fortifiants ; il faudra tenir compte de l'état de l'estomac (voyez catarrhe chronique de l'estomac) ; il est bon de permettre pendant quelque temps à l'ivrogne l'usage de ses boissons alcooliques, mais en petites quantités, car une privation subite de ces boissons amène ordinairement le collapsus. Les procédés trop rapides, qui doivent dégoûter l'ivrogne des spiritueux, sont toujours dangereux.

§ 5. Empoisonnement par l'oxyde de carbone.

Les empoisonnements par l'oxyde de carbone pur ne peuvent guère arriver que dans les laboratoires de chimie. Dans les cas ordinaires ce gaz est mélangé avec une quantité plus ou moins grande d'acide carbonique et ressemble par conséquent à la *vapeur de charbon*. La vapeur de charbon contient 2,54 d'oxyde de carbone et 24, 68 d'acide carbonique, elle renferme en outre de l'azote, de l'oxygène et parfois de l'acide sulfureux. Il faut de 3 à 5 0/0 d'oxyde de carbone mélangé à l'air atmosphérique pour tuer en quelques minutes un chien ou un chat. Les empoisonnements par les vapeurs contenant de l'oxyde de carbone sont tantôt involontaires, les vapeurs peuvent provenir d'un réchaud allumé dans une chambre bien fermée ou de la présence de charbons allumés dans un fourneau dont toutes les ouvertures sont bouchées, excepté celles qui communiquent avec la chambre, tantôt ces empoisonnements sont volontaires, dans le cas de suicide.

Les empoisonnements par le gaz d'éclairage sont très rares; le gaz d'éclairage est un mélange de gaz très dangereux, et est composé d'oxyde de carbone (10 — 37 0/0), de gaz des marais ($C^2 H^4$), d'élaye ($C^4 H^4$), d'ammoniaque, d'acide carbonique; lorsqu'il existe dans l'air, il se signale par une odeur particulière, ce qui empêche les empoisonnements.

ANATOMIE PATHOLOGIQUE. — Le sang présente une couleur rouge assez claire, les parties molles ont une teinte rose, quelquefois rouge, comme celle du cinnabre, cette teinte s'observe aussi bien sur les muqueuses que sur les organes internes (poumons, foie, muscles); sur la peau on trouve tantôt des taches rouges circonscrites, tantôt des rougeurs diffuses très étendues. Les cadavres restent longtemps chauds et se décomposent très lentement. Lorsqu'on examine le sang au moyen de l'analyse spectrale, on voit apparaître entre D et E la raie de l'hémoglobine libre d'acide carbonique.

SYMPTOMES. — Les symptômes de l'empoisonnement par l'oxyde de carbone non pur ressemblent beaucoup à ceux de l'empoisonnement par l'acide carbonique et consistent en vertige, bourdonnements d'oreille, maux de tête très intenses, engourdissement, anesthésie, paralysie, convulsions cloniques et toniques. Les battements du cœur d'abord tumultueux se ralentissent plus tard et deviennent irréguliers. On observe aussi parfois du malaise, des vomissements, des évacuations involontaires de matière fécale et de sperme. L'anesthésie et la paralysie débutent par les extrémités inférieures et présentent, de même que la perte de connaissance, différents degrés d'intensité. L'anesthésie peut être tellement complète que la personne empoisonnée n'éprouve point de douleurs si par hasard elle tombe sur un réchaud et se fait des brûlures très profondes. La perte de connaissance se produit peu à peu ou subitement, car ce n'est que de cette façon que l'on peut s'expliquer comment des personnes ayant déjà subi jusqu'à un certain point l'effet du poison tombent sans connaissance et quelquefois meurent devant la fenêtre au moment où elles l'ouvraient pour se procurer de l'air.

TRAITEMENT. — Avant tout on retirera le malade de l'atmosphère empoisonnée et on commencera à effectuer la respiration artificielle, en ayant soin de placer la tête dans une position plus élevée que le reste du corps, on insufflera de l'air dans les poumons, etc. Les empoisonnés reviennent plus rapidement à eux dans l'air atmosphérique que dans l'oxygène pur. Pour ramener le malade à la vie, on pourra en outre recourir aux aspersions d'eau froide dans le dos, aux aspersions d'eau chaude sur le visage, aux lavements d'eau glacée ou de vinaigre, aux sinapismes, au fer rouge, aux substances odorantes et à l'électricité. Dans ces derniers temps on a pratiqué avec succès la transfusion.

LIVRE IX

MALADIES INFECTIEUSES

Les maladies de ce groupe si considérable ont toujours pour origine l'introduction dans le corps de l'homme d'un poison morbide provenant du dehors. Chacune de ces maladies a son poison propre, spécifique, ne pouvant engendrer qu'une seule et même maladie; jamais ce poison ne produit une autre maladie du groupe. Nous ne possédons pas encore une connaissance bien exacte de la constitution des différents poisons morbides, quoique, dans ces derniers temps, on ait fait beaucoup de recherches sur ce sujet; nous reconnaissons leurs propriétés d'après les effets qu'ils produisent, nous connaissons même en partie la façon dont quelques-uns de ces poisons se développent.

On se base sur les effets particuliers et sur les conditions du développement de ces poisons morbides pour diviser les maladies infectieuses en trois grands groupes: les maladies *sporadiques*, les maladies *endémiques* et les maladies *épidémiques*.

CHAPITRE PREMIER

MALADIES INFECTIEUSES SPORADIQUES

A. — MALADIES VÉNÉRIENNES.

§ 1. Blennorrhagie, chaude-pisse, gonorrhée.

La blennorrhagie se développe ordinairement à la suite d'un coït impur pendant lequel le virus blennorrhagique a été transmis, quelquefois à la suite d'excès vénériens. Ce sont les globules du pus qui renferment le virus ; plus l'écoulement blennorrhagique est purulent, plus il est infectieux ; aussi dans les blennorrhagies anciennes, dont l'écoulement est presque purement séreux, l'infection ne se produit-elle que très rarement. La maladie occupe la muqueuse du canal de l'urèthre, mais de là elle peut s'étendre à la vessie et parvenir par les uretères jusque dans les bassinets, chez les femmes elle envahit parfois le vagin et la cavité de l'utérus. Au début on observe d'abord une inflammation de la partie antérieure de la muqueuse du canal de l'urèthre, mais bientôt cette inflammation se propage à toute la muqueuse du canal jusqu'au sphincter de la vessie. L'inflammation est plus prononcée lorsqu'elle affecte la forme d'îlots. Au bout d'un temps plus ou moins long l'hypérémie et la sécrétion du pus diminuent, il se développe fréquemment des boursouflements et des excroissances papillaires, surtout dans la portion membraneuse, et assez souvent la maladie se termine par la transformation en tissu conjonctif et l'épaississement de la muqueuse sur certains points du canal; ces altérations s'observent surtout immédiatement en arrière de la fosse naviculaire et de la portion membraneuse et sont accompagnées d'un retrécissement plus ou moins considérable du calibre du canal (*uréthrosténie*). Il n'est pas rare de rencontrer des polypes du canal de l'urèthre chez les femmes affectées de blennorrhagies anciennes.

SYMPTOMES ET MARCHE. — Souvent immédiatement après le coït impur, ordinairement au bout de quelques jours, dans certains cas très rares seulement au bout de quelques semaines, il se produit une sensation de brûlure dans l'urèthre, et il s'écoule une matière vitreuse ou plutôt terne et contenant du pus. L'émission de l'urine est douloureuse, le pénis est plus ou moins gonflé, chaud, la muqueuse est rouge, et il se produit des érections fréquentes et douloureuses. Au bout de quelques jours l'écoulement purulent devient plus abondant et ce n'est qu'après 2 ou 3 semaines qu'il prend une coloration jaunâtre. Les symptômes d'irritation perdent alors de leur intensité, la sécrétion diminue ainsi que les douleurs pendant les émissions d'urine, et dans les cas favorables au bout de 4 à 6 semaines l'écoulement a complètement disparu et le malade peut uriner sans la moindre douleur.

Dans un grand nombre de cas la blennorrhagie devient *chronique*, l'émission de l'urine n'occasionne il est vrai que fort peu de douleur, le gonflement du pénis est réduit au minimum, mais l'écoulement persiste quoique très faible, et, le matin surtout, les lèvres du méat sont collées l'une contre l'autre par la matière sécrétée (symptôme désigné sous le nom de *bon jour*). La longue durée de la blennorrhagie ou la fréquence de cette maladie chez une personne favorise le développement de tissu conjonctif épaississant la muqueuse ou de végétations polypeuses à la surface de cette membrane et par conséquent la production de rétrécissements du canal de l'urèthre (*strictures*).

Dans certains cas le virus arrive dans l'épididyme et provoque une inflammation de cet organe (*épididymite*); le côté correspondant du testicule est fortement gonflé, et l'épididyme est plus volumineux et très sensible. Le gonflement du testicule persiste souvent, même lorsque l'état aigu de l'inflammation est passé.

Parfois le virus blennorrhagique infecte la partie du prépuce qui avoisine la couronne du gland et qui présente tous les caractères d'une muqueuse (*balanite*), cette partie du prépuce devient le siège d'un prurit assez intense et d'une sécrétion abondante de pus.

TRAITEMENT. — Plus l'inflammation est forte, plus on devra retarder l'usage des moyens locaux (injections, etc.) : ce n'est que lorsque les symptômes d'irritation auront commencé à disparaître, que l'on pourra recourir aux injections. Dans la période d'irritation intense on recommandera le repos, au lit si cela est possible, et les boissons émollientes mucilagineuses (lait d'amandes [émulsion d'amandes douces (30,0) et amères (2,0) 200, toutes les 2 heures une cuillerée à bouche] ou tisane de graine de lin). Le régime sera très léger, et l'on s'abstiendra de boissons alcooliques et excitantes (bière, vin, café, thé). Lorsque les symptômes aigus d'inflammation ont disparu on s'occupera d'arrêter la sécrétion de la muqueuse du canal. On essaiera d'abord l'emploi d'injections très douces (form. 123) et on les continuera pendant 14 jours ; si l'on voit que ces injections ne produisent aucun effet, et si l'état de la maladie reste le même, on prescrira des injections plus fortes (form. 122,10). Lorsque la muqueuse du canal est insensible et ne réagit pas, on recourra à d'autres injections (form. 124,23). Dans certains cas la guérison est favorisée par l'usage du baume de copahu (3 fois par jour 2 des capsules bien connues) ou de la poudre de cubèbe (3 fois par jour une cuillerée à thé). Si la blennorrhagie chronique persiste pendant plusieurs mois, on recherchera s'il n'existe pas de rétrécissement ou des végétations papillaires, et dans ce cas, la guérison ne sera possible que par l'introduction répétée dans le canal de bougies aussi grosses que le permettra le calibre de l'urèthre; on emploiera en même temps des injections plus fortes.

Pour guérir la balanite il suffira de badigeonner plusieurs fois par jour la surface malade avec une solution de nitrate d'argent (nitrate d'arg. 0,5 eau dist. 100,0).

Lorsque l'épididymite est très douloureuse, le malade restera au lit, on soutiendra le testicule en le faisant reposer sur des coussins, on appliquera 5-6 sangsues directement sur le scrotum, et on laissera le sang s'écouler abondamment; on enveloppera ensuite le scrotum de compresses chaudes et humides; dès que les douleurs se seront tant soit peu calmées, on couvrira le testicule d'emplâtres agglutinatifs (Fricke). Contre les gonflements chroniques et persistants de cet organe, on recommandera les frictions d'onguent à l'iodure de potassium (on les continuera pendant plusieurs mois) et l'usage du suspensoir (le malade en portera un également dans l'épididymite aiguë).

§ 2. Chancre.

Il n'y a pas encore bien longtemps que l'on désignait sous le nom de chancre toute ulcération des parties génitales consécutive à un coït impur et produisant un pus infectieux; l'on admettait que tout ulcère de ce genre pouvait aussi bien n'exister que comme accident purement local et guérir complètement, que provoquer des symptômes généraux (éruptions de la peau, ulcères du pharynx, etc.), en un mot l'ulcère syphilitique et l'ulcère chancreux étaient considérés comme identiques (*théorie de l'identité*): cette opinion n'est du reste pas encore abandonnée par tout le monde. Cependant des inoculations faites avec le pus de malades présentant des symptômes généraux et avec celui de malades ne présentant pas de symptômes généraux, de plus la confrontation des personnes qui avaient infecté avec celles qui l'avaient été, montraient jusqu'à l'évidence que les ulcères des parties génitales consécutifs à un coït infectieux étaient produits par deux poisons tout à fait différents.

L'un de ces poisons est le poison *chancreux*, qui ne provoque jamais qu'une affection locale, - l'ulcère des parties génitales, et, par transmission du poison chancreux aux ganglions lymphatiques du pli de l'aine, une inflammation de ces ganglions qui présente de la tendance à suppurer (*bubon*); l'autre est le poison *syphilitique*, qui occasionne toujours des symptômes généraux, si ce n'est dans les cas exceptionnels où des prédispositions individuelles s'opposent au développement des affections syphilitiques (très rare !) et où ces affections ne peuvent se développer par suite de l'existence antérieure d'une affection syphilitique.

La maladie chancreuse doit donc être nettement séparée de la maladie syphilitique (*théorie de la dualité*), ce qui est d'une importance extraordinaire pour le pronostic et le traitement des ulcères virulents des parties génitales. Cette théorie de la dualité étant admise, il devenait naturellement très important de reconnaître de bonne heure si un ulcère des parties génitales était de nature chancreuse ou de nature syphilitique : on crut pendant longtemps que l'ulcère mou appartenait au chancre, tandis que l'ulcère induré passait pour être toujours de nature syphilitique ; mais cette distinction n'est pas aussi nette qu'on le croyait, car souvent on voit des symptômes|généraux syphilitiques se développer consécutivement à un ulcère mou, superficiel, même à une simple érosion, tandis que dans certains cas, quoique très rarement, l'ulcère induré ne provoquait pas le développement de symptômes généraux. La qualité de l'ulcère présente néanmoins une certaine importance ; il est vrai que l'on ne peut tirer aucune conclusion de l'existence d'un ulcère mou, mais un ulcère franchement induré appartient, à peu d'exceptions près, toujours à la

syphilis, l'induration syphilitique ne se développe généralement qu'au bout d'un certain temps (deux ou trois
semaines). Si de plus on trouve dans le pli de l'aine les
ganglions lymphatiques gonflés, non douloureux (*bubons
indolents*), produisant la sensation de pois ou d'autres
objets durs situés sous la peau, la syphilis existe certainement, et l'on doit s'attendre au développement de
symptômes généraux. Lorsque l'induration de l'ulcère et
le gonflement des ganglions ne sont pas suffisamment
caractéristiques, on ne pourra point porter le diagnostic
avec certitude, dans les cas de ce genre on attendra pendant six ou huit semaines. Si au bout de ce temps il ne
se produit pas de symptômes généraux (éruptions cutanées, etc.), on peut être certain qu'il ne s'en produira
jamais et l'on n'a plus rien à craindre.

Il se développe parfois, sur les parties génitales,
d'autres ulcérations, qui n'ont point pour cause un coït
impur et qui se reconnaissent assez facilement ; ces ulcérations sont produites soit par des frottements, soit par
une accumulation de sébum sous le prépuce, soit par la
rupture de follicules glandulaires. L'herpès peut aussi
s'observer quelquefois, il est caractérisé par une éruption
de vésicules accompagnée d'une sensation de brûlure
(*herpes préputial*) et n'est jamais de nature chancreuse
ou syphilitique.

Lorsque du pus chancreux a été déposé sur un point,
même intact, de la muqueuse (la surface interne du
prépuce possède une structure anologue à celle des muqueuses) ou sur un point de la peau dépouillé d'épiderme, on remarque déjà au bout de douze ou vingt-
quatre heures une rougeur accompagnée de chaleur
occupant le point en question, et, après quelques jours,
apparaît une pustule qui s'ouvre bientôt et fait place à
un ulcère arrondi, nettement limité et à fond lardacé.
Cet ulcère s'étend en surface comme en profondeur,
sécrète un pus excessivement contagieux, et ce n'est
qu'après trois ou quatre semaines et même plus qu'il se
déterge et commence à se cicatriser.

L'ulcère ne cesse de sécréter un pus contagieux que lorsqu'il entre dans la période de réparation. La cicatrice des ulcères chancreux est toujours molle et ne se rouvre presque jamais.

Le chancre n'affecte pas toujours la même marche; on distingue un *chancre serpigineux*, ainsi appelé parce qu'il se propage en formant des traînées sinueuses, un *chancre phagédénique*, caractérisé par la production rapide de grandes pertes de substance, un *chancre gangréneux*, se manifestant par la mortification des tissus envahis et par le boursouflement et la teinte bleuâtre ou noire du point ulcéré.

Traitement. — La première indication sera de transformer le chancre, quand il est récent, en un ulcère simple, on y arrivera au moyen de cautérisations énergiques avec le nitrate d'argent; on répétera ces cautérisations jusqu'à ce que l'aspect du fond et des bords de l'ulcère et de la matière sécrétée indique clairement que la transformation a eu lieu. On prescrira en même temps une diète sévère, l'usage de la bière sera défendu, on purgera le malade avec du sel de sedlitz et on lui recommandera de rester autant que possible dans sa chambre, car les mouvements provoquent facilement le développement de bubons. Pour le pansement de l'ulcère on pourra se servir du sulfate de cuivre (0,3 : 100,0 eau). Dans la plupart des cas ce traitement amène la guérison au bout de quatre semaines environ. D'autres fois il ne produira aucun effet, et on se verra obligé de recourir aux altérants, on prescrira surtout le calomel (0,03 trois fois par jour. Form. 36). Ordinairement un gramme de calomel pris en huit jours suffit pour transformer le chancre en ulcère simple et produire une guérison rapide.

On hâtera la maturation des *bubons* par des cataplasmes chauds, et, lorsqu'ils seront ouverts, on favorisera la cicatrisation par des cautérisations énergiques au moyen du nitrate d'argent et par des compresses trempées dans de la tisane de camomille.

§ 3. Syphilis.

La syphilis a toujours pour origine l'introduction du poison syphilitique dans le corps; nous avons indiqué plus haut les caractères qui distinguent ce poison du poison chancreux. Le virus syphilitique est transmis par les produits de la sécrétion d'ulcères syphilitiques, par le sang, puisque la mère communique cette maladie au fœtus, et par le sperme, puisqu'un père syphilitique engendre des enfants atteints de la même maladie. Quelques observations, que j'ai eu l'occasion de faire, me porteraient à croire que la syphilis peut être transmise à des enfants sains par le lait de femmes syphilitiques, néanmoins cette question ne me paraît pas encore suffisamment élucidée. Chez les femmes enceintes la syphilis provoque presque toujours l'avortement, et généralement le fœtus présente déjà des traces de décomposition.

Lorsque le contagium syphilitique a pénétré dans le corps par un point quelconque, les altérations locales qui se développent sur ce point seront plus ou moins graves, selon que le contagium est renfermé dans une substance irritante (pus et sanie) ou bien dans un liquide indifférent (sang, sérum). Dans le premier cas il se développera d'abord une rougeur et un gonflement local, et au bout de quelques jours il existera un ulcère Cet ulcère guérit après quelque temps en laissant une cicatrice dure, qui ordinairement se rouvre bientôt, ou bien il persiste et présente au bout de trois ou quatre semaines une induration caractéristique (*chancre induré de Hunter*). Lorsque le contagium est transmis par le sang, le sérum, etc. et qu'il n'y a qu'une érosion superficielle de la peau, ou que la muqueuse est intacte à l'endroit par où le virus a pénétré dans le corps, on trouve, après l'infection, tout au plus une petite excoriation, qui généralement guérit très vite et par conséquent donne lieu de croire que l'infection ne s'est pas produite. Mais trois ou quatre semaines après il se forme sur le même point tantôt une *induration superficielle*, qui parfois transforme le prépuce tout entier en une masse cartilagineuse dure, tantôt une petite *nodosité* arrondie, qui augmente de volume et peut acquérir les dimensions d'un pois. Bientôt on observe une décomposition moléculaire de la surface de l'induration superficielle aussi bien que de la petite nodosité, il se produit une sécrétion de matière séreuse, granulo-graisseuse, ne contenant que peu de globules du pus ; la décomposition peut s'étendre en profondeur et en surface et donner lieu à des ulcérations plus ou moins considérables ; mais, quelque étendue que soit l'ulcération, sa base et ses bords n'en restent pas moins durs et cartilagineux. Cette induration est tout à fait analogue à celle dont nous avons parlé plus haut et qui est désignée sous le nom de « *sclérose initiale syphilitique* ». La sclérose initiale syphilitique doit être considérée comme le premier symptôme de l'absorption du virus syphilitique par l'organisme, car elle est toujours suivie d'autres manifestations syphilitiques, même lorsqu'on a extirpé de bonne heure l'induration ; la sclérose persiste pendant des semaines, et ce n'est que lorsque apparaissent d'autres symptômes de la syphilis qu'elle disparaît par résorption. Quelque temps après le développement de l'induration les ganglions lymphatiques du pli de l'aine se gonflent, ils sont souvent un peu douloureux au début, mais bientôt cette douleur disparaît (*bubons indolents*). Ces ganglions présentent ordinairement les dimensions d'un pois et sont plus ou moins nombreux ; parfois ils sont ajoutés les uns aux autres comme les grains d'un chapelet, et on en rencontre jusque sur la face interne de la cuisse ; d'autres fois on ne trouve que cinq ou six ganglions gonflés et d'un côté seulement du corps. Dans certains cas rares on n'observe de ganglions hypertrophiés ni au pli de l'aine, ni sur un autre point du corps. Ces bubons n'ont point de tendance à suppurer ; ils ne disparaissent que très lentement, après plusieurs mois, lorsque tous les autres symptômes de la syphilis ont déjà disparu. Dans la sixième ou la huitième semaine après l'infection il se produit ordinairement une autre manifestation de la diathèse syphilitique ; cette manifestation consiste en une éruption sous forme de taches ou de points (*érythème* et *roséole syphilitique*), accompagnée souvent de phénomènes fébriles et ne se montrant d'abord que sur les côtés du ventre et de la poitrine. La roséole syphilitique ne dure parfois que quelques jours, ordinairement elle persiste pendant deux semaines et même plus longtemps. Après sa disparition les malades commencent généralement à se plaindre de maux de gorge, et, si on les examine, on trouve sur les amygdales, les piliers du voile du palais, la luette, des ulcères irréguliers autour desquels la muqueuse est hypérémiée (*angine syphilitique* et *ulcères du palais*). Bientôt il se produit aussi une hypertrophie des glandes du cou (de la glande sous-maxillaire et des ganglions lymphatiques qui sont situés le long du bord du sterno-cleido-mastoïdien). Lorsque la syphilis existe depuis quelques mois, on voit se développer des excroissances saillantes, en forme de plaques, à surface humide (*condylomes larges, plaques muqueuses*) qui se rencontrent surtout à l'anus, et plus tard on observe toutes les éruptions possibles et les maladies les plus variées des organes internes, de sorte que l'on peut dire avec justesse que la syphilis est le terrain le plus favorable non seulement pour le développement des maladies de la peau les plus variées, mais aussi pour celui de toutes les maladies possibles des tissus histologiques les plus différents et de tous les organes tant internes qu'externes.

Les accidents syphilitiques des différents organes présentent les caractères suivants :

La *nodosité primitive*, le *chancre induré* et le *condylome large* — les *syphilomes* ou *gommes de la peau* — ont la même structure histologique. En examinant des tranches très fines au microscope on reconnaît une trame de tissu conjonctif, formant des mailles irrégulières dans lesquelles sont accumulées des cellules en grande quantité.

Nous sommes donc en présence d'une néoplasie lymphatique qui n'appartient pas spécialement à la syphilis et qui peut s'observer dans le lupus et dans d'autres maladies.

L'*hypertrophie des ganglions lymphatiques* a pour origine une hyperplasie cellulaire (les follicules sont agrandis et ont l'aspect de points blanchâtres) et une prolifération du stratum de tissu conjonctif; bientôt il se produit une dégénérescence caséeuse des follicules hypertrophiés, et l'on trouve dans les glandes des foyers caséeux à contenu liquide épais ou à contenu sec.

Les *éruptions cutanées syphilitiques chroniques* présentent souvent des caractères tout à fait particuliers : une coloration cuivrée, une disposition en forme de courbe ou de cercle, une prédilection marquée pour certaines parties du corps (organes génitaux, cuir chevelu, coins de la bouche, paume de la main). On reconnaît aussi ces éruptions à la résistance qu'elles opposent à l'arsenic, au goudron et aux autres remèdes qui agissent sur les exanthèmes simples, tandis qu'elles disparaissent rapidement lorsqu'on emploie le mercure, enfin à l'existence simultanée des éruptions les plus variées (taches, nodosités, croûtes, fongosités). Les ulcères syphilitiques produisent toujours des pertes de substance et laissent des cicatrices déprimées, recouvertes d'une petite peau mince et brillante.

Les *accidents syphilitiques des muqueuses* peuvent être constitués par les symptômes d'un catarrhe ordinaire, d'autres fois on trouve des ulcères s'étendant très rapidement ou des gommes formées par des proliférations de tissu conjonctif sous forme de nodosités ou plaques larges et diffuses. Ces altérations s'observent surtout à la surface des amygdales, de la langue, sur la muqueuse de la bouche, du nez, de l'épiglotte, de la glotte, plus rarement de l'estomac et de l'intestin.

Les *accidents syphilitiques de l'iris* consistent surtout en une inflammation gommeuse, provoquant le développement d'une grande quantité de petits condylomes à la surface de l'iris, ces condylomes dépassent généralement le bord de l'iris.

Sur le *testicule* on trouve tantôt l'*orchite* et la *périorchite* ordinaire avec formation d'hydrocèles, tantôt l'*orchite gommeuse* spécifique, qui est représentée par un tumeur indolente, arrondie, lisse (non bosselée).

Sur les *os* on rencontre également des altérations tantôt purement *inflammatoires*, tantôt *spécifiques*; on observe surtout des destructions ulcéreuses et des tumeurs gommeuses du *périoste*, les tumeurs gommeuses peuvent occasionner la résorption des couches superficielles de l'os et par suite une dépression s'observant à la surface de l'os et entourée assez souvent d'ostéophytes; dans d'autres cas le périoste donne naissance à des excroissances osseuses condensées, dures, uniformes, qui occupent le plus souvent la diaphyse du tibia. L'*os* lui-même peut être détruit par carie ou par nécrose, lorsque des ulcérations des parties molles arrivent jusqu'à lui (au nez, au palais), ou bien il se développe une *ostéo-myélite gommeuse* consistant en proliférations gélatineuses provenant du tissu conjonctif des cavités médullaires du diploé; tantôt ces proliférations sont résorbées et les cavités médullaires restent vides (*ostéoporose*), tantôt elles se transforment en une masse cartilagineuse, plus tard dure comme le tissu osseux et donnent à l'os un aspect éburné (*ostéosclérose*); enfin il peut se former une suppuration dans les cavités médullaires, un abcès ossifluent, qui attaque l'os et y forme des foyers sanieux (*carie profonde*). Toutes ces affections de l'os sont ordinairement accompagnées de douleurs térébrantes se produisant pendant la nuit (*douleurs ostéocopes, térébrantes*).

Dans les *muscles* les accidents syphilitiques consistent tantôt en affections *fibreuses simples*, tantôt en affections *gommeuses*; dans le premier cas il se produit une prolifération du tissu conjonctif interstitiel suivie de racornissement du muscle, dans le second cas il se forme des nodosités. Les muscles atteints le plus souvent sont le biceps brachial et le biceps fémoral; quelquefois ils peuvent être presque complètement détruits par la suppuration et la collection de pus et de sanie s'ouvre à l'extérieur. On a aussi observé des altérations syphilitiques du *cœur*, consistant en *péricardite, endocardite* et *myocardite*.

Nous avons déjà parlé des altérations syphilitiques du *foie* (voyez maladies du foie, § 4).

Dans le *cerveau* les néoplasies syphilitiquess ont peut-être encore plus fréquentes qu'on ne le croyait jusqu'ici ; elles se rencontrent sous différentes formes dans les méninges comme dans la substance cérébrale. Les gommes et les foyers de ramollissement du cerveau ont surtout une grande importance (voyez tumeurs du cerveau). Dans ces derniers temps on a fait beaucoup de recherches sur les altérations syphilitiques des artères du cerveau (voyez encéphalite).

TRAITEMENT. — La syphilis possède au moins une qualité, c'est que toutes les altérations qu'elle occasionne sont guérissables, si ce n'est lorsqu'il s'est produit des pertes de substance ou d'autres accidents irréparables. Il est vrai que le traitement de cette maladie exige une grande patience et une grande persévérance ; celui qui ne possède ni l'une ni l'autre ne peut être guéri et se prépare un avenir déplorable, car la syphilis ne guérit jamais spontanément ; elle donne au contraire toujours naissance à de nouvelles altérations qui s'ajoutent aux anciennes.

Les principes du traitement de la syphilis sont en somme très simples et reposent en grande partie sur l'emploi du mercure et sur l'application d'une diète sévère ; ces indications sont les mêmes pour toutes les affections syphilitiques, depuis le chancre infectant jusqu'au syphilome du foie. De la gravité plus ou moins grande de l'accident dépendra le choix de la préparation mercurielle et la dose du mercure. Dans les premières périodes de la vérole on combattra les accidents par le calomel (form. 36), tandis qu'on emploiera le sublimé (form. 68) ou les frictions mercurielles contre les ulcères syphilitiques du palais, contre les condylomes larges de l'anus et contre les exanthèmes qui se développent plus tard. Toutes les fois qu'un malade prend du mercure, il devra, autant que possible, rester dans sa chambre ou même garder le lit, car le moindre refroidissement peut engendrer une salivation, et ne se nourrir que de lait ou de bouillon avec un peu de semoule. Lorsque les ulcérations menacent de produire de grandes pertes de substance, on rendra le traitement plus énergique en employant, à côté des frictions mercurielles, la décoction de Zittmann et en produisant de fortes transpirations : le matin le malade boira à jeun dans son lit une bouteille de décoction forte de Zittmann et transpirera pendant deux heures; dans la journée il boira une seconde bouteille de décoction faible de Zittmann, et le soir il se frictionnera avec de la pommade mercurielle (deux ou trois grammes environ). Toutes les parties du corps seront frictionnées les unes après les autres. Pour empêcher la salivation de se produire, on recommandera une propreté excessive de la bouche et des dents; dès le commencement du traitement les dents seront nettoyées plusieurs fois par jour, mais sans l'aide d'une brosse, avec du lactate de magnésie. On abandonnera l'usage du mercure dès qu'apparaîtront les premiers symptômes de la salivation (fétidité de l'haleine, sensibilité des gencives, gonflement douloureux des glandes sous-maxillaires), et on recourra au chlorate de potasse (form. 73) et à l'acide salycilique (form. 8) en gargarismes. On cautérisera énergiquement avec le crayon de nitrate d'argent les ulcères syphilitiques du palais dont la guérison n'arrive pas assez rapidement.

On arrêtera le traitement quand tous les symptômes de vérole auront disparu. Le malade s'abstiendra néanmoins encore pendant quelques mois du vin, de la bière et des aliments trop riches, car la première récidive, qui généralement se produit dans le délai de deux, trois ou quatre mois, est bien moins forte lorsque le malade suit un régime convenable et se nourrit d'aliments légers que lorsque le contraire a lieu. Cette récidive exige le même traitement que la maladie elle-même, il en est de même des récidives qui pourront se produire ultérieurement, mais il suffit généralement, dans ces cas, d'un traitement bien plus court pour amener la guérison.

Si au bout d'une année il ne s'est produit aucune récidive, on peut considérer le malade comme guéri. On s'assurera de sa guérison au moyen des bains sulfureux ; lorsque ces bains ne provoquent le développement d'aucun symptôme syphilitique, on peut admettre que le virus syphilitique n'existe plus dans le corps et on permettra l'usage du vin, de la bière, etc. La personne ainsi guérie pourra même se marier sans avoir à craindre de voir sa femme accoucher, avant le terme de la grossesse, d'un fœtus mort-né. Il est au moins inutile, sinon nuisible, d'essayer de guérir la syphilis par d'autres moyens que ceux que nous avons indiqués ; en général ces moyens sont peu sûrs quant à l'effet qu'ils produisent (par exemple l'iodure de potassium), ou bien ils sont tout à faits insignifiants. Il y a néanmoins beaucoup de médecins qui recommandent les méthodes indifférentes ; ceux qui sont experts en syphilis savent que rien n'a été autant exploité par les fraudeurs et les charlatans que cette maladie ; avis aux gens inexpérimentés !

§ 4. Syphilis congénitale ou héréditaire.

Nous avons déjà dit dans le chapitre précédent que la syphilis pouvait être transmise à l'enfant par le sperme du père et par le sang de la mère. Il est vrai que ce point n'est pas encore complètement élucidé ; ainsi on ignore complètement pourquoi, dans certains cas, un enfant né d'un père et d'une mère syphilitiques peut ne présenter aucun symptôme de vérole. On connaît mieux les altérations que présentent les fœtus mort-nés (ce sont généralement des fœtus de sept ou huit mois) ou les enfants vivants syphilitiques. Wegner a prouvé que chez chaque fœtus mort-né on trouve entre l'os et le cartilage épiphysaire une large couche d'un blanc jaunâtre, formée de cellules cartilagineuses proliférées et tendant à détacher l'épiphyse de la diaphyse.

Cette couche peut être considérée comme un signe certain de syphilis congénitale. On rencontre aussi chez les enfants mort-nés ou morts peu après la naissance des altérations assez fréquentes du foie, de la rate, du cerveau. etc., telles que gommes ou proliférations circonscrites de tissu conjonctif. Les enfants atteints de syphilis congénitale présentent généralement des symptômes bien caractéristiques : le corps de ces enfants est peu développé, la plante des pieds et les talons sont rouges et brillants, le pourtour de l'anus est rouge et excorié, il en est de même des parties génitales ; il existe un coryza syphilitique à la suite duquel il se forme des croûtes sèches qui obstruent les fosses nasales et gênent la respiration nasale, on trouve souvent du pemphigus occupant une assez grande surface de la peau. Presque tous les enfants syphilitiques meurent déjà dans la première année de la vie par suite du développement presque constant de néoplasies gommeuses dans les organes internes.

TRAITEMENT. — Il est prouvé que dans certains cas l'enfant peut vivre, et dans ce cas il sera utile de le faire allaiter par une nourrice saine et d'employer le mercure, mais avec prudence. On se sert ordinairement du calomel à petites doses (form. 35), de l'oxyde noir de mercure (form. 62) et des frictions mercurielles (0,5 de pommade mercurielle pour chaque friction).

B. — INFECTIONS PAR POISONS MORBIDES ANIMAUX

§ 5. Rage, hydrophobie.

La rage est une maladie produite par l'introduction dans le corps de l'homme de virus rabique provenant d'animaux enragés (surtout de chiens); elle est caractérisée principalement par des troubles nerveux et se termine presque constamment par la mort (les cas de guérison sont presque inconnus). La rage ne se développe jamais spontanément chez l'homme et, même chez les animaux, elle paraît être toujours produite par contagion (Günther). Le virus rabique est contenu dans la salive et dans le sang des animaux malades, chez l'homme ces liquides ne sont pas contagieux.

Les altérations *anatomiques* des organes nerveux centraux sont complètement inconnues; on a bien cru trouver quelques lésions, telles que congestion du cerveau et des méninges, épanchements sous l'épendyme du quatrième ventricule, rougeur de certains nerfs, mais ces lésions doivent être considérées plutôt comme les conséquences des troubles de la circulation et de la respiration produits par la névrose.

SYMPTÔMES ET MARCHE. — La morsure n'est pas immédiatement suivie de symptômes, il y a d'abord la période d'*incubation*, dont la durée est variable; d'après Romberg elle est en moyenne de quatre à sept semaines. Puis vient la période des *prodromes*; cette période est ordinairement courte et caractérisée par une sensation de tension partant de la cicatrice et suivant le trajet des nerfs, par de l'agitation pendant le sommeil, par une mauvaise humeur et une irritabilité anormales, par des douleurs tensives, semblables à celles d'une angine, dans le cou, par de l'oppression et par des inspirations profondes et prolongées. Dans certains cas on n'observe pas cette période des prodromes, et la maladie se manifeste immédiatement par les *phénomènes caractéristiques de l'attaque.* Ces phénomènes consistent en spasmes de la gorge et de la poitrine, provoqués par les moindres irritations réflexes (par exemple par l'accumulation de la salive dans la bouche, c'est pour cela que l'on voit les malades crachoter continuellement); et apparaissent sous forme d'attaque; le malade est comme étranglé, il ne respire qu'avec la plus grande peine, et l'attaque se termine par une longue expiration. Ces attaques se produisent aussi lorsque le malade essaye de boire, aussi refuse-t-il toutes les boissons : d'où le nom d'*hydrophobie* sous lequel on désignait autrefois la rage. Les accès se répètent très fréquemment, toutes les demi-heures et même tous les quarts d'heure, et poussent le malade au désespoir, le conduisent à une vraie folie furieuse; à la fin de l'accès le malade est épuisé et devient tranquille. La mort arrive tantôt subitement, par asphyxie au milieu d'une attaque, tantôt lentement dans le collapsus. La durée de la période convulsive est ordinairement de vingt-quatre à quarante-huit heures, rarement de cinq à sept jours.

TRAITEMENT. — On a essayé de détruire le poison et d'en empêcher la résorption au moyen de cautérisations énergiques et d'une suppuration prolongée sur le point mordu. Mais le résultat est très douteux, comme le prouve l'expérience ; d'ailleurs on ne sait pas combien il faut de temps pour que la résorption se fasse.

Contre la rage confirmée nous ne possédons malheureusement aucun remède. On a employé avec plus ou moins de succès : une saignée abondante chez des personnes vigoureuses, des injections sous-cutanées de curare (form. 47), le bromure de potassium en lavements (5,0 par dose), les bains chauds et les sudations; on s'est aussi servi, mais sans le moindre résultat, de la morphine, du chloroforme et de la belladone.

§ 6. Pustule maligne-charbon.

De même que la rage, cette maladie ne se développe jamais spontanément chez l'homme, elle naît toujours par contagion. Le virus est contenu dans le sang et dans certains liquides, surtout dans le liquide des tumeurs anthracoïdes des hommes ou des animaux atteints de pustule maligne, et est sans doute fixé sur des bactéries allongées et sur les germes de ces bactéries; ces germes ont une forme arrondie. Il est transmis ordinairement par des mouches à viande, rarement par l'usage de lait ou de viande provenant d'animaux atteints de cette maladie (*anthrax intestinal, mycosis intestinal*), la cuisson même ne détruirait pas le virus contenu dans la viande et dans le lait; le virus peut aussi être transmis par le contact du liquide de la pustule maligne, surtout lorsqu'il existe une petite lésion de la peau ; on voit fréquemment la pustule maligne se développer chez des personnes que leur profession force à toucher souvent des poils ou des peaux de bêtes. Mais pour que le contagium puisse donner lieu au développement de la maladie, il faut que son action soit favorisée par une prédisposition individuelle, qui, d'après Bollinger, doit être très peu considérable chez l'homme en comparaison de ce qu'elle est chez les animaux.

SYMPTÔMES. — La pustule maligne peut se présenter sous trois formes différentes : la *pustule maligne charbonneuse*, la *pustule maligne œdémateuse*, le *mycosis intestinal*.

La *pustule maligne charbonneuse* se manifeste quelques heures ou quelques jours après l'inoculation par des symptômes locaux. Le malade ressent de la chaleur et des démangeaisons au point par où l'inoculation s'est produite; il se forme sur ce point un gonflement qui présente à son sommet un légère dépression noirâtre, les parties voisines sont rouges et couvertes de petites vésicules. Bientôt la dépression noirâtre s'agrandit, le membre occupé par la maladie devient lourd, se gonfle et les vaisseaux lymphatiques forment à sa surface des cordes rouges et dures. Si la maladie continue à faire des progrès, il se développe de la fièvre, des maux de tête, le malade est engourdi, il a du délire, et bientôt la mort arrive dans le collapsus.

La *pustule maligne œdémateuse* est plus rare que le charbon et consiste en un gonflement pâle, œdémateux, très caractéristique surtout aux paupières lorsque l'inoculation s'est faite par là, il n'y a ni eschares, ni vésicules gangreneuses.

Le *mycosis intestinal* est caractérisé par des phénomènes gastro-nerveux (mal de tête, vertige, manque d'appétit, vomissements, quelquefois diarrhée sanglante et coliques). Bientôt le pouls devient petit et fréquent, la respiration s'accélère et devient pénible, et le malade ne tarde pas à mourir dans le collapsus et au milieu des symptômes de la cyanose. On observe quelquefois de petites tumeurs charbonneuses sur la peau et des hémorrhagies se produisant par le nez et par la bouche.

TRAITEMENT. — La première indication est de faire des cautérisations énergiques avec l'acide azotique fumant ou la potasse caustique, dans certains cas on extirpera la tumeur avant de cautériser et on appliquera sur le point malade des compresses trempées dans une solution d'acide phénique et plus tard des cataplasmes. Bollinger et Leube recommandent l'emploi de la quinine et de l'acide phénique (acide phénique 1,0, quinine 2,0 par jour), lorsqu'il s'est déjà produit des symptômes généraux ou qu'on se trouve en présence du mycosis intestinal. Dans la forme œdémateuse on préviendra le développement de la gangrène par de profondes incisions et l'application de l'acide phénique en solution.

§ 7. Morve (malleus humidus et farciminosus).

La morve se rencontre bien plus rarement chez l'homme que la pustule maligne. Elle a pour point de départ l'introduction dans le corps du virus morveux ou farcineux provenant du cheval. Le contagium est fixe ou passager; le contagium fixe est contenu dans le jetage, dans les matières renfermées dans les tumeurs de la peau et des muscles et dans les différents produits sécrétés (salive, sueur, urine, lait), le contagium passager est contenu dans l'haleine et dans la sueur évaporée des animaux malades. Le virus ressemble à celui de la syphilis, il occasionne comme lui des symptômes locaux et des symptômes généraux.

Symptômes et marche. — L'inoculation est suivie d'une période d'incubation de trois à cinq jours environ ; au bout de ce temps, le point par où l'inoculation s'est faite devient douloureux, rouge, se gonfle, et on observe des traînées saillantes rouges et noueuses, partant de ce point et s'irradiant vers les ganglions lymphatiques les plus voisins, ces traînées correspondent à des vaisseaux lymphathiques atteints d'inflammation ; bientôt les ganglions lymphatiques se gonflent aussi et deviennent douloureux. Le point par où le virus a pénétré dans le corps se transforme en un ulcère lardacé, chancreux, il s'agrandit, et le membre correspondant présente un gonflement œdémateux. La fièvre ne tarde pas à se développer, elle est accompagnée de symptômes gastriques et de douleurs rhumatismales, et la maladie ressemble à la fièvre typhoïde ou à un rhumatisme articulaire ou musculaire aigu. Plus tard on voit se former des *tubercules morveux* qui tantôt occupent la peau et ont l'aspect de petites taches rouges, se transformant en pustules semblables à celles de la variole ou en tumeurs plus considérables et en abcès ; tantôt on les trouve dans les muscles, où ils provoquent le développement de grands abcès. On trouve dans la moitié des cas environ des tubercules morveux sur la muqueuse du nez, comme chez le cheval, mais ils ne se développent souvent que vers la fin de la maladie. En même temps la muqueuse sécrète un liquide d'abord muqueux, visqueux, plus tard sanguinolent, fétide et sanieux. L'affection peut aussi s'étendre aux organes de la respiration, et il n'est pas rare de trouver des tubercules et des ulcérations dans le larynx, la trachée et les bronches, ou bien des infiltrations du tissu pulmonaire, tantôt petites, du volume d'un pois et circonscrites, tantôt diffusés et plus considérables (*pneumonie morveuse*). La marche de la maladie est aiguë ou chronique ; dans le premier cas le pronostic est plus grave que dans le second.

TRAITEMENT. — Les points par où le virus a pénétré dans le corps seront cautérisés énergiquement au moyen de l'acide phénique, de l'acide nitrique concentré ou de la potasse caustique. D'après Virchow et Bollinger, on peut facilement prévenir le développement de la morve, lorsque la contagion s'est faite par de petites plaies ou des excoriations. On lavera immédiatement avec beaucoup de soin la plaie ou l'excoriation, on la désinfectera et on la cautérisera, le succès sera d'autant plus certain que l'homme n'est que fort peu prédisposé à la morve.

Nous ne connaissons pas de remède spécifique contre la morve confirmée, le traitement ne pourra être que symptomatique : on fera des injections d'acide phénique en dissolution dans le nez lorsque l'écoulement est fétide, on ouvrira de bonne heure les abcès et on les couvrira de cataplasmes chauds désinfectants ; à l'intérieur on prescrira la quinine contre la fièvre et les fortifiants (vin, bière, viandes rôties, œufs, etc.), pour soutenir les forces contre les longues suppurations.

CHAPITRE II

MALADIES INFECTIEUSES ENDÉMIQUES

§ 1. Malaria.

Les maladies paludéennes forment un groupe de maladies produites toutes par un poison palustre régnant dans certaines contrées (*fièvres endémiques*) et ayant comme conséquences des altérations du corps identiques ou au moins semblables. Elles ont ordinairement une marche régulière et sont combattues par les mêmes médicaments.

ÉTIOLOGIE. — La nature du poison palustre nous est encore inconnue ; d'après les uns il est constitué par un champignon (palmella), d'après les autres par les produits gazeux de la décomposition de substances végétales (hydrogène protocarboné, etc.), mais jusqu'ici on ne sait rien de certain. On n'est fixé que sur un point, c'est que la malaria est un agent *miasmatique*, qui est produit par la décomposition de substances organiques, surtout végétales, et qui par conséquent se développe dans les contrées marécageuses, sur les côtes basses où les détritus végétaux ne manquent pas, à la suite d'inondations, dans des terrains fortement remués, pendant le desséchement des étangs, etc., à condition toutefois que l'air atmosphérique présente un degré de chaleur suffisant. Cet agent pénètre dans le corps de l'homme par les voies respiratoires ou par le tube digestif (lorsque l'on boit de l'eau de marais), il s'y épuise et ne peut être transmis de l'homme à l'homme, il n'est donc pas contagieux. La malaria peut être emportée par le vent à une certaine distance du lieu où elle se développe dans des endroits où elle n'existe pas d'ordinaire ; mais il ne faut pas que ces endroits soient trop éloignés. Les maladies palustres ne peuvent se produire chez une personne qui ne présente pas une prédisposition naturelle : on peut considérer comme causes prédisposantes l'affaiblissement ou les maladies (épuisement corporel et intellectuel, menstruation, troubles gastriques). Dans ce cas un refroidissement léger peut devenir la cause occasionnelle du développement d'une affection paludéenne.

Les maladies paludéennes se développent particulièrement facilement chez les personnes qui ont déjà eu antérieurement des maladies de ce genre. A certaines époques les maladies paludéennes ont envahi des pays tout entiers, même toute l'Europe (*fièvres épidémiques et pandémiques*), elles entraînaient toujours une certaine exclusion d'autres maladies, par exemple du typhus ; d'autres fois on vit une épidémie de maladies paludéennes précéder le choléra.

ANATOMIE PATHOLOGIQUE. — Dans les cas récents la *rate* est hypérémiée, volumineuse, molle ; souvent il en est de même du *foie* et des *reins*. Dans les cas anciens on trouve ordinairement une dégénérescence amyloïde de ces organes, surtout de la rate ; ces organes sont en outre hypertrophiés et contiennent beaucoup de pigment. Le gonflement de la rate est surtout considérable chez les enfants, de telle sorte que, parfois déjà au bout de trois semaines, cet organe peut s'étendre en haut jusque dans le creux de l'aisselle et dépasser en bas le rebord des côtes de cinq à six centimètres. Dans les cas anciens le sang est aqueux, contient peu d'albumine, mais souvent des amas de pigment (*mélanémie*), la quantité des globules rouges est diminuée, et on trouve souvent des épanchements séreux dans les cavités du corps.

A. — Fièvre intermittente simple.

Maladie caractérisée par des accès composés de trois stades : frisson, chaleur et sueur, et suivis de rémissions. La rate, le foie et les reins sont hypérémiés, mais on ne trouve d'altérations anatomiques remarquables ni dans ces organes, ni dans le sang.

SYMPTOMES ET MARCHE. — Après une *période d'incubation* de dix à quatorze jours en moyenne la maladie débute tantôt par des *prodromes* : manque d'appétit, tension dans les membres, lassitude, etc. ; tantôt par un frisson soudain suivi de chaleur et de sueur (*paroxysme*) ; après la sueur on observe une rémission, pendant laquelle la santé est plus ou moins complète (*apyrexie*).

Pendant le frisson, les oreilles, le bout du nez, les doigts sont froids tandis que les organes internes présentent une élévation de température de deux à trois degrés, la rate est volumineuse ; dans le stade de sueur la température baisse rapidement, les douleurs de la tête et des membres disparaissent, le malade évacue une certaine quantité d'urine fortement chargée d'urates et s'endort profondément.

Parfois l'accès n'est pas complet, il peut manquer un stade, surtout le stade de frisson, et l'on voit assez souvent chez les enfants l'accès débuter par le stade de chaleur. Parfois même on observe une confusion dans les stades (*type inverse*), et l'accès commence par la chaleur, puis vient le frisson et la sueur.

On a distingué plusieurs *types* de fièvres intermittentes d'après l'ordre suivant lequel les accès se reproduisent et d'après la longueur des rémissions : le *type quotidien* a un accès tous les jours, le *type tierce* a un accès toutes les quarante-huit heures, le *type quarte* a un accès tous les trois jours, c'est-à-dire toutes les soixante-douze heures. Il se produit parfois deux accès dans une journée (*double quotidienne*), ou bien un jour l'accès est fort et le jour suivant il est faible, de sorte que les accès se produisant les jours pairs (tels que le 2, le 4, le 6, etc.) sont semblables, et ceux qui se produisent les jours impairs (le 3, le 5, etc.) sont ou plus forts ou plus faibles que ceux des jours pairs, mais également semblables entre eux (*double tierce*); s'il se produit deux jours de suite un accès et que le troisième jour est libre, ce sera le type *double quarte*.

Le *diagnostic* s'établira sur l'apparition de l'accès toujours à la même heure, généralement un peu plus tôt que l'accès précédent, sur le moment de la journée vers lequel il se produit (on l'observe habituellement le matin; lorsque l'accès se produit le soir, il ne dépend ordinairement pas d'une fièvre intermittente), sur le caractère bien marqué des différents symptômes : frisson, chaleur, sueur, gonflement de la rate, urine sédimenteuse, sur l'existence des rémissions et enfin sur la possibilité d'une infection par le poison palustre.

TRAITEMENT. — La fièvre qui se guérit le plus facilement et qui est la forme la plus bénigne est la fièvre tierce, puis vient la fièvre quotidienne, tandis que la fièvre quarte est plus dangereuse et surtout plus opiniâtre et provoque souvent des dégénérescences du foie, de la rate et des reins (hydropisie). Le fébrifuge par excellence est le sulfate de quinine, que l'on donne en une seule fois et à fortes doses (1,0 – 2,0 par dose pour les adultes) pendant la période d'apyrexie; dans les cas opiniâtres on recourra à deux ou trois doses et on combinera le sulfate de quinine avec l'opium (form. 38), ou bien on prescrira l'arsenic (liqueur arsenicale de Fowler mélangée à parties égales avec de l'eau, trois fois par jour, cinq gouttes, on augmentera de temps en temps le nombre des gouttes). Pour empêcher les récidives on donnera pendant trois ou quatre semaines une dose de quinine tous les six jours.

B. — Fièvre intermittente larvée.

On désigne sous ce nom des phénomènes morbides n'appartenant pas à une fièvre intermittente ordinaire, se produisant sous forme d'accès réguliers, et provoqués également par le poison palustre. On observe surtout des *névralgies intermittentes* (particulièrement du nerf frontal externe), ou bien des *inflammations* (pneumonie, bronchite) et des *hémorrhagies* (hémorrhagies des fosses nasales, de l'intestin et des reins). Le séjour du malade dans une région marécageuse indique la nature de la maladie. Le traitement est le même que celui de la fièvre intermittente simple.

C. — Fièvre intermittente pernicieuse.

On désigne sous ce nom une fièvre intermittente dont les accès sont très longs, se touchent même parfois, et qui donne lieu à un développement de *phénomènes morbides excessifs* (torpeur, paralysie du cœur, collapsus), par suite de mélanémie et d'embolies pigmentaires ou de l'absorption d'une grande quantité de poison palustre et d'une prédisposition particulière du malade. La fièvre pernicieuse est par conséquent une fièvre intermittente exagérée. Le meilleur remède est la quinine (0,2-0,4 avec de l'eau chaude) en injections sous-cutanées pratiquées vers la fin de l'accès, on éveillera et on excitera le malade par des aspersions froides, du café noir fort et de la bière chaude.

D. — Fièvre rémittente.

On l'observe assez fréquemment dans nos pays ; elle est caractérisée par une apyrexie peu accentuée et par une fièvre continue présentant des exacerbations à certaines heures. Plus tard le type devient souvent régulier et l'apyrexie est accentuée. Les fièvres rémittentes des pays chauds sont bien plus graves, elles présentent assez souvent des symptômes gastro-typhoïdes (langue fuligineuse, engourdissement, hémorrhagies, collapsus) ; aussi peut-on les considérer comme des fièvres intermittentes pernicieuses.

E. — Cachexie palustre.

Dans les contrées où règne la fièvre intermittente, tous les habitants présentent plus ou moins les traces du poison palustre ; il suffit parfois de quelques accès de fièvre pour accentuer la cachexie palustre

Dans la plupart des cas cette cachexie a pour point de départ les altérations anatomiques que nous avons indiquées plus haut : dégénérescence graisseuse de la rate, du foie, des reins, etc., et de plus la nutrition se fait mal par suite de troubles gastriques. Le sang est aqueux, ce qui fait que les malades sont souvent hydropiques et albuminuriques. S'il se produit encore des accès de fièvre, on les combattra avec la quinine, etc., ou bien on cherchera à améliorer l'état général au moyen des fortifiants, du fer, etc., et, dans tous les cas, il sera très utile pour le malade de quitter la contrée où règne la fièvre pour une région plus salubre. Contre le gonflement persistant de la rate et du foie on pourra employer l'iodure de potassium (form. 75), le chlorhydrate d'ammoniaque ferrugineux combiné avec les purgatifs (form. 18), la quinine et le fer (form. 29) et enfin les douches froides sur ces organes.

CHAPITRE III

MALADIES INFECTIEUSES ÉPIDÉMIQUES

§ 1. Coqueluche (tussis convulsiva).

ÉTIOLOGIE. — On désigne sous le nom de coqueluche une maladie caractérisée surtout par des accès de toux convulsifs, violents, se répétant plusieurs fois par jour, persistant d'une façon chronique pendant plusieurs mois et ne s'accompagnant pas de symptômes catarrhaux aussi considérables qu'ils devraient l'être en raison de la violence et de l'opiniâtreté des accès. On ne trouve souvent de symptômes de catarrhe dans la poitrine ni après l'accès, quelque violent qu'il ait été, ni dans les intervalles qui séparent les accès. Cette maladie est un catarrhe *spécifique* des voies respiratoires avec irritation de certains nerfs (pneumogastrique, nerf phrénique, plexus solaire ?) ; elle a pour origine une infection produite par les matières sécrétées dans les voies respiratoires des malades atteints de coqueluche et fournit elle-même un poison contagieux contenu dans les matières sécrétées. La nature du contagium est encore inconnue, la *théorie des champignons* n'est ni démontrée, ni même vraisemblable. La coqueluche s'observe surtout chez les enfants, plus rarement chez les adultes. La prédisposition à cette maladie est très répandue, et l'on trouve parfois tous les enfants d'une famille, même d'une maison, atteints de coqueluche ; la prédisposition est augmentée par les refroidissements et l'inspiration d'air froid et rude. Une première atteinte de ce mal protège contre une seconde.

SYMPTOMES ET MARCHE. — On peut diviser la marche de cette maladie en deux périodes, une période catarrhale et une période nerveuse, mais cette distinction n'est pas bien nette. 1. *Période catarrhale*. Elle dure de cinq à six semaines environ ; on trouve les symptômes d'un catarrhe aigu des bronches, la sécrétion muqueuse des voies respiratoires est très abondante, les accès de toux peuvent ne présenter rien de particulier et par suite rendre le diagnostic difficile. Au bout de huit à quatorze jours le caractère particulier de la coqueluche apparaît ordinairement, les enfants toussent avec la plus grande violence, parfois pendant tout un quart d'heure, jusqu'à ce qu'ils réussissent à expulser une certaine quantité de mucus, l'inspiration est sifflante ; après l'expulsion du mucus le respiration redevient tranquille, et les enfants reprennent leurs jeux. Après une demi-heure ou une heure la même attaque se reproduit, et cet état de choses peut persister pendant plusieurs semaines et même pendant plusieurs mois. Enfin la sécrétion de mucus diminue (ordinairement dans la sixième ou septième semaine) et la maladie entre dans la seconde période.

2. *Période nerveuse*. Elle est caractérisée par les mêmes accès convulsifs de toux, mais il n'y a pas de sécrétion muqueuse, et l'enfant n'expulse que peu ou point de mucus. La durée de cette période est variable, souvent elle est de plusieurs mois et parfois même les symptômes de catarrhe reviennent. La maladie se termine en moyenne au bout de trois à quatre mois et, à moins de complication, généralement par la guérison.

La complication la plus fréquente est la *pneumonie catarrhale*. Elle ne se développe ordinairement que vers la fin de la maladie et se manifeste par ses symptômes ordinaires. La coqueluche peut aussi être accompagnée de *convulsions*. Dans beaucoup de cas on trouve comme conséquence un *gonflement des alvéoles pulmonaires* (emphysème pulmonaire aigu) persistant assez longtemps et ne disparaissant que sous l'influence d'une température douce et d'un air pur.

TRAITEMENT. — La première indication est d'éviter la contagion et de ne jamais laisser ensemble des enfants sains et des enfants atteints de coqueluche (dans les écoles, etc.). On traitera avec beaucoup de soins tout catarrhe suspect, surtout s'il se développe pendant qu'il existe une épidémie de coqueluche. Si le traitement du catarrhe n'a point d'action sur les accès, et si ces accès restent très violents, on pourra immédiatement (pendant la première période) recourir au bromure de potassium ou à la morphine chez les enfants d'un certain âge; ces deux médicaments sont les médicaments par excellence de la période nerveuse; on les emploiera également dans la deuxième période (form. 71, 80); les bains chauds prolongés, l'air chaud et pur, le changement d'air, pourront également produire un bon résultat dans cette seconde période.

§ 2. Diphthérie, diphthérite, angine couenneuse.

ANATOMIE PATHOLOGIQUE ET SYMPTOMES. — Sous le nom de diphthérie on désigne l'*infection générale* du corps par le poison diphthéritique; cette infection est consécutive à une affection diphthéritique locale et est caractérisée par une fièvre adynamique violente, par de fortes élévations de température et en outre par des symptômes diphthéritiques locaux s'observant en même temps sur plusieurs muqueuses (du pharynx, du nez, des yeux, du vagin etc.). Sous le nom de diphthérite on désigne l'affection diphthéritique locale, en particulier celle de l'arrière-bouche, l'*angine couenneuse* L'angine couenneuse est constituée par une *infiltration cellulaire et granulée* de la muqueuse de l'arrière-bouche, infiltration tellement dense qu'elle comprime les vaisseaux qui nourrissent la muqueuse et par suite produit une mortification de cette muqueuse. Les premières altérations anatomiques sont ordinairement de nature purement catarrhale et ce n'est que plus tard qu'on voit apparaître le symptôme spécifique de la diphthérie, la transformation de la muqueuse en une masse gris blanchâtre, caséeuse, nécrosée. Au début les amygdales sont recouvertes de petites masses caséeuses arrondies, blanchâtres, qui peuvent s'étendre rapidement sur les parties voisines, les piliers du voile du palais, la luette, la muqueuse de l'arrière-bouche et même des fosses nasales, de sorte que toute l'arrière-bouche paraît revêtue d'une couche caséeuse. Les ganglions lymphatiques voisins de l'angle du maxillaire inférieur sont toujours gonflés et sensibles. Dans les cas d'intensité moyenne les masses caséeuses se détachent au bout de quelques jours, et la muqueuse apparaît presque intacte; dans les cas plus intenses on trouve, après la chute des masses caséeuses, des ulcérations de la muqueuse; cette membrane est très rouge et infiltrée, parsemée d'extravasations de sang et saigne facilement. Dans les cas très graves les masses caséeuses ne se détachent pas, la maladie prend l'aspect du croup, s'étend au larynx et provoque les symptômes du rétrécissement du larynx et une toux sourde et rauque; en même temps la luette et les piliers du voile du palais sont fortement gonflés, rétrécissent l'orifice du pharynx et laissent à peine un petit passage pour les liquides. Dans d'autres cas graves les parties affectées de la muqueuse de l'arrière-bouche sont frappées de gangrène (*diphthérite gangreneuse*); l'enduit a une coloration louche, sanguinolente, noirâtre; l'haleine des malades est fétide, et, lorsque les parties gangreneuses se détachent, on voit des ulcérations sanieuses, profondes. Selon le degré de gravité de la maladie, la température est plus ou moins élevée, la forme gangreneuse présente une élévation de température toute particulière (41°) et un pouls petit et très fréquent. De plus on observe, dans les cas graves, un gonflement aigu de la rate, comme dans toutes les autres maladies infectieuses aiguës.

Je ferai particulièrement remarquer que de l'intensité moyenne de l'affection de l'arrière-bouche on ne peut conclure que la marche de la maladie sera bénigne et favorable. Abstraction faite de ce que les dépôts dans l'arrière-bouche, d'abord peu considérables, peuvent s'étendre d'une façon menaçante, on a observé plusieurs cas dans lesquels la mort arriva presque subitement, malgré la disparition complète des dépôts, d'ailleurs peu considérables, de l'arrière-bouche. Dans plusieurs cas de ce genre on trouva le cœur atteint de dégénérescence graisseuse, dans d'autres cas le foie et les reins présentaient les signes d'une dégénérescence parenchymateuse.

Dans certains cas enfin on peut, après la guérison des altérations locales de l'arrière-bouche, observer des paralysies motrices et sensibles du voile du palais, les malades parlent en nasonnant et d'une façon à peine compréhensible, les aliments refluent par le nez. Il se produit même parfois des paralysies des membres ou des muscles du larynx. La raison anatomique de ces paralysies nous est encore inconnue ; quoi qu'il en soit, elle ne peut consister en altérations considérables des nerfs, puisque ces paralysies disparaissent ordinairement au bout de quelque temps sans laisser de traces.

ÉTIOLOGIE ET PATHOGÉNIE. — La diphthérite est tantôt *sporadique*, tantôt *épidémique* et *primaire*, c'est-à-dire qu'elle se développe chez des personnes saines, ou *secondaire* et accompagne surtout la scarlatine, plus rarement la rougeole, la variole, la fièvre typhoïde. Elle est excessivement *contagieuse* ; la forme primaire a souvent pour origine le contact immédiat du poison diphthéritique avec les muqueuses, soit par la salive, soit par l'inspiration d'air ayant séjourné dans la chambre d'une personne atteinte de diphthérie. Dans la forme secondaire, l'angine couenneuse paraît avoir pour origine une constitution spécifique du poison morbide de la maladie dans le courant de laquelle elle s'est développée, et le rapport entre ces deux maladies doit être analogue à celui qui existe entre la scarlatine et l'inflammation des reins. Dans certaines épidémies de scarlatine, presque tous les malades atteints de scarlatine présentent en même temps des symptômes de néphrite avec de l'albuminurie, dans d'autres épidémies ces symptômes ne s'observent presque jamais. La nature du poison morbide diphthéritique est encore inconnue; on ne peut considérer que comme éléments accidentels des membranes diphthéritiques les amas granulés brunâtres de bactéries arrondies qui se rencontrent toujours dans ces membranes et dans les muqueuses, et que les partisans de la *théorie des champignons* regardent comme les porteurs spécifiques du poison diphthéritique.

TRAITEMENT. — Jusque dans ces derniers temps on avait l'habitude de cautériser les points diphthéritiques au moyen du nitrate d'argent; cette méthode commence enfin à être abandonnée par les bons médecins, car il est démontré que ces cautérisations n'empêchent pas l'affection diphtéritique de s'étendre, et que même cette affection se propage plus souvent au larynx lorsqu'on emploie cette méthode; on a voulu dissoudre les membranes au moyen de gargarismes ou d'inhalations d'eau de chaux ou d'acide lactique, on a aussi employé les remèdes qui détruisent les champignons (acide phénique, alun, fleurs de soufre), mais tous ces moyens ont été sans la moindre efficacité. La méthode considérée, et à juste titre, comme la meilleure est la suivante : on ne permettra au malade que des aliments liquides (lait, bouillon) afin d'éviter toutes les irritations de l'arrière-bouche; lorsqu'on observera les symptômes de l'anémie on recourra au fer (liqueur de perchlorure de fer gtt. 10 : 100,0 eau, sirop 20, toutes les heures une cuillerée à bouche); si l'enfant est capable de se gargariser et de se rincer la bouche, on le lui fera faire toutes les deux ou trois heures avec une solution de chlorate de potasse (2 : 100), tant par mesure de propreté que pour ramollir les masses diphthéritiques; si l'enfant est trop

jeune pour pouvoir se gargariser, on lui fera avaler une
solution de chlorate de potasse. Les cataplasmes chauds
appliqués autour du cou paraissent favoriser la chute des
membranes diphthéritiques. Si la température du malade
s'élève et s'il se produit de l'anxiété et du délire, phénomènes provenant de l'introduction du poison dans le
sang, on pourra employer la quinine, qui ne sera pas
sans utilité, d'après ce qui ressort des dernières recherches faites à ce sujet (sulfate de quinine 0,5, acide
sulfurique étendu d'eau gtt. 10, eau distil. 100,0, sirop
20,0, toutes les deux heures une cuillerée à bouche).
Dans les cas de ce genre on emploiera en outre les fortifiants, les bains chauds, et surtout on recommandera de
ventiler fréquemment la chambre du malade, afin que
l'air y soit pur et sain. Malheureusement on n'est jamais
sûr de voir la maladie se terminer heureusement, même
dans les formes les plus légères, et aucun des traitements que nous avons indiqués ne présente une ga-
rantie absolue de guérison, ce dont feront bien de se
rappeler les jeunes médecins.

§ 3. Dysenterie.

ANATOMIE PATHOLOGIQUE. — La dysenterie est la *di-
phtérite du gros intestin*. Elle débute par les symptômes
d'un catarrhe de la muqueuse, l'hypérémie s'observe
particulièrement au sommet des replis, sur les courbures
du gros intestin vers le cæcum, sur les courbures droite
et gauche du côlon, sur l'S iliaque; ces points présentent une rougeur par taches ou diffuse, tandis que la
muqueuse située entre les replis est plus ou moins normale. Ces altérations donnent à la surface de la muqueuse
un aspect tout à fait irrégulier. On trouve, déjà à ce
moment, de petites eschares punctiformes ou membra-
neuses sur la muqueuse; les glandes solitaires sont ordinairement engorgées et légèrement hypertrophiées. A
l'examen microscopique on rencontre un exsudat rigide

et amorphe qui infiltre la muqueuse et la sous-muqueuse, et ces membranes contiennent en outre du sang et du pus, de sorte qu'elles disparaissent complètement en quelque sorte dans l'exsudat, qui a pénétré partout. « A la place de la muqueuse on trouve une masse grise assez homogène et de grands foyers de sang extravasé » (Heubner). Plus tard les points infiltrés se mortifient par gangrène, il se forme des eschares noires ou jaunes, ayant les dimensions d'une pièce de 1 franc, de 2 francs, etc., qui se détachent finalement et font place à de grandes ulcérations. Lorsque la dysenterie est très intense, la mort arrive ordinairement par collapsus ; dans certains cas les malades dépassent la période aiguë, mais il reste une suppuration opiniâtre de l'intestin (*dysenterie chronique*), et les malades meurent dans le marasme. Lorsque l'infiltration n'est que superficielle, la guérison se produit souvent, et il existe parfois dans l'intestin des cicatrices qui se rétractent.

ÉTIOLOGIE. — La dysenterie est une maladie fréquente dans les pays chauds, surtout pendant la saison des pluies. Dans nos pays les épidémies de dysenterie commencent ordinairement vers la fin de l'été et le commencement de l'automne, c'est-à-dire à une époque de l'année où la température du jour contraste avec celle de la nuit. Cette maladie se développe parfois dans des endroits très limités et remplis d'air impur (prisons, hôpitaux, vaisseaux, forteresses), ce qui pourrait faire croire à une origine *miasmatique* ; elle est rarement contagieuse. On admet que le contagium de la dysenterie est contenu dans les évacuations intestinales des malades atteints de cette maladie ; quoi qu'il en soit, ce contagium n'est que peu intense. On peut considérer comme causes prédisposantes l'accumulation de matières fécales dans l'intestin, le refroidissement, les écarts de régime, l'ivrognerie.

SYMPTÔMES ET MARCHE. — La maladie débute par de la fièvre, de la diarrhée et des douleurs siégeant d'abord dans le côlon et ressemblant à des coliques. Bientôt les selles présentent une composition sanguinolente gélatineuse, elles sont évacuées par petites quantités, et il existe un ténesme continuel et douloureux. Lorsque la maladie est très intense, les douleurs se propagent rapidement à tout le bas-ventre, qui devient douloureux à la pression, la fièvre augmente, et on reconnaît la gravité de la maladie à la décomposition du visage, etc.; les follicules intestinaux sont aussi attaqués, et l'on trouve souvent dans les selles de petits grumeaux de mucus transparents, semblables à des grains de sagou cuits; les selles contiennent beaucoup d'albumine, dans les cas tout à fait graves elles sont composées presque uniquement de sang. Plus la fièvre est forte et la perte de sang et d'albumine considérable, plus la mort arrive rapidement, souvent le malade meurt déjà vers la fin de la première semaine. Lorsque la maladie se termine par la guérison, la convalescence est toujours très longue.

Traitement. — Lorsqu'il existe des accumulations de matières fécales, la première indication sera de les faire disparaître au moyen de l'huile de ricin. L'alimentation ne se composera que d'aliments liquides, fortifiants, en petites quantités(bouillon, eau albumineuse, lait, etc.), de sorte qu'il n'y ait que peu de matières fécales; comme boisson on donnera l'eau glacée. On combattra l'inflammation locale par l'application de dix à douze sangsues au point douloureux de l'abdomen ou de cinq à six sangsues à l'anus; après les émissions sanguines on recouvrira les parties en question de compresses d'eau chaude et de cataplasmes chauds. On combattra la diarrhée, les douleurs et le ténesme par de petits lavements d'amidon cuit et d'opium (0,1 par lavement), ou des lavements d'eau froide 50,0 et de nitrate d'argent 0,15. Contre la dysenterie chronique on recommandera le changement d'air et l'emploi de l'opium à l'intérieur (form. 99).

§ 4. Choléra asiatique.

On désigne sous le nom de choléra asiatique une maladie s'observant parfois sous la forme d'épidémies généralement très étendues et causant de grands ravages ; dans nos pays cette maladie ne se développe jamais spontanément et a toujours pour origine l'introduction du poison spécifique cholérique dans le corps, elle se manifeste par des vomissements violents et par des selles aqueuses très abondantes et se répétant très rapidement. Le choléra asiatique est excessivement dangereux.

Les caractères que nous venons d'indiquer distinguent du vrai choléra le *choléra nostras* qu'on observe dans nos pays et qui est presque toujours bénin. Le choléra nostras est sporadique ou épidémique, il se développe surtout vers la fin de l'été et est accompagné de vomissements violents et de selles aqueuses, il a pour point de départ des influences atmosphériques (grande chaleur, changement brusque de température), un refroidissement, l'usage d'aliments fermentant facilement (fruits juteux, lait acidulé, etc.), et présente les caractères d'un catarrhe simple de l'estomac et de l'intestin. Le choléra nostras n'est point une maladie infectieuse, on le fait presque toujours disparaître très rapidement par une sudation de quelques heures dans le lit, par l'emploi d'opium et de poudre effervescente (form. 96) et par une alimentation légère, mucilagineuse (bouillie de gruau d'avoine). Mais revenons au choléra asiatique.

ÉTIOLOGIE. — Le choléra asiatique est endémique dans l'Inde, il est toujours importé dans nos pays. Cette maladie traverse l'Europe en suivant les voies de communication habituelles, car le poison du choléra est transporté par les personnes atteintes de diarrhée cholérique, ou par les habits, par le linge et autres effets, s'ils ont été en contact avec des déjections d'individus atteints de choléra et si des parcelles, quelque petites qu'elles soient, de ces déjections sont restées sur ces effets. Le choléra peut aussi être transmis par l'air à de courtes distances. Le poison cholérique contenu dans les déjections ne devient efficace, contagieux, que lorsque ces déjections se décomposent ; lorsqu'elles sont encore fraîches, le poison cholérique qui y est contenu n'est pas contagieux. Il est donc très important de détruire le poison en désinfectant immédiatement les déjections, car si les matières évacuées par les malades atteints de choléra arrivent dans un endroit où la décomposition peut se produire : fosses d'aisances, terrain meuble, chaud, humide, et même si on les laisse dans les vases de nuit ou si du linge souillé par ces déjections est exposé à une chaleur chaude et humide, les germes de choléra contenus dans les déjections fraîches se transforment en contagium actif, et il suffit, pour donner lieu au développement du choléra, que ce poison arrive en contact avec le corps de l'homme, soit par l'inspiration ou la déglutition involontaire de quelques parcelles imperceptibles, soit par les boissons. Il ressort de ce que nous venons de dire que le malade atteint de choléra ne propage pas lui-même la maladie et que la contagion n'a pas lieu de l'homme à l'homme, si le malade est soigné avec une propreté minutieuse. Les foyers de choléra ne se forment que dans les endroits où les germes de cette maladie ont l'occasion de se transformer en agent actif, par suite de malpropreté, d'accumulation des déjections, etc.

La nature du poison cholérique nous est encore inconnue, la théorie des champignons n'est ni démontrée, ni même vraisemblable. Pour que la maladie se développe, il faut qu'il existe une *prédisposition individuelle*, et cette prédisposition paraît être fréquente. Lorsque plusieurs épidémies de choléra se succèdent, le nombre des personnes prédisposées diminue, l'épidémie est moins considérable et les cas isolés sont généralement moins dangereux. La prédisposition est augmentée par les troubles gastriques, par la tendance à la diarrhée, par l'exaltation psychique.

ANATOMIE PATHOLOGIQUE. — Lorsque la mort est arrivée *par asphyxie*, les altérations que l'on trouve sur le cadavre n'expliquent qu'une partie des symptômes et jamais la nature de la maladie. Les cadavres sont très amaigris, les yeux entourés de cercles livides, les doigts bleuâtres et fléchis, les muscles présentent une coloration rouge comme celle du jambon et sont secs, le sang est condensé, de couleur noire comme l'encre. La substance cérébrale est sèche, dure, les méninges renferment ordinairement beaucoup de sang, tandis que les poumons sont pâles. On trouve des masses de sang noirâtre dans le cœur droit, dans les veines cardiaques, dans l'artère pulmonaire et dans les gros troncs veineux. La muqueuse de l'estomac est pâle et présente par places des suffusions de sang et des ecchymoses ; l'intestin grêle contient un liquide clapotant semblable à de la bouillie de farine, sa muqueuse présente les caractères du catarrhe, l'épithélium n'existe plus sur une surface assez étendue, les glandes solitaires et celles de Peyer sont hypertrophiées ; dans le gros intestin on n'observe souvent rien d'anormal. Les reins présentent une hypérémie veineuse, les papilles sont gonflées et on en fait sortir par la pression une bouillie laiteuse composée de cellules épithéliales, de tubes gélatineux, etc. (catarrhe des reins), le foie et la rate sont pâles et ne renferment que peu de sang. Lorsque la mort est arrivée dans la *période de réaction*, on trouve généralement des symptômes hypérémiques et même inflammatoires dans certains organes, sans que ces altérations puissent être considérées comme constantes.

SYMPTOMES ET MARCHE. — Après une *période d'incubation* de 1-5 ou 7 jours, il se produit des borborygmes et de la diarrhée. Dans les cas faibles la diarrhée est modérée, les matières évacuées sont très liquides, mais néanmoins colorées par la bile et un peu féculentes, l'état général est ordinairement normal (*diarrhée cholérique*). Dans les cas de choléra très prononcés il y a généralement des prodromes (borborygmes, tendance à la diarrhée) précédant au moins de quelques heures l'apparition de la maladie; les symptômes sont très violents: le malade a presque continuellement des borborygmes et rejette, soit par les vomissements, soit par les selles, de grandes quantités d'un liquide aqueux, il vomit tout ce qu'il boit, et souvent les liquides qu'il rejette sont en quantité bien plus grande que ceux qu'il a bus. La soif est énorme, la sécrétion de l'urine a complètement cessé. Il survient des crampes du mollet très douloureuses, le malade est dans un état d'agitation et d'anxiété incroyable, sa voix est rauque et sourde, tout lui est indifférent, sa famille, son son sort, etc. Les femmes les plus décentes perdent tout sentiment de pudeur et rejettent toutes les couvertures, la peau perd son élasticité, les plis qu'on fait en la pinçant persistent, le pouls devient de plus en plus petit et finit par manquer complètement la face est décomposée, et au bout de 12 à 24 heures la mort arrive dans le collapsus; elle est précédée ordinairement de la production d'une sueur visqueuse et d'un arrêt de la diarrhée. Si au bout de 24 heures le malade est encore en vie, on pourra espérer la guérison; le pouls reparaît alors, la peau devient chaude et se couvre d'une sueur chaude, les borborygmes se calment, il en est de même des vomissements et de la diarrhée, le malade urine de nouveau, mais, immédiatement après l'attaque, l'urine contient beaucoup d'albumine. Au bout de quelques jours la guérison peut être complète.

Dans un certain nombre de cas on remarque après la fin de l'attaque des symptômes excessifs de réaction ressemblant beaucoup à ceux du typhus, ce qui a fait donner à cet état morbide le nom de *choléra typhoïde*. Ces symptômes consistent surtout en engourdissement, en torpeur, en tendance au sommeil, en délire; ce sont donc des symptômes de dépression. Ces phénomènes ont presque toujours pour point de départ un ensemble d'altérations diverses du corps produites par le choléra et ne peuvent être attribués uniquement à l'urémie. Quoi qu'il en soit, la cause principale de ces symptômes est fournie par des altérations intimes de la nutrition du cerveau, altérations qui ont pour origine la résorption subite et très considérable des parties aqueuses du sang.

TRAITEMENT. — Ce que nous avons dit de l'étiologie du choléra nous indiquera jusqu'à quel point le traitement peut être *prophylactique.* Le moyen le plus sûr d'éviter cette maladie est naturellement de quitter les endroits où règne le choléra ; il est clair qu'il ne faudra revenir que lorsque l'épidémie aura réellement disparu depuis quelque temps. Pour désinfecter les déjections cholériques ou les lieux d'aisances, on recourra de préférence à l'acide phénique (on pourra à cet effet employer la préparation ordinaire d'acide phénique).

Si, pendant une épidémie de choléra, une personne se plaint de *borborygmes* et de *diarrhée*, on lui recommandera de se mettre immédiatement au lit, de boire une tisane diaphorétique (tisane de menthe poivrée) et de chercher à transpirer. De plus on prescrira une diète absolue et on permettra tout au plus au malade de prendre de petites quantités de bouillie d'avoine. Contre la diarrhée on donnera l'opium à l'intérieur en peties doses ou en lavements avec de l'amidon cuit.

Dans les *cas de choléra confirmés* la sudation ne pourra produire quelque effet que tant que le pouls restera sensible ; lorsque le pouls n'est plus sensible, elle ne fait que hâter la mort. Le traitement est purement symptomatique : pour combattre les vomissements, on recommandera au malade d'avaler des morceaux de glace et on lui permettra de boire autant qu'il voudra (tisane, vin rouge avec eau de Seltz), car les vomissements abondants de liquides soulagent le malade et produisent de bons effet ; contre la pression dans la région épigastrique on fera des injections de morphine (form. 81) dans cette région ; on modérera les évacuations intestinales par des lavements d'amidon avec un peu d'opium (1 lavement toutes les 2 heures); dès que le pouls commencera à ne plus être sensible, on recourra aux irritants (alcool camphré, quelques gouttes dans une cuillerée à bouche d'eau toutes les demi-heures, vin de Champagne).

Dans la période de *dépression* on appliquera des compresses froides sur la tête et des ventouses pour combattre les douleurs de tête occasionnées en grande partie par une hypérémie cérébrale; on cherchera à produire une diurèse au moyen de l'eau de Seltz ou de Bilin et on combattra l'élévation de la température par l'emploi des acides (form. 9).

LES TYPHUS.

On considérait autrefois les trois formes de typhus, *typhus abdominal, exanthématique, récurrent*, comme une seule et même maladie ayant un poison morbide unique, mais présentant des localisations différentes et par suite constituant l'une ou l'autre des trois formes; de là l'habitude de réunir en un même groupe ces maladies. Le nom de ce groupe lui vient d'un symptôme, la stupeur (τῦφος), que l'on considérait comme commun aux trois formes. Les recheches que l'on a faites sur l'étiologie de ces maladies ont démontré clairement que les trois formes de typhus que nous avons nommées forment trois maladies tout à fait différentes, ayant chacune son poison morbide propre, *spécifique*, qui ne peut produire qu'une seule d'entre elles, et qu'aucune de ces maladies ne peut se transformer en une autre forme et reste ce qu'elle était dès le début. Mais ce n'est pas seulement par la nature du poison morbide que ces affections diffèrent les unes des autres, mais aussi par leurs symptômes; ainsi le typhus exanthématique ressemble bien plus aux exanthèmes aigus qu'au typhus abdominal. Quant au symptôme commun des trois formes, à la stupeur, nous ne pouvons le considérer que comme très peu caractéristi-

que, car on peut l'observer également dans d'autres maladies, et, d'un autre coté, il n'est pas rare de le voir manquer dans certains cas de typhus. Nous n'admettrons donc
plus l'existence d'un *groupe* de typhus et, malgré la dénomination commune, nous décrirons chaque forme
comme une maladie particulière, spécifique, faisant partie
du groupe des *maladies infectieuses épidémiques*.

§ 5. Typhus abdominal.

Cette maladie présente une étiologie particulière, une
marche typique, un ensemble de symptômes bien déterminé et des lésions anatomiques spéciales occupant surtout l'intestin.

ÉTIOLOGIE. — On admet en général que le typhus abdominal est produit par un poison morbide *spécifique*,
et que ce poison morbide ne peut occasionner que le typhus abdominal et jamais une autre maladie. On admet
également que ce poison morbide est contenu dans les
déjections des personnes atteintes de typhus abdominal,
qu'il n'est que fort peu contagieux à l'état frais et que par
conséquent la contagion n'a que rarement lieu de l'homme
à l'homme. Mais d'après les uns ce poison traverse toujours une période d'incubation en dehors du corps humain,
si ce n'est dans les cas exceptionnels de contagion de
l'homme à l'homme dont la possibilité est d'ailleurs discutée par certains auteurs. Pendant cette période d'incubation le poison augmente en force et en quantité, et ce
n'est qu'après cette période qu'il devient contagieux et
peut donner lieu au développement du typhus abdominal.
L'incubation s'effectue dans les substances en putréfaction, dans le sol lorsqu'il est imbibé de sanie ou de matières excrémentitielles, dans les fosses d'aisances, etc. ;
le typhus ne peut se développer que si ces conditions
sont remplies. Mais il faut toujours, pour que les exhalations ou les liquides provenant des substances en pu

tréfaction, du sol imbibé de sanie etc. puissent donner lieu à la contagion, que ces substances insalubres contiennent plus ou moins de poison morbide typhique, sinon elles n'ont qu'une action nuisible en général et n'ont rien à faire avec la genèse du typhus.

D'après les autres, les produits de la décomposition de différentes substances, surtout des substances azotées, suffisent pour engendrer le poison morbide du typhus, ce poison résulte d'une combinaison des produits de la décomposition de ces substances, et le typhus se développe lorsque des quantités plus ou moins considérables de ces produits sont introduites dans le corps de l'homme, soit par la respiration lorsque ces produits sont gazeux, soit par la déglutition lorsqu'ils sont liquides (*genèse autochtone*). Le typhus peut aussi avoir pour point de départ l'usage d'aliments gâtés, surtout de viande altérée par la décomposition.

Le typhus abdominal est une maladie fréquente dans nos pays, il s'observe particulièrement en automne. Lorsque l'été a été sec et chaud, les cas de typhus abdominal sont, paraît-il, bien plus nombreux que lorsqu'il a été pluvieux. Il n'est pas rare de voir cette maladie frapper plusieurs fois la même personne et, dans certains cas, lorsque la première attaque de typhus est à peine terminée (*typhus récidivant*).

ANATOMIE PATHOLOGIQUE. — C'est dans l'intestin grêle, surtout dans le voisinage de la valvule de Bauhin, que l'on trouve les altérations les plus caractéristiques. La muqueuse est rouge et gonflée, les plaques de Peyer et les glandes solitaires présentent un *gonflement médullaire* et font saillie à la surface de la muqueuse ; plus tard ce gonflement se résorbe et disparaît, ou bien il se produit une nécrose par caséification, et, après la chute des parties nécrosées, il se forme des *ulcérations*. Cette nécrose peut quelquefois s'étendre à la couche musculaire, même à la séreuse, et provoquer la perforation de l'intestin, les ulcérations qu'elle produit se propagent presque toujours en suivant une direction *parallèle à l'axe de l'intestin*, ce qui les distingue des ulcérations tuberculeuses qui sont ordinairement *circulaires*. On observe en même temps une *infiltration médullaire* des ganglions mésentériques et des ganglions lymphatiques voisins de l'intestin. La rate est toujours gonflée, gorgée de sang, et les corpuscules de Malpighi présentent également une infiltration médullaire. Les cellules hépatiques ternes et gonflées au début sont frappées plus tard de dégénérescence ; il en est de même des épithéliums des reins. Les fibres musculaires du cœur et les muscles striés présentent des signes de dégénérescence, ils ont un aspect granulé ou cireux ; la muqueuse des bronches est le siège d'altérations catarrhales ; le sang est pauvre en parties solides.

SYMPTOMES ET MARCHE. — Après une *période d'incubation* de 14 jours environ se produisent les prodromes qui consistent en lassitude, engourdissement, sommeil agité, délire, douleurs tensives dans les membres. Il y a en outre des bourdonnements d'oreilles et parfois des frissons. Le délire augmente et le malade est dans un état semblable à l'ivresse. Cette période de prodromes dure de 3 à 7 et même 14 jours, elle manque à peine dans un dixième des cas.

La maladie débute, à quelques rares exceptions près, par un *frisson* bien net, durant ordinairement 1/2-1-2 heures, et, à partir de ce moment, les symptômes du typhus abdominal affectent une marche qui peut être divisée en *septénaires*. Le frisson est suivi de chaleur, et la température progresse graduellement de la façon suivante : dans les 3 ou 4 premiers jours qui constituent la période initiale (une partie du *premier septénaire*), elle s'élève chaque jour, du soir au matin, de 1-1 1/2° et tombe chaque nuit, du soir au matin, de 1/2-3/4°, jusqu'à ce que le 3e ou 4e soir, elle ait atteint 40° ou même davantage (Wunderlich). Cette élévation progressive de la température caractérise le typhus abdominal et est très importante pour le diagnostic. « Si dans les deux premiers jours de la maladie, la température atteint ou dépasse 40°, il est probable que la maladie dont il s'agit n'est pas un typhus » (Wunderlich); dans la plupart des cas, ce principe est juste, si ce n'est lorsque le malade est un enfant, car chez les enfants on observe dès le début de fortes élévations de température. Les symptômes fébriles sont accompagnés d'une lassitude telle et d'un malaise si prononcé que le malade est obligé de se mettre au lit. Le pouls est accéléré, la soif augmentée, la peau sèche, la langue recouverte d'un enduit muqueux a de la tendance à devenir sèche; l'urine est rare, acide et présente parfois une coloration semblable à de la bière brune; ordinairement il existe une légère diarrhée, et l'on perçoit, par la pression sur le ventre, un bruit de gargouillement dans la fosse iliaque droite: *bruit iléocæcal*. Le malade a presque toujours un catarrhe des bronches, et il tousse de temps en temps. Vers la fin du premier septénaire le *gonflement de la rate devient appréciable.*

Dans le *second septénaire*, les symptômes augmentent d'intensité. L'intelligence est troublée, le malade est somnolent, il délire, tantôt d'une façon calme (*F. nervosa stupida* des anciens), tantôt en faisant des mouvements très vifs et en s'agitant d'une manière désordonnée dans son lit (*F. nervosa versatilis*), le sens de l'ouïe est diminué, la langue est recouverte d'un enduit sec, la rate présente une hypertrophie considérable, la diarrhée est persistante. Vers le milieu ou la fin du second septénaire on voit se développer une roséole ordinairement peu abondante dans la région épigastrique, sur la poitrine et sur le bas-ventre. La température ne varie généralement pas de la seconde moitié du premier septénaire à la fin du second, le soir elle est en moyenne de 40°,2 à 40°,8, le matin elle est plus basse de 1/2 — 1 1/2°. La maladie devra être considérée comme ayant une gravité particulière, lorsque la température dépasse les chiffres que nous avons indiqués, et surtout lorsque le matin il n'y a

pas une chute bien nette, de sorte que la fièvre affecte
presque un caractère de continuité. D'après Wunderlich
il serait déjà possible de reconnaître de cette façon, entre
le 9e et le 12e jour de la maladie, si celle-ci sera grave ;
dans les cas faibles on observe ordinairement déjà vers le
10e et surtout vers le 12e jour la première rémission
matinale considérable, et à partir de ce moment la température est graduellement moins élevée pendant les
exacerbations, tandis qu'une transpiration douce, la disparition de l'engourdissement et de la sécheresse de la
langue et un sommeil tranquille *(crise)* annoncent la
guérison.

Le *troisième septénaire* correspond ordinairement à
l'époque de la chute des parties nécrosées et à la forma-
tions des ulcères dans l'intestin, il est caractérisé par un
grand amaigrissement et un affaiblissement considérable
du malade, en même temps l'engourdissement devient
complet *(stupeur)* et le délire persiste. Le malade est
affaissé dans son lit, on sent et on entend à peine le choc
du cœur par suite de la dégénérescence des fibres musculaires, dans les poumons il se produit des congestions
hypostatiques (matité, râles), le pouls est petit, souvent
intermittent et irrégulier. Parfois la maladie peut encore
guérir à ce moment ; au 21e jour, il se produit une sueur
critique et le malade s'endort, mais dans la plupart des
cas la maladie se termine par la mort dans le collapsus.

Les symptômes les plus importants pour le diagnostic
sont : l'engourdissement, le gonflement de la rate, la
roséole, la marche graduellement progressive et l'état
de la température dans les premiers jours de la maladie.

Les *complications* les plus fréquentes du typhus sont :
les hémorrhagies intestinales, la perforation de l'intestin,
la péritonite, la parotidite, la pneumonie hypostatique,
la bronchite capillaire, la gangrène du poumon, l'ictère
grave, la méningite, diverses maladies des oreilles, les
eschares produites par le décubitus.

On observe parfois des *récidives* survenant plus ou
moins longtemps après la guérison d'un typhus abdo-

minal; on désigne sous le nom de *récidive* une nouvelle attaque de typhus, présentant les mêmes symptômes que la première, mais durant généralement moins longtemps. La façon dont se développent ces récidives est peu connue; d'après les uns elles auraient pour origine une nouvelle infection, d'après les autres elles seraient occasionnées par une certaine quantité de poison morbide restée à l'état latent dans le corps et se multipliant sous l'influence de causes nuisibles (écarts de régime).

TRAITEMENT. — La *méthode abortive* a été beaucoup employée jusque dans ces derniers temps; on se servait du calomel à fortes doses et l'on croyait, par ce moyen, pouvoir éliminer du corps le poison morbide typhique se trouvant encore dans les couches superficielles de la muqueuse de l'intestin. On donnait 0,3 de calomel trois fois par jour et 5 doses environ au début du typhus, c'est-à-dire dans la première semaine de la maladie, par conséquent à une époque où il n'y a probablement du côté de l'intestin que des symptômes de catarrhe. Dans ces derniers temps cette méthode a été généralement abandonnée et elle n'a gardé qu'un petit nombre de partisans.

Les principales indications qu'on aura à suivre dans le traitement du typhus abdominal sont : 1° *de modérer les phénomènes morbides excessifs*, 2° *de prévenir ou de guérir les complications*, 3° *de prescrire une alimentation convenable et fortifiante*, car l'expérience nous apprend que si, en nous conformant à ces indications, nous conservons le malade en vie jusqu'à une certaine époque plus ou moins éloignée suivant le degré de gravité de la maladie, l'affection morbide typhique s'arrête d'elle-même.

Au premier rang des *phénomènes morbides excessifs*, nous placerons la fièvre lorsqu'elle est très considérable. Nous la calmerons par des bains froids, si la température dépasse 39°,5 dans le rectum, par des boissons froides et par le sulfate de quinine 1 1/2 –3 grammes que l'on donnera par doses de 0,5 toutes les 10 minutes, on répétera au bout de 48 heures, quelquefois au bout de 24 heures (Liebermeister); dans certains cas on donnera la quinine par lavements. On évitera d'employer les bains froids lorsqu'il y a des hémorrhagies intestinales, lorsque l'on observe les symptômes d'une perforation de l'intestin, et lorsqu'il existe un grand affaiblissement du cœur; dans ce cas le choc du cœur est à peine sensible, et le malade est couvert de sueur froide. Quand les symptômes du côté de l'intestin sont peu prononcés (surtout quand le ballonnement du bas-ventre n'est pas considérable), on pourra combattre l'élévation de la température au moyen du salicylate de soude (3-4,0 par jour à prendre en une seule fois).

Le traitement des *complications* varie selon la nature de ces complications; contre les *hémorrhagies intestinales* on prescrira le repos absolu, une diète absolue, l'emploi des compresses d'eau froide, de l'opium et de l'acétate de plomb (form. 97); on cherchera à prévenir la formation des *eschares* en faisant coucher le malade sur des surfaces très lisses ou en se servant de coussins remplis d'air ou d'eau; si les eschares sont formées, on les lavera avec de l'eau froide à laquelle on ajoute un peu d'alcool ou de vin rouge; s'il s'est développé des ulcères gangreneux on emploiera l'onguent de styrax, ou bien des compresses de camphre, de vin ou d'acide phénique en solution (2 : 100); contre la *parotidite* on se servira de compresses chaudes, etc.

On cherchera, par un *régime fortifiant*, à réparer les pertes que subit l'organisation par suite de la fièvre, et à empêcher l'affaiblissement du cœur. On ne permettra néanmoins que des aliments liquides et mucilagineux (du bouillon maigre mélangé avec de la décoction de gruau d'avoine, du lait, des œufs, etc.), afin de ne pas irriter les ulcères de l'intestin, et l'on suivra ce régime très longtemps, même pendant la convalescence, jusqu'à ce que l'on puisse admettre avec certitude que les ulcères de l'intestin sont guéris complètement. Si, dans le courant de la maladie, on observe des symptômes indiquant un affaiblissement du cœur, il faudra donner du vin au malade ; d'après les médecins anciens, il faut, lorsque ces symptômes se produisent peu avant l'époque critique, employer le musc (0,2 par dose 3 fois par jour) afin de hâter le développement de la crise ; les résultats sont en effet parfois très favorables.

§ 6. Typhus exanthématique, fièvre pétéchiale.

Si l'on considère les troubles des facultés cérébrales comme symptômes caractéristiques des typhus, la fièvre pétéchiale pourra évidemment être rangée parmi les typhus. Pour tous les autres caractères la fièvre pétéchiale ressemble plutôt à une fièvre éruptive grave, surtout à la rougeole, qu'aux affections typhiques, dont elle ne se rapproche ni par l'étiologie, ni par les altérations dans l'intestin, ni par la marche.

ÉTIOLOGIE. — La fièvre pétéchiale est une maladie excessivement contagieuse, se transmettant de l'homme à l'homme et ne se produisant spontanément que dans des cas exceptionnels. Le poison morbide n'est pas encore connu, on ne sait s'il est renfermé dans les productions de la sécrétion ou dans les exhalaisons de la peau du malade. Le contagium adhère aux vêtements, aux effets, et c'est de cette façon qu'il est transporté d'un lieu à un autre. Dans les lieux malsains et étroits où les hommes sont entassés en grand nombre, le miasme typhique forme des foyers d'infection et attaque surtout (quoique non exclusivement) les individus affaiblis par les privations, la misère, la malpropreté et les excès de tout genre. Cette maladie s'observe à tous les âges de la vie, mais elle est bien moins grave chez les enfants au-dessous de 10 ans que chez les personnes plus âgées. Les malades meurent dans 12-16 0/0 des cas environ.

ANATOMIE PATHOLOGIQUE. — Il n'y a ordinairement point de lésions anatomiques. Les cadavres se décomposent facilement; on trouve des taches pigmentées aux points occupés par l'exanthème, et de plus de larges taches rouges se produisant après la mort, souvent aussi des pétéchies. Les muscles présentent les mêmes altérations que dans le typhus abdominal, l'intestin et les glandes du bas-ventre n'ont aucune lésion, la rate est molle, quelquefois gonflée, il en est de même du foie; dans les reins on trouve souvent un catarrhe du bassinet et des traces d'inflammation diffuse, la muqueuse des bronches présente également des symptômes de catarrhe, on rencontre fréquemment des foyers de gangrène dans les poumons, quelquefois le tissu pulmonaire est affaissé; le cerveau n'offre aucun changement remarquable.

SYMPTOMES ET MARCHE. — Après une *période d'incubation* de 10 à 14 jours, surviennent les *prodromes*, qui consistent en affaissement et lassitude, en douleurs dans les membres, frissons, agitation, parfois sensation de constriction dans la région épigastrique. Au bout de quelques jours le *début réel* de la maladie est annoncé par un grand frisson et par une élévation rapide de la température jusqu'à 39-40°. La fièvre est ordinairement continue, avec de faibles rémissions matinales. En même temps la faiblesse devient excessive, le délire intense, et le malade ressemble à un homme ivre, il se développe un mal de tête violent, la face est turgescente, les yeux sont remplis de larmes, il se produit un catarrhe des bronches et la respiration est gênée. Le malade présente bientôt un *aspect typhique*, sa langue est fuligineuse, ses facultés cérébrales sont émoussées, le sens de l'ouïe est diminué, la rate gonflée; il y a de l'insomnie et un délire continuel. La soif est modérée, l'appétit nul, et le malade a presque toujours de la constipation. Ordinairement du troisième au cinquième jour, on voit se développer *un exanthème* assez caractéristique, consistant en une *roséole très abondante* qui se transforme assez souvent en pétéchies et subsiste habituellement de 7 à 10 jours. Du dixième au quatorzième jour de la maladie, il se produit presque toujours une chute rapide et considérable de la température, qui parfois revient à l'état normal; les jours suivants la température remonte ordinairement un peu, mais néanmoins ce phénomène indique que la température va graduellement revenir à l'état normal, et que tous les symptômes de la maladie vont se calmer. Cet apaisement des symptômes est annoncé par un changement à la surface de la peau qui devient chaude et moite, et en même temps le malade s'endort d'un sommeil calme. Dans les cas graves, la température monte jusqu'à 41,2°-41,6°, et la mort arrive, ordinairement au commencement ou à la fin de la semaine, rarement au commencement de la troisième, au milieu de convulsions ou de symptômes indiquant un affaiblissement du cœur ou un œdème des poumons.

La fièvre pétéchiale se distingue de la *rougeole* par des symptômes typhiques très caractéristiques, par la tendance que présente l'exanthème à se changer en pétéchies, par le gonflement de la rate (lorsqu'il existe) et par les conditions étiologiques. La rougeole frappe surtout les enfants, tandis que le typhus exanthématique s'observe surtout chez les adultes.

La fièvre pétéchiale se distingue du *typhus abdominal* par sa marche violente au début, par l'absence de lésions anatomiques dans l'intestin, par la présence d'un exanthème abondant et par le mode de propagation de la maladie (dans toutes les épidémies de fièvre pétéchiale la contagion s'effectue, à de rares exceptions près, toujours directement de l'homme à l'homme.)

TRAITEMENT. — La maladie étant excessivement contagieuse, on aura soin de séparer les malades des personnes saines ou des autres malades, on cherchera à détruire les foyers d'infection par la propreté, la canalisation, la désinfection, etc.

La plupart des médecins qui se sont trouvés en face de grandes épidémies avouent n'avoir obtenu aucun résultat de l'emploi du traitement à l'eau froide ou du quinquina;

ces moyens paraissaient au contraire favoriser la tendance au collapsus. Le meilleur traitement consiste à surveiller l'hygiène du malade : les chambres seront bien aérées, on fera souvent boire au malade des boissons fraîches et acidulées, les aliments seront légers, liquides et fortifiants (lait, bouillon coupé avec de l'eau), on lavera très régulièrement le corps du malade avec de l'eau tiède et froide, avec du vinaigre, ou bien on donnera des bains froids (18°). On combattra les maux de tête par l'application d'une vessie remplie de glace ou de compresses froides sur la tête ; contre la constipation on emploiera l'huile de ricin, contre le collapsus le café et le vin ; si le malade a de l'insomnie, on lui donnera un verre de punch chaque soir.

§ 7. Typhus récurrent.

Les épidémies de typhus récurrent, observées dans ces derniers temps assez fréquemment dans différents pays et aussi en Allemagne, ont donné une grande importance à l'étude de cette maladie qui était tout à fait inconnue en Allemagne, avant la grande épidémie observée en 1843 dans la Haute-Silésie.

ÉTIOLOGIE. — Le typhus récurrent est, de même que le typhus exanthématique, une maladie essentiellement contagieuse, se communiquant de l'homme à l'homme par le contact immédiat et plus ou moins prolongé.

Le poison de cette maladie est spécifique et ne peut donner naissance qu'au typhus récurrent. L'infection par ce poison est favorisée par la malpropreté, la misère et la faim, aussi le typhus récurrent se développe-t-il surtout lorsque le poison y est importé, dans les auberges et les lieux de refuge, où les vagabonds et les plus misérables individus des classes ouvrières sont entassés et passent la nuit. Ces foyers d'infection deviennent le point de départ des épidémies. La *genèse spontanée* du miasme est admise par beaucoup d'auteurs, mais elle n'est pas suffisamment démontrée, et l'inanition, qui est considérée comme cause principale de cette maladie, paraît ne pouvoir à elle seule donner lieu au développement du typhus récurrent. Le contagium est probablement constitué par les *spirillum du typhus récurrent* découverts par Obermaier, et est sans doute contenu dans les exhalations de la peau et dans l'air expiré. Pour que cette maladie puisse se développer, il faut qu'il existe une prédisposition individuelle, comme pour toutes les maladies infectieuses; cette prédisposition est nulle chez certaines personnes. La mortalité est de 3-7 0/0 environ.

ANATOMIE PATHOLOGIQUE. — Les cadavres sont ordinairement très maigres et couverts de pétéchies. Les organes internes ne présentent aucune lésion spécifique et constante, les altérations du foie, des reins, de l'intestin et des muscles sont à peu près les mêmes que dans le typhus exanthématique. La rate est dans la plupart des cas très volumineuse, très molle, de couleur brun foncé, et les corpuscules de Malpighi sont transformés par un gonflement médullaire (hyperplasie cellulaire) en foyers saillants, de couleur jaune blanchâtre, du volume d'une graine de lin. Le sang est tantôt très fluide, tantôt très condensé.

SYMPTOMES ET MARCHE. — La *période d'incubation* est de cinq à six jours environ, après lesquels la maladie débute, presque toujours subitement, par un *frisson*, une grande lassitude, des maux de tête et des douleurs dans les membres; dès le premier jour de la maladie, la température atteint 39,5°-40° ; le pouls est très rapide (120 pulsations), assez plein et mou. La soif est très vive, la peau est chaude, humide et couverte de sueur. Les douleurs dans les membres ressemblent aux douleurs produites par un rhumatisme articulaire ou musculaire très intense, le malade a ordinairement de la constipation, les facultés cérébrales sont presque toujours intactes. Ces symptômes s'accentuent de plus en plus les jours suivants, la température monte jusqu'à 41° et même 41,5°, la matité de la rate est plus accentuée que dans aucune autre maladie aiguë. Cet état persiste 5-9 jours, puis il se produit subitement une transpiration très abondante, accompagnée d'un abaissement de la température très considérable (3-7°) : la température est parfois plus basse qu'à l'état normal (35°), le pouls diminue également (60 pulsations et même moins). Le malade éprouve une sensation de bien-être, et son état paraît des plus favorables. Dans 10 0/0 des cas la maladie est réellement terminée; dans les autres, on voit, au bout de cinq à huit jours, se produire les mêmes symptômes que précédemment, (frisson, élévation de la température, etc. — *Récidive*), ces symptômes se terminent comme dans la première attaque, dans certains cas il survient une seconde et même une troisième récidive avant que la guérison ne soit réelle. Les malades sont toujours très épuisés et amaigris lorsqu'ils entrent en convalescence et ils ne se remettent que très lentement. La mort arrive par collapsus, rupture de la rate, pneumonie, etc.

On trouve dans le sang des personnes atteintes de typhus récurrent des *spirillum du typhus récurrent*, petits filaments roulés en vrille. Ces spirillum s'observent le plus sûrement vingt-quatre heures avant le début de l'attaque et ils disparaissent au plus tôt vingt-quatre heures après l'attaque; ils ont une grande importance pour le diagnostic.

Traitement. — Le typhus récurrent étant excessivement contagieux, on aura soin de séparer les personnes atteintes de cette maladie des autres malades. Nous ne possédons pas de remède spécifique contre cette maladie, aussi le meilleur traitement consiste-t-il surtout en précautions hygiéniques : air pur, aliments légers et fortifiants (lait, bouillon), vin, boissons fraîches et acidulées, etc. (Acides minéraux [form. 9]).

EXANTHÈMES AIGUS.

On désigne sous ce nom la variole, la varicelle, la scarlatine, la rougeole et la roséole, maladies à marche *aiguë*, *fébrile*, *typique*, se transmettant par contagion de l'homme à l'homme.

§ 8. Variole et varioloïde

On désigne sous les noms de *variole* et de *varioloïde* des degrés différents d'une seule et même maladie produite par un poison morbide unique; la variole est la forme la plus grave, la varioloïde la forme ordinaire, atténuée par la vaccine. Le poison variolique est probablement constitué par certaines bactéries que l'on trouve dans le sang des personnes atteintes de variole; cette maladie a toujours pour origine la contagion produite par le poison morbide spécifique, et n'est jamais spontanée. Le poison est contenu dans le pus des pustules et se conserve pendant des années, même dans le pus desséché qui adhère parfois à des vêtements, du linge, etc. Le poison peut aussi adhérer à des vêtements sous forme d'émanations et être transporté de cette manière d'un lieu à un autre; il pénètre dans le corps soit par l'inspiration, soit par la déglutition d'une quantité plus ou moins grande d'air chargé de particules de ce poison.

ANATOMIE PATHOLOGIQUE. — Au début, on voit se former dans la peau de petits boutons produits par un liquide qui pénètre entre les cellules épithéliales des couches moyennes de l'épiderme, de façon à écarter ces cellules, tandis qu'il se développe en même temps un gonflement œdémateux des papilles de la peau correspondantes (Wagner); les cellules deviennent plus volumineuses, envoient des prolongements dans différentes directions et forment ainsi un réseau à mailles très fines; c'est de là que vient la structure *loculaire* des pustules varioliques. Les mailles se remplissent plus tard de globules du pus. Chaque élevure présente à sa surface, au centre, une petite dépression produite par la destruction de la couche papillaire superficielle et par l'évaporation du liquide contenu dans les parties les plus anciennes de la pustule variolique. L'éruption variolique s'observe non seulement sur la peau, mais aussi sur les muqueuses de la cavité buccale et pharyngienne; les élevures ne présentent alors pas de dépression, car l'évaporation ne peut s'effectuer.

Si les élevures sont espacées, la variole est *discrète*; si elles sont très rapprochées, la variole est *confluente*; elle est *hémorrhagique*, si l'on trouve du sang dans les élevures. Dans les organes internes on trouve souvent des signes de dégénérescence graisseuse, du gonflement et du ramollissement, surtout dans la rate, des épanchements hémorrhagiques, des symptômes d'inflammation (pneumonie, pleurésie, méningite), etc.

SYMPTOMES ET MARCHE. — Après une *période d'incubation* de une à deux semaines survient la *période des prodromes*, qui débute par un grand frisson et par une élevation rapide et considérable de la température (40°). En même temps il y a des maux de tête, du délire, des douleurs très violentes dans la région sacrée et un gonflement de la rate. Si à ce moment on examine les piliers du voile du palais, on trouve toujours des boutons rouges à leur surface (*angine varioleuse*). C'est ordinairement au bout de trois jours que l'éruption se produit sur la peau, elle débute par le visage et de là s'étend à tout le corps (*période d'éruption*); elle consiste d'abord habituellement en petits boutons, plus rarement en petites taches semblables à des piqûres de puces ou en un érythème plus ou moins étendu; plus tard il se forme de petites vésicules ombiliquées. Dans la plupart des cas, l'éruption est terminée en trois ou quatre jours, parfois elle dure plus longtemps. Dès qu'apparaissent les premiers boutons, la température baisse plus ou moins rapidement et il ne reste plus qu'une légère fièvre se produisant le soir. La maladie entre dans la *période de suppuration;* cette période est, dans la variole, de six jours en moyenne, dans la varioloïde, de quatre jours environ. Les vésicules se transforment en pustules; dans les cas peu intenses, la température est à peu près normale, lorsque la suppuration est assez considérable, on observe de la fièvre de maturation. Enfin le contenu des pustules se dessèche (*période de dessiccation*), et la croûte desséchée se détache (*période de décrustation*).

Les *complications* sont très différentes, il peut se développer des boutons de variole dans le conduit auditif, sur la conjonctive, on peut trouver une inflammation diphtéritique dans l'intestin grêle, il peut survenir une pneumonie croupeuse, une péricardite, une pleurésie, une laryngite.

TRAITEMENT. — On cherche à prévenir le développement de la variole par la vaccine obligatoire (en Allemagne). Le traitement consiste surtout en précautions hygiéniques : chambres fraîches, bien aérées et bien propres, aliments légers et fortifiants, application sur la tête de compresses d'eau froide et de glace lorsque le mal de tête est trop violent, emploi de légers purgatifs — se garder de faire des émissions sanguines ! — bains chauds pendant la période de décrustation.

Si la fièvre est excessive, on enveloppera le malade de linges humides et froids, on lui donnera des bains tièdes (24°), et, à l'intérieur, des acides (form. 9); contre l'insomnie et le delirium tremens, on emploiera l'hydrate de chloral à fortes doses (form. 42); contre l'angine varioleuse intense on prescrira des gargarismes de tisane de sauge avec un peu d'acide phénique; quant aux inflammations internes, on les combattra par les moyens appropriés.

§ 9. Varicelle.

Elle constitue une maladie épidémique insignifiante, parfois accompagnée de légers mouvements fébriles. Cette maladie s'observe surtout chez les enfants de l'âge de deux à six ans et n'a rien de commun avec la variole ou avec la varioloïde; elle est produite par un poison morbide particulier et consiste en une éruption de petites vésicules transparentes, se rencontrant surtout vers la limite des parties chevelues et des parties non chevelues de la tête, quelquefois aussi sur le reste du corps. Ordinairement il y a plusieurs poussées de vésicules, et au bout de quelques jours ces vésicules se dessèchent et disparaissent. La varicelle ne réclame point de traitement.

§ 10. Scarlatine.

On désigne sous ce nom une maladie fébrile épidémique, à marche typique, caractérisée par une *angine* et une altération particulière de la peau.

ÉTIOLOGIE. — Cette maladie frappe surtout les enfants de deux à quatre ans, elle est rare dans la première année de la vie et diminue en fréquence à partir de l'âge de quatre ans; on l'observe, dans certains cas, chez les adultes. Elle a toujours pour origine la transmission du poison morbide de la scarlatine d'une personne malade à une personne saine. Ce poison est contenu dans les exhalations de la peau, dans l'air expiré et probablement aussi dans les produits de la sécrétion; il peut être transporté d'un lieu à un autre par les vêtements, les effets et les personnes, même lorsqu'elles ne sont pas atteintes de scarlatine, l'air ne peut le porter qu'à de courtes distances. La contagion est possible à toutes les périodes de la scarlatine, même pendant l'époque des prodromes. Pour que la maladie puisse se développer, il faut toujours qu'il existe une prédisposition individuelle; cette prédisposition est bien moins répandue que pour la rougeole ou la variole. Le contagium paraît ne pas être toujours le même, c'est presque la seule manière de s'expliquer pourquoi, dans certaines épidémies de scarlatine, on n'observe que des cas graves, tandis que dans d'autres les malades ne sont que faiblement frappés. Lorsqu'on a été atteint une première fois de scarlatine, on est à l'abri d'une seconde atteinte, sauf de rares exceptions.

ANATOMIE PATHOLOGIQUE. — L'exanthème a généralement tout à fait disparu sur le cadavre, quelquefois la peau est un peu rouge. On trouve fréquemment dans le pharynx des altérations croupo-diphtéritiques, les amygdales présentent souvent les traces de gangrène, dans le nez on rencontre les signes de diphtérie (*coryza scarlatineux*), dans l'oreille des inflammations, les ganglions lymphatiques de l'aisselle et de l'aine sont gonflés, parfois transformés en abcès; mais on ne trouve que très rarement les caractères d'une méningite vraie; les séreuses sont le siège d'une inflammation (surtout d'une pleurésie, d'une péricardite, etc.), les reins présentent les signes d'une *néphrite glomérulaire* ou d'une *néphrite épithéliale diffuse*, — altérations qui doivent plutôt être considérées comme des complications de la scarlatine, que comme produites par elle.

SYMPTOMES ET MARCHE. — On n'est pas tout à fait d'accord sur la durée de la *période d'incubation;* d'après les uns, elle serait de deux jours et même plus courte, d'après les autres, de onze à treize jours. Elle est suivie de la *période des prodromes*, qui débute par des frissons répétés ou par un frisson initial, la température s'élève en quelques heures jusqu'à 39, 5° et même 40, 5°; le pouls est très fréquent (120 pulsations). Il se produit des maux de tête, une grande lassitude, et, déjà à ce moment, il se développe constamment une angine et des douleurs dans le cou. Dans certains cas la période des prodromes débute par des convulsions ou des symptômes de méningite. Les

prodromes durent un ou deux jours, puis apparaît l'exanthème (*période d'éruption*). On l'observe ordinairement
d'abord sur le cou et sur la poitrine, de là il envahit tout
le corps en vingt-quatre heures. Il consiste en taches
d'un rouge vif, très serrées et présentant les dimensions
d'une tête d'épingle ou d'une lentille. Ces taches ne font
que très légèrement saillie à la surface de la peau saine
qui les environne, quelquefois elles sont tout à fait
planes et présentent une surface très lisse. Ces taches se
confondent et donnent à la peau une coloration écarlate
ou framboisée, de sorte qu'elle ressemble à du drap
rouge, ce qui distingue bien nettement la scarlatine de
la rougeole. Aussi longtemps que dure l'éruption, la
fièvre reste la même, quelquefois même la température
s'élève jusqu'à 41° et 42°, l'angine rend la déglutition très
difficile, la soif est très vive. Dans certains cas il se forme
des vésicules à contenu aqueux (*scarlatine vésiculeuse ou
miliaire*) ou purulent (*scarlatine pustuleuse*). L'exanthème
reste stationnaire trois ou quatre jours, puis il pâlit, la
fièvre disparaît, et la maladie entre dans la *période de
desquamation*. La desquamation est parfois furfuracée,
d'autres fois l'épiderme se détache en larges lambeaux
(*desquamation membraneuse*). Cette période dure de une
à trois semaines.

On observe parfois, dans le courant d'une épidémie de
scarlatine, une angine non accompagnée d'une éruption
scarlatineuse, cette angine devra être considérée comme
une scarlatine *incomplète*, car elle donne lieu à diverses
complications particulières à la scarlatine : hydropisies, etc.
(*angine sans exanthème*). La scarlatine non accompagnée
d'angine est très rare.

Nous admettrons aussi l'existence d'une scarlatine à
forme *typhoïde*. Elle se développe, lorsqu'une grande
quantité de poison scarlatineux est introduite dans le
corps d'une personne présentant une prédisposition individuelle très prononcée, elle est caractérisée dès le début
par une grande stupeur, du délire, etc.

Quant aux symptômes de la néphrite (cette complication

survient ordinairement à la fin de la deuxième semaine, ou au commencement de la troisième), de la péricardite, de l'endocardite, de la pleurésie, etc., nous les avons déjà indiqués, lorsque nous avons décrit ces maladies.

TRAITEMENT. — Nous ne possédons aucun moyen spécifique pour arrêter, ni même pour abréger la marche de la scarlatine ; on sait d'ailleurs que, dans les cas simples, cette maladie guérit sans l'aide du médecin. On n'agira que lorsque *certains symptômes deviennent excessifs* ou s'il se produit des *complications*; dans les autres cas ou se bornera à recommander le repos au lit, depuis le début de la maladie jusqu'à ce que la desquamation soit à peu près terminée ; la chambre du malade ne sera pas trop chaude, elle sera bien aérée etc.

La fièvre, lorsqu'elle est considérable, constitue un des symptômes les plus importants et exige l'aide du médecin. On la combattra par des frictions avec du lard ou par des bains frais, à l'intérieur on donnera la quinine et certains acides (form. 9). Contre les maux de tête intenses, le délire et les convulsions, on aura recours à l'application d'une vessie remplie de glace sur la tête ; ce n'est que lorsqu'il existe une méningite vraie qu'il sera permis d'employer les sangsues ; contre l'angine intense (diphtéritique dans certains cas), on prescrira des gargarismes au chlorate de potasse (form. 73). Les complications seront combattues par les moyens indiqués dans l'étude de chacune de ces maladies (voyez mal de Bright, etc).

§ 11. Rougeole.

Maladie caractérisée par une éruption particulière, une marche typique spéciale et par un catarrhe de la conjonctive et de la muqueuse des voies aériennes.

ÉTIOLOGIE. — Nous avons vu que la scarlatine est loin de frapper tous les enfants; au contraire, il est rare de rencontrer une personne n'ayant pas eu la rougeole, la prédisposition individuelle pour la rougeole est bien plus fréquente que pour la scarlatine. Il n'est même pas rare de rencontrer des personnes ayant eu deux fois la rougeole. Cette maladie s'observe ordinairement de la deuxième à la huitième année de la vie, elle est plus rare chez les enfants moins âgés et surtout chez ceux qui ont dépassé la huitième année. La rougeole a probablement toujours pour point de départ l'infection par le poison rubéolique, c'est-à-dire la *contagion;* le poison rubéolique est renfermé dans les matières sécrétées par la conjonctive et la muqueuse des voies respiratoires, dans le sang et dans le contenu des vésicules miliaires. On a souvent essayé, et avec succès, d'inoculer la rougeole au moyen de ces liquides (Katona, Mayr), tandis qu'on n'obtenait aucun résultat lorsqu'on se servait des lamelles furfuracées produites par la desquamation. Le poison rubéolique peut se fixer sur des vêtements ou sur des personnes, sans que ces personnes aient la rougeole, et être de cette façon transporté d'un lieu à un autre, et former dans différents endroits des épidémies plus ou moins considérables, selon le nombre des personnes n'ayant pas encore été atteintes de la rougeole.

ANATOMIE PATHOLOGIQUE. — Dans la forme ordinaire, l'éruption disparaît complètement sur le cadavre, dans la forme vésiculeuse les vésicules persistent. Les lésions les plus remarquables des organes internes sont les altérations catarrhales des voies respiratoires ; le catarrhe de la muqueuse du nez, du larynx et des bronches, même des plus fines ramifications, on trouve parfois des pneumonies catarrhales. On observe souvent, comme conséquences de la rougeole, de l'atélectasie pulmonaire, des traces de caséification et surtout des altérations de nature tuberculeuse dans les poumons. Parmi les complications, il n'y a guère que le catarrhe gastro-intestinal et la diphtérie qui soient reconnaissables sur le cadavre.

SYMPTOMES ET MARCHE. — La *période d'incubation* a

généralement une durée variable de neuf à dix jours, elle est suivie par la *période des prodromes*, qui débute par une fièvre légère, par des éternuements, par du larmoiement et assez souvent par une toux sèche semblable à celle du croup, ordinairement on trouve déjà à cette époque de nombreux points rouges sur le voile du palais. La période des prodromes dure trois, tout au plus quatre à cinq jours, puis la maladie entre dans la *période d'éruption :* la fièvre augmente graduellement, la température est de 39° le matin, de 40° le soir, et en même temps on voit se développer, *d'abord à la face*, ensuite sur le cou, le tronc et les extrémités, des taches nettement circonscrites, ayant les dimensions d'une lentille et présentant, ordinairement à leur centre, un ou plusieurs petits boutons légèrement saillants et parfaitement appréciables. Plus l'exanthème est intense, plus ces boutons sont accentués, de sorte qu'ils constituent un symptôme très caractéristique de la rougeole lorsqu'elle est confluente et, par suite de cela, facile à confondre avec la scarlatine. Au bout de vingt-quatre à trente-six heures l'éruption a généralement envahi tout le corps et est terminée, elle reste stationnaire en moyenne pendant vingt-quatre heures et est accompagnée d'une fièvre très intense et de symptômes de catarrhe. Bientôt la fièvre diminue, l'exanthème pâlit et, déjà après deux ou quatre jours, il ne reste des taches rubéoliques que de petits points jaunes, et la *période de desquamation* commence. La desquamation est furfuracée et est surtout appréciable sur le cou. La durée totale de la maladie est de trois à cinq semaines en moyenne.

Comme *complications* on peut trouver la coqueluche, la pneumonie catarrhale, la diphtérie, le catarrhe de l'estomac. Il n'est pas rare d'observer des convulsions dans la période d'éruption.

TRAITEMENT. — Il est, comme dans la scarlatine, purement symptomatique, dirigé contre les complications et les phénomènes morbides excessifs. Il y a néanmoins certaines différences entre le traitement de la scarlatine et

celui de la rougeole, car dans cette dernière maladie il
faut que la température de la chambre du malade soit
chaude, à cause du catarrhe des voies respiratoires, et en
même temps cette chambre devra être légèrement obscure,
à cause du catarrhe de la conjonctive. Il est évident que
le malade devra rester au lit jusqu'à ce que la toux ait
complètement disparu et que la desquamation soit à peu
près terminée. On donnera comme boisson de la limonade
chaude et surtout du lait chaud — jamais de boissons
froides.

Lorsque la fièvre est excessive, on fera des frictions
avec du lard et on emploiera le salicylate de soude;
lorsque la toux est très forte, on appliquera des cataplasmes chauds sur la poitrine et on donnera de légers
purgatifs. On combattra les autres complications par les
moyens qu'on emploie ordinairement contre ces maladies.

§ 12. Roséole.

La roséole (rubeola) est une maladie particulière, comme
la scarlatine et la rougeole; elle se présente également
presque toujours sous la forme d'épidémie, et possède un
poison morbide propre. Cette maladie est constituée par
une éruption cutanée se développant sans catarrhe des
bronches et généralement même sans fièvre, formée de
taches rouges très abondantes, souvent papuleuses, parfois
seulement érythémateuses, ayant les dimensions d'une
lentille ou d'une graine de lin. Ces taches occasionnent
ordinairement du prurit, elles se montrent d'abord à la
face, puis sur tout le corps, et disparaissent au bout de
un ou deux jours, sans laisser la moindre trace. Cette
maladie ne réclame point de traitement.

LIVRE X

MALADIES DE LA PEAU

CHAPITRE PREMIER

MALADIES PARASITAIRES

A. — MALADIES PRODUITES PAR DES PARASITES ANIMAUX.

1. **Gale.** — Elle reconnaît toujours comme *cause* la transmission du sarcopte de la gale à des personnes saines.

Symptomes. — Prurit de la peau, gerçures surtout entre les doigts au niveau des articulations de la main, du coude et du genou, dans la région de la taille, etc., sillons reconnaissables à l'œil nu, mieux encore avec une loupe et à l'extrémité desquels se trouve le sarcopte qu'on peut amener facilement au dehors, au moyen d'une épingle.

Traitement. — Propreté minutieuse de la peau et du linge, frictions avec l'onguent de styrax (form. 110), le baume du Pérou (form. 28), ou la solution de Vlemingkx (Form. 113).

2. **Poux morpions.** — Symptômes, démangeaison insupportable au niveau des parties recouvertes de poils des organes sexuels, parfois aux sourcils, dans la barbe, dans les aisselles. On reconnaît facilement les poux morpions, ils ont l'aspect d'une petite croûte ; lorsqu'on les pique du bout d'un canif ils font des mouvements très vif.

On s'en débarrasse avec l'onguent napolitain ou avec une solution faible de sublimé corrosif (form. 64).

3. **Ixodes.** — Ils pénètrent souvent dans la peau des personnes que leur profession amène dans la forêt ou met en contact avec des moutons ou des peaux de mouton (bergers, marchands de laine), le corps reste au dehors et présente assez souvent, lorsqu'il est rempli de sang, le volume d'une noisette. Les parties voisines sont ordinairement rouges et semblent être le siège d'un phlegmon.

Pour enlever l'ixode avec facilité, on n'a qu'à laisser tomber quelques gouttes de chloroforme sur lui.

B. — MALADIES PRODUITES PAR DES PARASITES VÉGÉTAUX.

1. **Pityriasis versicolor.** — Champignon : microsporon furfur (Eichstœdt).

SYMPTOMES. — Taches jaunes, arrondies, légèrement saillantes, s'observant surtout à la poitrine ; si on les détache au moyen d'un couteau et qu'on les examine au microscope, on voit qu'elles sont constituées par des groupes de cellules arrondies (spores) qui ont pénétré entre les cellules épithéliales.

TRAITEMENT. — Frictions avec la solution de Vlemingkx (form. 113).

2. Favus. — Champignon : Achorion de Schœnlein.

SYMPTÔMES. — Croûtes arrondies, jaunes, creusées en godet, se développant à la surface du cuir chevelu, produites par les filaments et les spores de l'achorion et occasionnant la chute des cheveux. Lorsque les malades se grattent, il arrive parfois que le champignon pénètre sous les ongles et les détruit.

TRAITEMENT. — Épiler et laver avec une solution de sublimé corrosif (form. 64).

3. Herpès tonsurant. — Champignon : tricophyton tonsurant (Gruby).

SYMPTÔMES. — Il se forme au milieu des cheveux des plaques arrondies, au niveau desquelles les cheveux manquent complètement ou sont cassés très près de la surface malade. Les cellules du champignon pénètrent dans le bulbe pileux et dans le poil. Dans la barbe, le même champignon donne lieu au *sycosis parasitica*, sur la peau nue à l'*herpès circinatus* (*ringworm des Irlandais*), taches rouges à la surface desquelles l'épiderme est érodé, et qui s'étendent à la périphérie, tandis que leur centre pâlit. Le champignon peut aussi pénétrer sous les ongles, dont il détruit la substance ou dont il empêche le développement normal par la formation de bourrelets transversaux ou de foyers mous renfermant une matière farineuse.

TRAITEMENT. — Épiler et laver avec l'acide phénique (form. 3) ou une solution de sublimé (form 64).

CHAPITRE II

MALADIES DE L'ÉPIDERME ET DU DERME.

§ 1. Rougeurs de la peau (hypérémie du derme).

A. — Érythème.

L'hypérémie occupe les couches superficielles du derme et donne lieu à une rougeur étendue de la peau.

Causes. — Chaleur rayonnante, substances décomposées (urine, sueur), etc.

Traitement. — Soins de propreté, lotions froides, frictions avec du suif ou de l'onguent à l'oxyde de zinc.

B. — Érysipèle.

Le derme est hypérémié, infiltré de sérum et de petites cellules, surtout dans ses couches profondes; il est gonflé, sa surface est rouge, brillante; l'épiderme est assez souvent soulevé en forme de vésicule, et le point occupé par l'érysipèle devient parfois le siège d'une gangrène. Au bout de quelques jours, l'érysipèle abandonne ordinairement le point qu'il occupe et se propage sur les parties de la peau voisines.

Causes. — Transformation particulière des matières sécrétées par un ulcère; cette transformation se produit sous l'influence d'un agent astmosphérique spécifique, et les matières ainsi transformées sont transportées par les lymphatiques dans les parties voisines du point ulcéré.

TRAITEMENT. — Dans les cas faibles, méthode expectative, dans les cas intenses, compresses d'eau glacée et purgatifs.

C. — Roséole.

Petites taches roses, arrondies, ayant les dimensions d'un grain de millet, ne faisant point saillie à la surface de la peau et s'effaçant par la pression. Ces taches ne constituent jamais une maladie indépendante, elles sont toujours le symptôme d'une autre maladie, on les observe surtout dans le typhus, la syphilis, la dyspepsie, pendant la dentition; dans les deux premières de ces maladies, elles ont une grande valeur pour le diagnostic.
Le traitement est inutile.

§ 2. Papules.

A. — Lichen.

Petites élevures du volume d'un grain de millet, de couleur jaune rouge ou brunâtre, occupant surtout les membres, du côté de la flexion, et n'occasionnant pas un prurit intense.

CAUSES. — Diathèse scrofuleuse (*L. scrofulosorum*). Dans certains cas d'ailleurs très rares, la peau est d'un rouge vif, épaissie et couverte d'élevures (*L. ruber*).

TRAITEMENT. — Il est dirigé contre la scrofulose; on prescrira surtout l'huile de foie de morue, les bains, etc.

B. — Prurigo.

Petites élevures de la grosseur d'un grain de millet, plus appréciables au toucher qu'à la vue, peu saillantes, ne produisant point de rougeur, occupant les membres, surtout du côté de l'extension, et occasionnant un prurit très violent. La papule du lichen présente une certaine hypérémie, et si on y fait une piqûre il en sort une goutte de sang, tandis que si l'on pique une papule de prurigo on voit s'écouler un peu de liquide transparent. Variétés : *Prurigo simplex*, petites papules gardant leur forme primitive et se couvrant tout au plus d'une petite croûte noire, *Prurigo ferox s. agria* caractérisé par des croûtes épaisses et la formation de pustules et d'eczéma à la surface des papules.

Les causes sont inconnues.

TRAITEMENT. — On a recommandé les bains froids et les douches froides, les frictions de goudron mélangé avec du chloroforme (form. 100), les frictions avec la solution de Vlemingkx (form. 113), avec l'eau de créosote, l'acide phénique, à l'extérieur et à l'intérieur (form. 1, 2, 4), l'arsenic (form. 27).

§ 3. Pomphus, urticaire (infiltration séreuse aiguë des papilles).

Élevures blanches, dures, en forme de plaques, de la grosseur d'un haricot. Ces élevures sont semblables à celles produites par le contact de l'ortie et donnent lieu à des démangeaisons très vives et à une sensation intense de brûlure. Elles sont produites par une infiltration séreuse aiguë (œdème aigu) du corps de la pupille ; parfois elles sont rouges, lorsqu'à l'œdème s'est ajouté de l'hypérémie. Il n'est pas rare d'observer une seule plaque d'urticaire présentant les dimensions de la paume de la main (*urticaire tubéreuse*) ; dans la plupart des cas le corps est couvert d'une quantité plus ou moins considérable de ces plaques, quelquefois même il se produit un peu de fièvre (*urticaria febrilis*).

On distingue plusieurs variétés d'urticaire selon les causes de l'éruption : *urticaria ab irritamentis externis*, lorsque l'éruption est occasionnée par le grattage, les piqûres des mouches ou des punaises; *urticaria ab ingestis*, lorsqu'elle est consécutive à l'ingestion de certains fruits (groseilles, framboises), ou de certains aliments, tels que champignons, écrevisses, huîtres, moules, ou de certains médicaments (copahu, térébenthine, huile d'anis); *urticaria ab causis internis*, lorsqu'elle a pour point de départ des altérations des organes sexuels ou des maladies du bas-ventre.

TRAITEMENT. — Éviter ou écarter les causes qui peuvent provoquer le développement de l'urticaire; lorsqu'il y a de la fièvre on recourra aux bains tièdes, aux purgatifs; dans certains cas on donnera de petites doses d'hydrate de chloral (0,5 par dose, deux fois par jour).

§ 4. Vésicules (infiltration séreuse du corps muqueux et soulèvement de la couche cornée de l'épiderme).

Les vésicules peuvent être petites, de la grosseur d'un grain de millet-*vésicules*, ou bien elles atteignent et dépassent même le volume d'une pièce de 50 centimes*bulles*.

§ A. Vésicules.

A. — Herpès.

On désigne sous ce nom de petits groupes de vésicules dont l'éruption est accompagnée de prurit et d'une sensation de brûlure, et dont le contenu se dessèche. On distingue plusieurs variétés d'herpès; suivant le *siège* des vésicules, on trouve l'*herpes labialis*, lorsque les vésicules se montrent aux lèvres, comme dans les affections gastriques, l'*herpes præputialis* caractérisé par une éruption de vésicules sur le prépuce; suivant la disposition des vésicules, on distingue l'*herpes zoster* (*zona*) caractérisé par une éruption de vésicules d'herpès en demi-ceinture et occasionnant toujours une sensation de brûlure assez intense, l'*herpes iris*, lorsqu'il existe une vésicule centrale entourée d'autres vésicules affectant la forme d'un cercle, l'*herpès circinatus*, lorsque les vésicules affectent la forme d'un cercle, mais que la vésicule centrale manque et que le centre est pigmenté ou recouvert de squames ou tout à fait intact.

TRAITEMENT. — Application de compresses trempées dans l'eau blanche ou dans une solution de tannin (2 : 100); lorsque la sensation de brûlure produite par le zoster est très intense, on emploiera l'emplâtre suivant : emplâtre à l'oxyde de plomb 20,0, opium 2,0.

B. — Eczéma.

Nous savons que les différentes variétés d'herpès ont une marche aiguë et disparaissent après quelques poussées de vésicules, l'eczéma au contraire est constitué *par une éruption vésiculeuse chronique présentant une tendance à former de larges surfaces sécrétant du liquide.* Quelquefois le liquide sécrété se dessèche et forme des croûtes. L'eczéma est toujours accompagné de démangeaisons très vives, aussi est-il rangé par certains dermatologistes au nombre des « *éruptions prurigineuses* ». L'eczéma occupe surtout le cuir chevelu (*eczéma du cuir chevelu, désigné autrefois sous le nom de teigne, impetigo capitis*), la face, les mamelles, le scrotum, les extrémités inférieures.

CAUSES. — Malpropreté (surtout dans l'eczéma du cuir chevelu des enfants, lorsque la tête n'est pas lavée avec soin), troubles de la circulation dans le bas-ventre (surtout dans l'eczéma des extrémités inférieures des vieillards), diathèse scrofuleuse.

TRAITEMENT. — Lorsque l'eczéma est récent, on appliquera des compresses d'eau froide, et on badigeon-

nera avec une solution de nitrate d'argent (1 : 100) ;
lorsqu'il est ancien, on emploiera l'onguent au précipité
blanc, le goudron très épais, ou bien l'huile de cade
l'huile phéniquée (0,5 : 30,0 huile d'olive). Quand
l'eczéma est très prononcé et occupe une surface étendue,
il faudra toujours recourir aux dérivatifs sur l'intestin.

§ B. Bulles.

A. — Pemphigus.

Maladie de la peau caractérisée par la formation de
bulles de la grosseur d'une noisette ou d'une noix,
tantôt flasques, tantôt complètement remplies d'un
liquide clair ou rougeâtre. Parfois l'épiderme est complètement enlevé comme à la suite d'une brûlure et toute
la surface de la peau paraît écorchée (*pemphigus foliaceus*).

CAUSES. — Le pemphigus s'observe surtout chez les
nouveau-nés atteints de syphilis, mais il peut aussi se
développer chez des individus non syphilitiques (*pemphigus syphiliticus et vulgaris*); dans le premier cas les
bulles occupent le plus souvent la plante des pieds et
la paume de la main.

TRAITEMENT. — Contre le pemphigus vulgaris, on
emploiera les bains d'amidon et de décoction d'écorce
de chêne, dans certains cas on fera des badigeonnages
avec le nitrate d'argent en solution (1 : 100); contre le
pemphigus syphilitique, on prescrira des bains au sublimé (1,0 par bain).

B. — Rupia.

Éruption de grosses bulles dont le contenu devient
trouble, sanguinolent et purulent, se dessèche et forme
des croûtes superposées semblables à des écailles
d'huîtres.

CAUSES. — Ordinairement la syphilis, rarement une autre diathèse.

TRAITEMENT. — Le mercure, dans certains cas les toniques.

§ 5. Pustules (épanchement de globules du pus dans certains groupes de papilles et accumulation du pus au-dessous de l'épithélium).

A. — Impétigo.

Le pus contenu dans les pustules se dessèche et forme des croûtes jaunes ou vertes. On ne trouve point de pertes de substance aux points occupés par ces croûtes.

CAUSES. — Ordinairement la scrofule.

TRAITEMENT. — Applications émollientes d'huile ou de beurre frais, plus tard frictions avec l'onguent au précipité blanc ou au calomel (form. 37).

B. — Ecthyma.

Éruption de larges pustules remplies de pus, qui ont les dimensions d'une pièce de 50 centimes, se dessèchent et forment des croûtes épaisses. Les couches superficielles du derme sont toujours détruites, et l'on trouve, après la chute des croûtes, des ulcérations profondes, qui produisent des pertes de substance à la surface de la peau et laissent des cicatrices blanches, un peu déprimées, au niveau desquelles la peau est très mince.

CAUSES. — Ordinairement la syphilis (l'ecthyma syphilitique du cuir chevelu est souvent accompagné d'iritis syphilitique), parfois un affaiblissement général très considérable (*e. cachecticum*).

TRAITEMENT. — Lorsque l'ecthyma est de nature syphilitique, on détruira les pustules au moyen du nitrate d'argent, et on fera des frictions mercurielles; lorsque l'ecthyma est d'origine cachectique, on recourra aux toniques, à l'huile de foie de morue, etc.

§ 6. Squames (production exagérée et chute de cellules épidermiques).

A. — Pityriasis.

Maladie caractérisée par la production et la chute d'une grande quantité de petites squames épidermiques blanches, semblables à de la farine. Le pityriasis s'observe surtout sur la tête (*pityriasis simplex*), ou bien il occupe toute la surface de la peau, chez les individus cachectiques (*pityriasis symptomatica*); la coloration de la peau reste normale. Dans certains cas rares, la peau présente, sur les points affectés, une rougeur très vive (*pityriasis rubra*); cette variété de pityriasis occupe ordinairement toute la surface de la peau, elle se distingue du lichen ruber par l'absence d'élevures.

TRAITEMENT. — Lotions avec l'ammoniaque étendue d'eau (1 : 16), avec une solution de sublimé (1 : 500), frictions avec l'huile phéniquée (form. 3).

B. — Psoriasis.

Maladie caractérisée par des amas de squames blanches, brillantes, par la rougeur de la peau sous ces squames, tandis qu'autour d'elles la peau est normale. Le psoriasis débute toujours par la formation de plaques isolées (*psoriasis punctata*, *guttata*), plus tard les plaques forment des demi-cercles (*psoriasis annulata*) ou des traînées (*psoriasis gyrata*). On distingue aussi un *psoriasis simplex* et un *psoriasis syphilitica*; cette division est plus importante que la première. Le psoriasis simple donne lieu à la production de plaques larges, brillantes, il s'observe surtout à la face externe des membres, au genou et au coude, jamais à la paume de la main; le psoriasis syphilitique est caractérisé par des squames plus petites, grisâtres, on le trouve toujours à la paume de la main et à la plante du pied.

TRAITEMENT. — Contre le psoriasis simple on emploie l'arsenic (form. 27) et les frictions avec l'huile phéniquée (form. 3), contre le psoriasis syphilitique le mercure et la décoction de Zittmann.

C. — Ichthyose.

Maladie caractérisée par une prolifération épidermique diffuse, accentuée surtout au genou et au coude. La peau est rude, sèche et pâle, le derme ne présente aucune trace d'inflammation.

TRAITEMENT. — L'ichthyose est incurable, les bains à la potasse pourront être employés avec quelque utilité, parce qu'ils enlèvent les squames et ont une action émolliente sur la peau.

§ 7. Tubercules (gonflements étendus, circonscrits ayant pour origine des altérations du derme).

Lupus.

Maladie caractérisée par une prolifération, diffuse ou sous forme de foyers, de noyaux et de cellules dans le tissu du derme.

Le lupus débute par le développement de petites tumeurs rougeâtres siégeant à la face, surtout au nez, et présentant à leur surface une légère exfoliation (*lupus non exedens*); lorsque l'exfoliation est plus accentuée, la maladie prend le nom de *lupus exfoliativus*, celui de *lupus hypertrophicus*, lorsque les tubercules sont gonflés, et celui de *lupus exulcerans*, lorsque les tubercules s'u cèrent.

Le lupus est une des affections de la peau les plus graves; on cherchera, dès le début, à l'arrêter soit par l'extirpation, soit par des cautérisations très énergiques au moyen du nitrate d'argent, car il ne tarde pas à ronger le derme et il laisse toujours des cicatrices brillantes, difformes, sujettes à se rétracter.

CHAPITRE III

MALADIES DES GLANDES SÉBACÉES ET
DES GLANDES SUDORIPARES.

1. Séborrhée. — Hypersécrétion des glandes sébacées, s'observant surtout à la face, qui paraît être recouverte d'huile, et aux parties génitales (prépuce et orifice du vagin).

2. Comédons. — Ils sont produits par l'oblitération de l'orifice des glandes sébacées au moyen de petits bouchons noirs formés de matières sécrétées desséchées. On trouve souvent dans les comédons l'*acarus folliculorum*.

3. Acné. — Oblitération des glandes sébacées et inflammation du follicule glandulaire et des parties environnantes. L'acné s'observe surtout à la face et à la partie postérieure du corps. Lorsque les parties voisines de la glande sont atteintes d'hypérémie chronique et s'épaississent, l'affection prend le nom d'*acné rosacé*.

4. Mentagre, sycosis non parasitaire.— Cette maladie est constituée par le développement de l'acné ordinaire dans la barbe. Il se forme des élevures et des pustules traversées par des poils; et si l'on arrache un de ces poils, on remarque que la suppuration a envahi le bulbe

pileux, aussi trouve-t-on toujours des places dépourvues de poils dans la barbe des hommes atteints de sycosis.

TRAITEMENT. — Contre la *séborrhée* on emploiera les lotions astringentes (tannin 2 : 100); on exprimera les *comédons* au moyen d'une clef de montre et on fera des frictions répétées avec un morceau de soie et du savon mou, ou bien on fera des lotions avec l'eau de Hummerfeld; on combattra l'*acné* en incisant les follicules glandulaires avec la pointe d'un couteau et en faisant ensuite des frictions avec la pommade au précipité blanc; on traitera le *sycosis* en épilant les parties malades et en faisant des frictions avec la pommade au précipité blanc.

FORMULES [1]

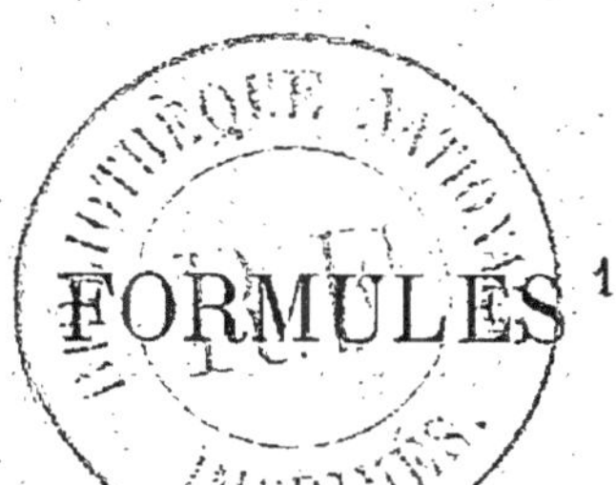

1. Acide phénique. 2,0
   Suc de réglisse.
   Poudre de réglisse ãã. q. s
   F. pil. n° 50.
   2-4 pil. 3 fois par jour.

2. Acide phénique. 2-3,0
   Eau distillée. 100,0
   Pour injections.

3. Acide phénique. 2,0
   Huile d'olive. 20,0
   Pour frictions.

4. Acide phénique. 5,0
   Alcool rectifié. 30,0
   Eau distillée. 150,0
   Pour frictions.

5. Acide lactique. 0,5
   Carbonate de magnésie 15,0
   Essence de menthe poi-
     vrée Gtt, 15
   Poudre dentifrice.

6. Acide muriatique Gtt XX.
   Décoction de racine de gui-
     mauve. 120,0
   Sirop simple. 15.0
   Une cuillerée à bouche tou-
     tes les 2 heures.

7. Acide salicylique. 3,0
   Sucre. 0,5
   A prendre en une fois.

8. Acide salicylique. 0,5
   Charbon végétal pulvé-
     risé. 0,5
   Essence de menthe poi-
     vrée Gtt X.
   Poudre dentifrice.

9. Acide sulfurique ou
     phosphorique. 2,0
   Eau distillée. 100,0
   Sirop de framboises. 20,0
   Une cuillerée à bouche tou-
     tes les 2 heures.

10. Acide tannique. 0,5-1,0
    Eau distillée. 100,0
    Pour injections 2-3 fois par
      jour.

11. Acide tannique. 0,15
    Sucre. 0,5
    Répétez doses sembl. n° 12.
    Une poudre 3 fois par jour.

12. Éther sulfurique. 30,0
    Essence de térében-
      thine. 20,0
    1-2 cuillerées à thé chaque
      matin.
    Remède de Durand.

---

13. Teinture d'aloès. . . . 10,0
    — de coloquinte.
    — de noix vomique ãã. 2,0

    12 gouttes toutes les 2 heures.

14. Aloès. . . . 3,0
    Extrait de coloquinte.
    — alc. de noix vomi-
      que ãã. . . . 2,0

    2 pilules 2-3 fois par jour.

15. Carbonate d'ammonia-
      que. . . . 2,0
    Eau distillée. . . . 100,0
    Sirop simple. . . . 30,0

    Une cuillerée à bouche tou-
    tes les 2 heures.

16. Carbonate d'ammoniaque. 2,0
    Vinaigre scillitique. q. s.
    pour saturer.
    Eau distillée. . . . 50,0
    Sirop simple. . . . 15,0

    Une cuillerée à bouche tou-
    tes les 2 heures.

17. Sulfate cuprico-sulfuri-
      que. . . . 2,0
    Eau distillée. . . . 30,0

    5-8 gouttes 3 fois par jour.

18. Chlorhydrate d'ammo-
      niaque ferrugineux. 2,0
    Aloès.
    Poudre rhubarbe ãã. 1,5

    F. pil. n° 60, 2 pil. 3 fois
    par jour.

19. Émulsion d'amandes
    douces (30,0) et amè-
    res (2,0). . . . 150,0
    Teinture thébaïque. 2,0
    Sirop simple. . . . 16,0

    Une cuillerée à bouche tou-
    tes les 2 heures.

20. Apomorphine. 0,005-0,007
    Eau distillée Gtt. . . . 8
    Pour une injection sous la
    peau.

    (Pour personnes adultes).

21. Eau de chaux.
    Eau distillée ãã. . . . 30,0
    Sirop simple. . . . 15,0

    Une cuillerée à thé, 3 fois
    par jour.

22. Nitrate d'argent. . . . 0,05
    Eau distillée. . . . 70,0
    Sirop simple. . . . 20,0

    Une cuillerée à café, toutes
    les 2 heures.

23. Nitrate d'argent. 0,3-5
    Eau distillée. . . . 100,0

    2-3 injections par jour.

24. Nitrate d'argent. . . . 0,3
    Suc de réglisse.
    Poudre de réglisse ãã. q. s.

    F. pil. n° 25, 1 pil. 3 fois
    par jour.

25. Nitrate d'argent. . . . 0,05
    Solution gommeuse
      (2,0). . . . 100,0
    Sirop simple. . . . 20,0

    Une cuillerée à café toutes
    les 2 heures.

26. Sulfate d'atropine. . . . 0,1
    Eau distillée. . . . 50,0

    Injection 6-8 gouttes, élever
    la dose jusqu'à ce que la
    pupille se dilate.

27. Solution de Fowler.
    Eau distillée ãã. . . . 10,0

    6-8 gouttes 3 fois par jour.

28. Baume du Pérou. 10,0
    Fleurs de soufre. 2,0
    Glycérine. 50,0

    Pour frictions.

29. Baume du Pérou. 5,0
    Gomme résine de myr-
        rhe. 10,0
    Extrait d'opium. 2,0

    F. pil. n° 120. 3-4 pil. 3 fois
    par jour.

30. Extrait de belladone.
    Poudre de feuilles de
        belladone ãã. 0,06

    F. pil. 1-2 pil. à jeun.

31. Sous-nitrate de bismuth.
    Bicarbonate de soude. ãã 0,25
    Extr. sec de jusquiame. 0,03
    Sucre. 0,5

    Répétez doses semblables
    n° 10.

    Une poudre 3 fois par jour.

32. Sous-nitrate de bis-
        muth. 0,15
    Opium. 0,02
    Sucre. 0,5

    F. paquets semblables n° 12
    3 fois par jour un paquet.

33. Phosphate de chaux ré-
        cent. 10,0
    Eau distillée. 60,0

    Une cuillerée à thé, 3 fois
    par jour.
    (Agitez le flacon).

34. Calomel. 0,15
    Poudre de jalap. 1,0
    Sucre. 0,5

    Répétez doses semblables
    n° 5. 1 poudre, 2 fois par
    jour.

35. Calomel. 0,06
    Craie. 0,6
    Sucre. 2,0

    Divisez en 8 paquets.
    1 paquet, 3 fois par jour.

36. Calomel.
    Sucre de réglisse.
    Poudre de réglisse ãã. 2,0

    F. pil. n° 50, 1 pil. 3 fois
    par jour.

37. Calomel. 3,0
    Onguent rosat. 20,0

    Pour frictions.

38. Sulfate de quinine. 0,25
    Opium. 0,03
    Sucre. 0,5

    Répétez doses sembl. n° 6.
    1 poudre 3 fois par jour.

39. Sulfate de quinine. 0,6
    Carbonate de fer sucré. 1,0
    Sucre. 10,0

    24 paquets, 1 paquet 3 fois
    par jour.

40. Sulfate de quinine. 1-2,0
    Sucre. 0,5
    Répétez doses sembl. n° 3.

    Prendre en une fois, 1 pou-
    dre par jour.

41. Décoction de quinquina
        jaune (30,0). 180,0

    Sirop simple. 20,0

    Prendre une cuillerée à bou-
    che toutes les trois heures.

42. Hydrate de chloral. 3-4,0

    A prendre en une fois dans
    décoction d'avoine.

43. Hydrate de chloral. 10,0
Chlorhydrate de mor-
phine. 0,03
Décoct. de guimauve. 100,0
Sirop simple. 15,0

Une cuillerée à bouche le soir.

44. Liniment volatil. 50,0
Chloroforme. 30,0

Pour frictions.

45. Caféine citrique. 0,2
Sucre. 0,5

Répétez doses sembl. n° 12. 1 poudre matin et soir.

46. Créosote Gtt V.
Eau distillée. 100,0
Sirop simple. 20,0

Une cuillerée à bouche toutes les 3-4 heures.

47. Curare. 0,3-5
Eau distillée. 5,0
Acide muriatique Gtt I.

Faire tous les 5-6 jours une injection hypodermique de 8 gouttes.

48. Infusion de feuilles de digitale (2,0). 100,0
Sirop simple. 15,0

A employer en 24 heures.

49. Infusion de feuilles de digi-
tale (2,0). 120,0
Acétate de potasse. 5.0
Vinaigre scillitique. 10.0
Sirop de genièvre. 20,0

Une cuillerée à bouche toutes les 2 heures.

50. Infusion de feuilles de digi-
tale (0,3). 100,0
Bicarbonate de soude. 0,3
Sirop simple. 20,0

Une cuillerée à bouche toutes les 2 heures.

51. Ergotine. 1,0
Eau distillée. 6,0

Faire une injection hypoder-
mique avec la huitième ou dixième partie.

52. Fiel de bœuf concentré.
Savon médicinal.
Poudre de rhubarbe āā. 5,0
Extrait de pissenlit q. s. pour faire des pilules de 12 centigrammes.

5-10 pilules matin et soir.

53. Acétate de fer en solu-
tion. 5,0
Eau distillée. 150,0
Sirop simple. 15,0

1 cuillerée à café par heure.

54. Solution d'acétate de fer hydraté. 50,0

A prendre par cuillerées coupé avec de l'eau.

55. Teinture de malate de fer. 50,0
Eau de laurier-cerise. 2,0

Trois fois par jour, une cuillerée à thé.

56. Perchlorure de fer Gtt XX.
Eau distillée. 120,0
Sirop simple. 20,0

Une cuillerée à bouche toutes les 2 heures.

57. Oxyde de fer sucré soluble. 20,0

Une pointe de couteau 3 fois par jour.

58. Fer pulvérisé. 20,0
Sucre. 10,0

Une pointe de couteau 3 fois par jour.

59. Sulfate de fer pulvérisé.
Carbonate de potasse
(préparé avec le tar-
trate de potasse) āā. 15,0

Gomme adragante q. s. pour
faire pilules n° 90.

2 pilules, 3 fois par jour
pendant les repas.
(Pilules de Blaud).

60. Écorce de racine de grenadier.   80,0

Faites macérer pendant 12
heures, puis faites et passez.

Ajoutez à 180,0 grammes de
la liqueur obtenue.

Extrait de fougère mâle
éthéré.   5,0

Une tasse pleine toutes les
demi-heures.

61. Biiodure de mercure
rouge.   0,1
Iodure de potassium.   8,0
Décoction de salsepa-
reille.   150,0
Sirop simple.   30,0

1 cuillerée, 3 fois par jour.

62. Oxyde noir de mercure. 0,12
Carbonate de magnésie.
Sucre de lait āā.   1,5

Divisez en 8 doses, 1 dose
3 fois par jour.

63. Précipité rouge.   0,3
Suc de réglisse.
Poudre de réglisse āā.   2,5

F. pil, n° 50, 1 pil. 3 fois
par jour.

64. Sublimé corossif.   0,3
Eau commune.   200,0

Pour lotions.

65. Sublimé corrosif.   0,1
Eau distillée.   50,0

Pour un layement,

66. Sublimé corrosif.   0,1
Eau distillée.   50,0

Pour badigeonnages.

67. Sublimé corrosif.   0,3
Eau distillée.   40,0
Chlorure de sodium.   6,0

Pour injections hypodermi-
ques.

Sublimé corrosif.   0,3
Suc de réglisse.
Poudre de réglisse āā.   2,5

F. pil. n° 50, 1 pil. 4 fois
par jour.

68. Baies de genièvre.
Racine d'arrête-bœuf.
Racine de livèche āā.   30,0

2 cuillerés à bouche pour
six tasses de thé.

69. Bromure de potas-
sium.   6-10,0
Sucre.   1,0
F. doses semblables, n° 10.

Demi-dose matin et soir.

71. Bromure de potassium.   5,0
Eau distillée.   100,0
Sirop de sucre.   20,0

Une cuillerée à bouche toutes les 8 heures pour en-
fant en bas âge.

72. Chlorate de potasse.   3,0
Eau distillée.   100,0
Sirop de sucre.   20,0

1 cuill. toutes les 2 heures.

73. Chlorate de potasse.   5,0
Eau distillée.   180,0

Gargarisme.

74. Hypermanganate de
potasse.   0,1-0,3
Eau distillée.   100,0

Deux injections par jour.

75. Iodure de potassium.   3,0
Eau distillée.   100,0
Sirop simple.   20,0

Une cuillerée à bouche,
3 fois par jour.

76. Nitrate de potasse.   4,0
Bicarbonate de potasse. 24,0
Sucre.   15,0

F. poudre, 1 cuillerée à thé
3 fois par jour.

77. Kamala.   5,0-10,0

A prendre en 2 fois.
(Pour un enfant de 6-10 ans).

78. Lupuline.   0,25
Sucre.   0,5

Répétez doses n° 10, 1 poudre avant le coucher.

79. Chlorhydrate de mor-
phine.   0,05
Sucre.   0,5

Divisez en 3 paquets, 1 paquet le soir.

80. Chlorhydrate de mor-
phine.   0,01
Eau de laurier-cerise.   10,0

6-10-15 gouttes 3 f. par jour.
Pour un enfant de 3-6 ans.

81. Chlorhydrate de mor-
phine.   0,15
Eau distillée.   10,0

Faire une injection hypo-
dermique le soir à l'aide
d'une seringue de Pravaz.

82. Bicarbonate de soude.   1,0
Teinture de noix vomi-
que.   2,0
Eau distillée.   150,0
Sirop de réglisse.   20,0

Une cuillerée à bouche toutes les 2 heures.

83. Bicarb. de soude.   0,5-1,0
Chlorhydrate de mor-
phine.   0,02
Eau distillée.   150,0
Sirop de sucre.   30,0

Une cuillerée à bouche toutes les 3 heures.

84. Bicarbonate de soude.   0,6
Tartre stibié.   0,02
Eau distillée.   100,0
Sirop de réglisse.   20,0

Une cuillerée à bouche toutes les 2 heures.

85. Salicylate de soude.   1,0
Eau distillée.   100,0
Sirop simple.   15,0

Une cuillerée à bouche toutes les 2 heures (pour un
enfant de 5-8 ans).

86. Salicylate de soude.   3-4,0
Sucre blanc.   0,5

A prendre en une fois (pour
adultes).

87. Nitrate de soude.   2,0
Solution gommeuse
(2,0).   100,0
(Teinture thébaïque 2,0).
Sirop simple.   15,0

Une cuillerée à bouche toutes les 1-2 heures.

88. Extrait alcoolique de
noix vomique.   0,03
Sucre.   0,5
Répétez doses sembl. n° 12.

1 poudre 3 fois par jour.

89. Teinture de noix vomi-
    que. 10,0
    Teinture thébaïque. 3,0

    12 gouttes sur un morceau
    de sucre toutes les 2 heures.

90. Extrait alcoolique de
    noix vomique. 0,5
    Oxyde de fer noir. 5,0

    F. pil. n° 24, 1 pil. 3 fois
    par jour.

91. Huile de cade. 30,0
    Chloroforme. 10,0

    Pour frictions.

92. Opium. 0,01
    Sucre. 0,5

    Répétez doses sembl. n° 12.
    1 pil. toutes les 2 heures.

93. Teinture aromatique ou
    amère. 30,0
    Teinture thébaïque. 2,0

    1/2-1 cuillerée à thé toutes
    les 2 heures.

94. Acide muriatique Gtt XX.
    Teinture thébaïque. 2,0
    Solution gommeuse
    (3,0). 120,0
    Sirop simple. 15,0

    Une cuillerée à bouche tou-
    tes les 2 heures.

95. Opium. 2,0
    Onguent rosat. 15,0

    Trois frictions par jour.

96. Opium pur. 0,03
    Poudre gazogène. 1,0
    F. doses semblables n° 6.

    1 poudre toutes les 2-3 heu-
    res.

97. Opium.
    Acétate de plomb ãã. 0,03
    Sucre. 0,5

    F. doses semblables n° 10.
    1 dose toutes les 2-3 heures.

98. Teinture thébaïque. 10,0

    Une cuillerée à thé et, dans
    certains cas, après une
    demi-heure encore une de-
    mi-cuillerée à thé.

99. Décoction de gui-
    mauve. 150,0
    Teinture thébaïque. 2,0
    Sirop simple. 15,0

    Une cuill. toutes les 2 heures.

100. Goudron liquide. 20,0
    Chloroforme. 30,0
    Huile d'olive. 30,0

    Pour frictions.

101. Chlorhydrate de pilo-
    carpine. 0,1
    Eau distillée. 5,0

    Injecter la valeur d'une
    demi-seringue de Pravaz
    par jour.

102. Teinture aqueuse de
    rhubarbe. 50,0
    Teinture de coloquinte.
    — de noix vomique ãã. 2,0

    Une cuillerée à thé 3 fois
    par jour.

103. Huile éthérée de sabine
    Gtt XX.
    Aloès. 5,0
    Poudre de coloquinte q. s.
    pour faire 30 pilules.

    2-3 pilules 3 fois par jour.

104. Santonine.
Calomel.
Poudre de rhubarbe āā. 0,03
Sucre. 0,5
F. doses semblables n° 6.

1 poudre 2-3 fois par jour.

105. Seigle ergoté. 1,0
Sucre. 0,5
F. doses semblables n° 10.

1 dose toutes les 2 heures.

106. Laudanum de Syden-
ham. 2,0
Teinture de noix vomi-
que. 5,0
Teinture de seigle er-
goté. 10,0

10-12 gouttes matin et soir.

107. Infusion de feuilles de
séné (20,0). 100,0
Sulfate de magnésie. 30,0
Sirop simple. 15,0

Une cuillerée à bouche toutes les 2 heures.

108. Nitrate de strychnine. 0,05
Eau distillée. 10,0

Faire 2 fois par jour une injection hypodermique de
8 gouttes.

109. Nitrate de strychnine.
0,001-0,005
Sucre. 0,5
Faites doses sembl. n° 20.

On donnera d'abord 2 puis
3 poudres par jour.

110 Styrax liquide. 30,0
Huile d'olive. 15,0

Pour frictions.

111. Soufre doré d'antimoine.
Extrait sec de jus-
quiame āā. 0,03
Sucre de fenouil. 0,5

F. doses semblables n° 10.
1 poudre 3 fois par jour.

112. Soufre doré d'anti-
moine. 0.02
Sucre. 0,5

Répétez 12 doses, 1 poudre
3 fois par jour.

113. Fleurs de soufre. 1 kilogr.
Chaux vive. 500 grammes
Eau de fontaine. 10 kilogr.

Faites cuire jusqu'à ce qu'il
ne reste que 6 kilogr., puis
filtrez. Solution de Vie-
minkx.

114. Tannin. 0,05
Opium. 0,02
Sucre. 0,5

F. doses semblables n° 15.
1 poudre 3 fois par jour.

115. Tartre stibié. 0,05
Poudre d'ipéca. 1,0
Sucre. 0,5

Divisez en 2 parties égales.
1 poudre tous les 1/4 d'heure.

116. Térébenthine du mélèze.
Gomme-résine ammonia-
que āā. 4,0
Poudre de baies de ge-
nièvre. 8,0

F. pilules, n° 60.
3-5 pil. toutes les 3 heures.

117. Teinture aromatique. 30,0
— thébaïque. 2,0
Éther sulfurique, 2 gouttes.

Une cuillerée à thé toutes
les 2-3 heures.

118. Pommade mercurielle. 2-4,0
    (Onguent gris).

    F. doses semblables, n° 15.
    On emploiera une portion
    par jour.

119. Décoction de feuilles de
    busserole (15,0). 150,0
    Sirop de réglisse. 30,0

    Une cuillerée à bouche tou-
    tes les 2 heures. -

120. Vératrine. 0,5
    Axonge. 10,0

    On emploiera pour une fric-
    tion la valeur en volume
    d'un petit pois.

121. Vin stibié. 30,0
    Une cuillerée à thé toutes
    les 10 minutes.

122. Sulfate de zinc. 0,1-3
    Nitrate de bismuth. 0,3
    Solution gommeuse
    (2,0). 100,0
    2-3 injections par jour.

123. Sulfate de zinc. 0,03
    Acétate de plomb. 0,15
    Teinture thébaïque. 3,0
    Solution gommeuse
    (2,0). 100,0
    2-3 injections par jour.

124. Sulfate de zinc. 1,0
    Eau distillée. 100,0
    2-3 injections par jour.

TABLE ALPHABÉTIQUE

FIN DE LA TABLE ALPHABÉTIQUE.

TABLE DES MATIÈRES

LIVRE PREMIER

MALADIES DU SYSTÈME NERVEUX

CHAPITRE PREMIER. — MALADIES DU CERVEAU ET DES MÉNINGES

CHAPITRE III. — ALTÉRATIONS FONCTIONNELLES DU CERVEAU
ET DE LA MOELLE ET DE CERTAINS NERFS CRANIENS

LIVRE DEUXIÈME

MALADIES DE L'APPAREIL CIRCULATOIRE

CHAPITRE PREMIER. — MALADIES DU PÉRICARDE

CHAPITRE II. — MALADIES DU CŒUR

LIVRE TROISIÈME

MALADIES DE L'APPAREIL RESPIRATOIRE

LIVRE QUATRIÈME

MALADIES DE L'APPAREIL DIGESTIF

CHAPITRE PREMIER. — MALADIES DE LA CAVITÉ BUCCALE ET DU PHARYNX

CHAPITRE II. — MALADIES DE L'ŒSOPHAGE, DE L'ESTOMAC ET DE L'INTESTIN

CHAPITRE III. — MALADIES DU PÉRITOINE

CHAPITRE IV. — MALADIES DU FOIE

CHAPITRE V. — MALADIES DE LA RATE.

LIVRE CINQUIÈME.

MALADIES DE L'APPAREIL URINAIRE.

CHAPITRE PREMIER. — MALADIES DES REINS.

CHAPITRE II. — MALADIES DES BASSINETS, DES URETÈRES ET DE LA VESSIE.

CHAPITRE III. — MALADIES DE LA VESSIE.

LIVRE SIXIÈME.

MALADIES DES ORGANES GÉNITAUX DE LA FEMME.

LIVRE SEPTIÈME.

MALADIES SPÉCIFIQUES DU SANG NE DÉPENDANT POINT D'UNE INFECTION.

LIVRE HUITIÈME.

EMPOISONNEMENTS.

LIVRE NEUVIÈME.

MALADIES INFECTIEUSES.

CHAPITRE PREMIER. — MALADIES INFECTIEUSES SPORADIQUES.

LIVRE DIXIÈME.

MALADIES DE LA PEAU.

CHAPITRE PREMIER. — MALADIES PARASITAIRES.

CHAPITRE II. — MALADIES DE L'ÉPIDERME ET DU DERME.

CHAPITRE III. — MALADIES DES GLANDES SÉBACÉES ET DES GLANDES SUDORIPARES.

FIN DE LA TABLE DES MATIÈRES

4105. — Imprimerie A. Lahure, rue de Fleurus, 9, à Paris.

LIBRAIRIE
GERMER BAILLIÈRE & CIE

————— »»»✕«««‹ —————

EXTRAIT DU CATALOGUE

DES

LIVRES DE FONDS

PARIS

108, BOULEVARD SAINT-GERMAIN, 108

Au coin de la rue Hautefeuille

AOUT 1882

BIBLIOTHÈQUE

DE

PHILOSOPHIE CONTEMPORAINE

Volumes in-18 à 2 fr. 50

Cartonnés.... 3 francs. — Reliés.... 3 fr. 75.

Les titres précédés d'un *astérisque* sont recommandés par le Ministère de l'Instruction publique, pour les Bibliothèques des lycées et des collèges.

H. Taine.

LE POSITIVISME ANGLAIS, étude sur Stuart Mill. 2e édit.

L'IDÉALISME ANGLAIS, étude sur Carlyle.

* PHILOSOPHIE DE L'ART EN ITALIE. 3e édition.

* PHILOSOPHIE DE L'ART DANS LES PAYS-BAS. 2e éd.

* PHILOSOPHIE DE L'ART EN GRÈCE. 2e édition.

Paul Janet.

* LE MATÉRIALISME CONTEMPORAIN, 2e édit.

* LA CRISE PHILOSOPHIQUE. Taine, Renan, Vacherot, Littré.

* PHILOSOPHIE DE LA RÉVOLUTION FRANÇAISE.

* SAINT-SIMON ET LE SAINT-SIMONISME.

* DIEU, L'HOMME ET LA BÉATITUDE. (Œuvre inédite de Spinoza.)

Odysse Barot.

PHILOSOPHIE DE L'HISTOIRE.

Alaux.

PHILOSOPHIE DE M. COUSIN.

Ad. Franck.

* PHILOSOPHIE DU DROIT PÉNAL. 2e édit.

PHILOS. DU DROIT ECCLÉSIASTIQUE.

LA PHILOSOPHIE MYSTIQUE EN FRANCE AU XVIIIe SIÈCLE.

Charles de Rémusat.

* PHILOSOPHIE RELIGIEUSE.

Charles Lévêque.

* LE SPIRITUALISME DANS L'ART.

* LA SCIENCE DE L'INVISIBLE.

Émile Saisset.

* L'AME ET LA VIE, suivi d'une étude sur l'Esthétique française.

* CRITIQUE ET HISTOIRE DE LA PHILOSOPHIE (frag. et disc.).

Auguste Laugel.

* LES PROBLÈMES DE LA NATURE.

* LES PROBLÈMES DE LA VIE.

* LES PROBLÈMES DE L'AME.

* LA VOIX, L'OREILLE ET LA MUSIQUE.

* L'OPTIQUE ET LES ARTS.

Challemel-Lacour.

* LA PHILOSOPHIE INDIVIDUALISTE.

Albert Lemoine.

* LE VITALISME ET L'ANIMISME DE STAHL.

* DE LA PHYSIONOMIE ET DE LA PAROLE.

* L'HABITUDE ET L'INSTINCT.

Milsand.

* L'ESTHÉTIQUE ANGLAISE, étude sur John Ruskin.

A. Véra.

ESSAIS DE PHILOSOPHIE HEGELIENNE.

Beaussire.
ANTÉCÉDENTS DE L'HEGELIANISME DANS LA PHILOS. FRANÇAISE.

Bost.
LE PROTESTANTISME LIBÉRAL.

Ed. Auber.
PHILOSOPHIE DE LA MÉDECINE.

Leblais.
MATÉRIALISME ET SPIRITUALISME.

Ad. Garnier.
* DE LA MORALE DANS L'ANTI-QUITÉ.

Schœbel.
PHILOSOPHIE DE LA RAISON PURE.

Tissandier.
DES SCIENCES OCCULTES ET DU SPIRITISME.

Ath. Coquerel fils.
PREMIÈRES TRANSFORMATIONS HIS-TORIQUES DU CHRISTIANISME. 2e édit.
LA CONSCIENCE ET LA FOI.
HISTOIRE DU CREDO.

Jules Levallois.
DÉISME ET CHRISTIANISME.

Camille Selden.
LA MUSIQUE EN ALLEMAGNE. Étude sur Mendelssohn.

Fontanès.
LE CHRISTIANISME MODERNE. Étude sur Lessing.

Stuart Mill.
AUGUSTE COMTE ET LA PHILOSO-PHIE POSITIVE. 2e édition.

Mariano.
LA PHILOSOPHIE CONTEMPORAINE EN ITALIE.

Saigey.
LA PHYSIQUE MODERNE, 2e tirage.

E. Faivre.
DE LA VARIABILITÉ DES ESPÈCES

Ernest Bersot.
* LIBRE PHILOSOPHIE.

A. Réville
HISTOIRE DU DOGME DE LA DIVINITÉ DE JÉSUS-CHRIST. 2e édition.

W. de Fonvielle.
L'ASTRONOMIE MODERNE.

C. Coignet.
LA MORALE INDÉPENDANTE.

Ed. Vacherot.
* LA SCIENCE ET LA CONSCIENCE.

E. Boutmy.
* PHILOSOPHIE DE L'ARCHITECTURE EN GRÈCE.

Herbert Spencer.
* CLASSIFICATION DES SCIENCES. 2e édit.

Gauckler.
LE BEAU ET SON HISTOIRE.

Max Müller.
* LA SCIENCE DE LA RELIGION.

Léon Dumont.
HAECKEL ET LA THÉORIE DE L'É-VOLUTION EN ALLEMAGNE.

Bertauld.
* L'ORDRE SOCIAL ET L'ORDRE MORAL.
DE LA PHILOSOPHIE SOCIALE.

Th. Ribot.
PHILOSOPHIE DE SCHOPENHAUER.
* LES MALADIES DE LA MÉMOIRE.

Al. Herzen.
* PHYSIOLOGIE DE LA VOLONTÉ.

Bentham et Grote.
* LA RELIGION NATURELLE.

Hartmann.
LA RELIGION DE L'AVENIR. 2e édit.
LE DARWINISME. 3e édition.

H. Lotze.
* PSYCHOLOGIE PHYSIOLOGIQUE. 2e éd.

Schopenhauer.
* LE LIBRE ARBITRE. 2e édit.
* LE FONDEMENT DE LA MORALE.
PENSÉES ET FRAGMENTS. 3e édit.

Liard.
* LES LOGICIENS ANGLAIS CONTEMP.

Marion.
* J. LOCKE. Sa vie, son œuvre.

O. Schmidt.
LES SCIENCES NATURELLES ET LA PHILOSOPHIE DE L'INCONSCIENT.
Haeckel.
LES PREUVES DU TRANSFORMISME.
* ESSAIS DE PSYCHOLOGIE CELLULAIRE.
Pi Y. Margall.
LES NATIONALITÉS.
Barthélemy Saint-Hilaire.
* DE LA MÉTAPHYSIQUE.

A. Espinas.
* PHILOSOPHIE EXPÉR. EN ITALIE.
P. Siciliani.
PSYCHOGÉNIE MODERNE.
Léopardi.
OPUSCULES ET PENSÉES.
Roisel.
DE LA SUBSTANCE.
Zeller.
CHRISTIAN BAUR ET L'ÉCOLE DE TUBINGUE.

Le volume suivant de la collection in-18 est épuisé; il en reste quelques exemplaires sur papier vélin, cartonnés, tranche supérieure dorée :

LETOURNEAU. **Physiologie des passions. 1 vol.**   5 fr.

BIBLIOTHÈQUE DE PHILOSOPHIE CONTEMPORAINE

FORMAT IN-8

Volumes à 5 fr., 7 fr. 50 et 10 fr.; cart., 1 fr. en plus par vol.; reliure, 2 fr.

JULES BARNI.
* **La morale dans la démocratie. 1 vol.**   5 fr.
AGASSIZ.
* **De l'espèce et des classifications, 1 vol.**   5 fr.
STUART MILL.
* **La philosophie de Hamilton,** trad. par M. Cazelles. 1 fort vol.   10 fr.
* **Mes mémoires.** Histoire de ma vie et de mes idées, traduit de l'anglais par M. E. Cazelles. 1 vol.   5 fr.
* **Système de logique** déductive et inductive. Traduit de l'anglais par M. Louis Peisse. 2 vol.   20 fr.
* **Essais sur la Religion,** traduit par M. E. Cazelles. 1 vol.   5 fr.
DE QUATREFAGES.
* **Ch. Darwin et ses précurseurs français. 1 vol.**   5 fr.
HERBERT SPENCER.
* **Les premiers principes.** 1 fort vol., traduit par M. Cazelles.   10 fr.
* **Principes de psychologie,** traduit de l'anglais par MM. Th. Ribot et Espinas. 2 vol.   20 fr.
Principes de biologie, traduit par M. Cazelles. 2 vol. in-8. 1877-1878.   20 fr.

* **Principes de sociologie :**
Tome Ier, traduit par M. Cazelles. 1 vol. in-8. 1878.   10 fr.
Tome II, traduit par MM. Cazelles et Gerschel. 1 vol. in-8. 1879.   7 fr. 50
Tome III, traduit par M. Cazelles. 1 vol. in-8. (*Sous presse.*)
* **Essais sur le progrès**, traduit par M. Burdeau. 1 vol. in-8. 7 fr. 50
Essais de politique. 1 vol. in-8, traduit par M. Burdeau.   7 fr. 50
Essais scientifiques. 1 vol. in-8, traduit par M. Burdeau.   7 fr. 50
* **De l'éducation physique, intellectuelle et morale.** 1 volume in-8, 3e édition.   5 fr.
* **Introduction à la science sociale.** 1 vol. in-8, 6e édit.   6 fr.
* **Les bases de la morale évolutionniste.** 1 vol. in-8, 2e éd. 6 fr.
* **Classification des sciences.** 1 vol. in-18. 2e édit.   2 fr. 50

AUGUSTE LAUGEL.

* **Les problèmes** (Problèmes de la nature, problèmes de la vie, problèmes de l'âme). 1 fort vol.   7 fr. 50

EMILE SAIGEY.

* **Les sciences au XVIIIe siècle.** La physique de Voltaire. 1 vol. 5 fr.

PAUL JANET.

* **Histoire de la science politique** dans ses rapports avec la morale. 2e édition, 2 vol.   20 fr.
Les causes finales. 1 vol. in-8, 2e édition, 1882.   10 fr.

TH. RIBOT.

L'hérédité psychologique. 1 vol. in-8, 2e édition.   7 fr. 50
* **La psychologie anglaise contemporaine** (école expérimentale). 1 vol. in-8, 3e édition.   7 fr. 50
* **La psychologie allemande contemporaine** (école expérimentale). 1 vol. in-8.   7 fr. 50

HENRI RITTER.

* **Histoire de la philosophie moderne**, traduction française, précédée d'une introduction par M. P. Challemel-Lacour. 3 vol. in-8.   20 fr.

ALF. FOUILLEE.

* **La liberté et le déterminisme.** 1 vol. in-8.   7 fr. 50

DE LAVELEYE.

* **De la propriété et de ses formes primitives.** 1 vol. in-8. 3e édit. 1882.   7 fr. 50

BAIN (ALEX.).

* **La logique inductive et déductive**, traduit de l'anglais par M. Compayré. 2 vol. 2e édit.   20 fr.
* **Les sens et l'intelligence.** 1 vol., traduit par M. Cazelles.   10 fr.
* **L'esprit et le corps.** 1 vol. in-8, 4e édit.   6 fr.
* **La science de l'éducation.** 1 vol. in-8, 2e édit.   6 fr.
Les émotions et la volonté. 1 fort vol. (*Sous presse.*)

MATTHEW ARNOLD.

La crise religieuse. 1 vol. in-8.   7 fr. 50

BARDOUX.

* **Les légistes et leur influence sur la société française.** 1 vol. in-8. 1877.   5 fr.

HARTMANN (E. DE).

* **La philosophie de l'inconscient**, trad. par M. D. Nolen, avec préface de l'auteur pour l'édition française. 2 vol. in-8. 1877.   20 fr.

La philosophie allemande du XIXᵉ siècle, dans ses principaux représentants, traduit par M. D. Nolen. 1 vol. in-8. (*Sous presse.*)

ESPINAS (ALF.).

Des sociétés animales. 1 vol. in-8, 2ᵉ édition.   7 fr. 50

FLINT.

* **La philosophie de l'histoire en France**, traduit de l'anglais par M. Ludovic Carrau. 1 vol. in-8. 1878.   7 fr. 50

* **La philosophie de l'histoire en Allemagne**, traduit de l'anglais par M. Ludovic Carrau. 1 vol. in-8. 1878.   7 fr. 50

LIARD.

* **La science positive et la métaphysique.** 1 v. in-8. 1879.   7 fr. 50

Descartes. 1 vol. in-8.   5 fr.

GUYAU.

* **La morale anglaise contemporaine.** 1 vol. in-8. 1879.   7 fr. 50

HUXLEY.

* **Hume, sa vie, sa philosophie**, traduit de l'anglais et précédé d'une introduction par M. G. Compayré. 1 vol. in-8. 1880.   5 fr.

E. NAVILLE.

La logique de l'hypothèse. 1 vol. in-8.   5 fr.

La physique moderne. 1 vol. in-8. (*Sous presse.*)

VACHEROT (ET.).

Essais de philosophie critique. 1 vol. in-8.   7 fr. 50

La religion. 1 vol. in-8.   7 fr. 50

MARION (H.).

De la solidarité morale. 1 vol. in-8.   5 fr.

COLSENET (ED.).

* **La vie inconsciente de l'esprit.** 1 vol. in-8.   5 fr.

SCHOPENHAUER.

Aphorismes sur la sagesse dans la vie, traduit de l'allemand par M. J.-A. Cantacuzène. 1 vol. in-8.   5 fr.

De la quadruple racine du principe de la raison suffisante, suivi d'une esquisse d'une *Histoire de la doctrine de l'idéal et du réel*, traduit de l'allemand par J.-A. Cantacuzène. 1 vol. in-8.   5 fr.

BERTRAND (A.).

L'aperception du corps humain par la conscience. 1 vol. in-8.   5 fr.

JAMES SULLY.

Le pessimisme, traduit de l'anglais par MM. Bertrand et Gérard. 1 vol. in-8.   7 fr. 50

BUCHNER.

Science et nature, traduit de l'allemand par le Dʳ Lauth. 1 vol. in-8, 2ᵉ édition.   7 fr. 50

EGGER (V.).

La parole intérieure. 1 vol. in-8.   5 fr.

MAUDSLEY.

La pathologie de l'Esprit. 1 vol. in-8. (*Sous presse.*)

LOUIS FERRI.

Histoire critique de la philosophie de l'Association, depuis Hobbes jusqu'à nos jours. 1 vol. in-8. (*Sous presse.*)

BIBLIOTHÈQUE D'HISTOIRE CONTEMPORAINE

Vol. in-18 à 3 fr. 50.

Vol. in-8 à 5 et 7 fr.; cart., 1 fr. en plus par vol.; reliure, 2 fr.

EUROPE

* HISTOIRE DE L'EUROPE PENDANT LA RÉVOLUTION FRANÇAISE, par *H. de Sybel*. Traduit de l'allemand par Mlle Dosquet. 3 vol. in-8. . . 21 »
  Chaque volume séparément . . . . 7 »
HISTOIRE DIPLOMATIQUE DE L'EUROPE DEPUIS 1815 JUSQU'A NOS JOURS, par *Debidour*. 1 vol. in-8. (*Sous presse.*)

FRANCE

* HISTOIRE DE LA RÉVOLUTION FRANÇAISE, par *Carlyle*. Traduit de l'anglais 3 vol. in-18; chaque volume. 3 50
HISTOIRE DE LA RESTAURATION, par *de Rochau*. 1 vol. in-18, traduit de l'allemand. 3 50
* HISTOIRE DE DIX ANS, par *Louis Blanc*. 5 vol. in-8. . . . . . . 25 »
  Chaque volume séparément . . . . 5 »
— 25 planches en taille-douce. Illustrations pour l'*Histoire de dix ans*. 6 »
* HISTOIRE DE HUIT ANS (1840-1848), par *Elias Regnault*. 3 vol. in-8. 15 »
  Chaque volume séparément . . . . 5 »
— 14 planches en taille-douce. Illustrations pour l'*Histoire de huit ans*. 4 fr.
* HISTOIRE DU SECOND EMPIRE (1848-1870), par *Taxile Delord*. 6 volumes in-8. . . . . 42 fr.
  Chaque volume séparément . . . . 7 »
* LA GUERRE DE 1870-1871, par *Boert*, d'après le colonel fédéral suisse Rustow. 1 vol. in-18. 3 50
* LA FRANCE POLITIQUE ET SOCIALE, par *Aug. Laugel*. 1 volume in-8. 5 fr.
* HISTOIRE DES COLONIES FRANÇAISES, par *P. Gaffarel*. 1 vol. in-8. . 5 fr.
L'ALGÉRIE, par M. *Wahl*. 1 vol. in-8. . . . . 5 fr.

ANGLETERRE

* HISTOIRE GOUVERNEMENTALE DE L'ANGLETERRE, DEPUIS 1770 JUSQU'A 1830, par slr *G. Cornewal-Lewis*, 1 vol. in-8, traduit de l'anglais . . . 7 fr.
* HISTOIRE DE L'ANGLETERRE, depuis la reine Anne jusqu'à nos jours, par *H. Reynald*. 1 vol. in-18. . . . . 3 50
* LES QUATRE GEORGE, par *Thackeray*, trad. de l'anglais par Lefoyer. 1 vol. in-18. . . . . 3 50
* LA CONSTITUTION ANGLAISE, par *W. Bagehot*, traduit de l'anglais. 1 vol. in-18. . . . . 3 50
* LOMBART-STREET, le marché financier en Angleterre; par *W. Bagehot*. 1 vol. in-18. . . . . 3 50
* LORD PALMERSTON ET LORD RUSSEL, par *Aug. Laugel*. 1 volume in-18 (1876). 3 50
* QUESTIONS CONSTITUTIONNELLES (1873-1878). — Le Prince-Époux. — Le Droit électoral, par *E. W. Gladstone*. Traduit de l'anglais, et précédé d'une introduction, par *Albert Gigot*. 1 vol. in-8 . . . . 5 fr.

ALLEMAGNE

* LA PRUSSE CONTEMPORAINE ET SES INSTITUTIONS, par *K. Hillebrand*. 1 vol. in-18. . . . . 3 50
* HISTOIRE DE LA PRUSSE, depuis la mort de Frédéric II jusqu'à la bataille de Sadowa, par *Eug. Véron*. 1 vol. in-18 . . . . 3 50
* HISTOIRE DE L'ALLEMAGNE, depuis la bataille de Sadowa jusqu'à nos jours, par *Eug. Véron*. 1 vol. in-18. . . . . 3 50
* L'ALLEMAGNE CONTEMPORAINE, par *Ed. Bourloton*. 1 vol. in-18. . . 3 50

AUTRICHE-HONGRIE

* HISTOIRE DE L'AUTRICHE, depuis la mort de Marie-Thérèse jusqu'à nos jours, par *L. Asseline*. 1 vol. in-18. . . . . 3 50

HISTOIRE DES HONGROIS et de leur littérature politique, de 1790 à 1815, par *Ed. Sayous*. 1 vol. in-18. . . . . 3 50

ESPAGNE

* HISTOIRE DE L'ESPAGNE, depuis la mort de Charles III jusqu'à nos jours, par *H. Reynald*. 1 vol. in-18.. . . . . 3 fr. 50

RUSSIE

LA RUSSIE CONTEMPORAINE, par *Herbert Barry*, traduit de l'anglais. 1 vol. in-18. . . . . 3 50

HISTOIRE CONTEMPORAINE DE LA RUSSIE, par M. *Créhange*. 1 volume in-18. . . . . 3 50

SUISSE

LA SUISSE CONTEMPORAINE, par *H. Dixon*. 1 vol. in-18, traduit de l'anglais. 3 50

* HISTOIRE DU PEUPLE SUISSE, par *Daendliker*, traduit de l'allemand par madame *Jules Favre*, et précédé d'une Introduction de M. *Jules Favre*. 1 vol. in-8 . . . . 5 fr.

AMÉRIQUE

HISTOIRE DE L'AMÉRIQUE DU SUD, depuis sa conquête jusqu'à nos jours, par *Alf. Deberle*. 1 vol. in-18. . . . . 3 50

HISTOIRE DE L'AMÉRIQUE DU NORD (États-Unis, Canada, Mexique), par *Ad. Cohn*. 1 vol. in-18. . . . . *(Sous presse.)*

* LES ETATS-UNIS PENDANT LA GUERRE, 1861-1864. Souvenirs personnels, par *Aug. Laugel*. 1 vol. in-18. . . . . 3 50

---

* **Eug. Despois.** LE VANDALISME RÉVOLUTIONNAIRE. Fondations littéraires, scientifiques et artistiques de la Convention. 1 vol. in-18. . . 3 50

* **Jules Barni.** HISTOIRE DES IDÉES MORALES ET POLITIQUES EN FRANCE AU XVIIIe SIÈCLE. 2 vol. in-18, chaque volume. 3 50

— NAPOLÉON Ier ET SON HISTORIEN M. THIERS. 1 vol. in-18. . . . 3 50

— * LES MORALISTES FRANÇAIS AU XVIIIe SIÈCLE. 1 vol. in-18. . . . 3 50

Émile Beaussire. LA GUERRE ÉTRANGÈRE ET LA GUERRE CIVILE. 1 vol. in-18. . . . . 3 50

* **J. Clamageran.** LA FRANCE RÉPUBLICAINE. 1 volume in-18. . . 3 50

BIBLIOTHÈQUE HISTORIQUE ET POLITIQUE

Volumes in-8 à 5, 7 fr. 50

* ALBANY DE FONBLANQUE. **L'Angleterre, son gouvernement, ses institutions.** Traduit de l'anglais sur la 14ᵉ édition par M. DREYFUS, avec introduction par M. H. BRISSON. 1 volume in-8.   5 fr.

BENLOEW. **Les lois de l'Histoire.** 1 vol. in-8.   5 fr.

* E. DESCHANEL. **Le peuple et la bourgeoisie.** 1 v. in-8. 5 fr.

MINGHETTI. **L'État et l'Église.** 1 vol. in-8.   5 fr.

LOUIS BLANC. **Discours politique** (1848-1881). 1 volume in-8.   7 fr. 50

PUBLICATIONS HISTORIQUES PAR LIVRAISONS

HISTOIRE ILLUSTRÉE
du
SECOND EMPIRE
PAR TAXILE DELORD

Paraissant par livraisons à 10 cent. deux fois par semaine, depuis le 10 janvier 1880.

Tomes I, II, III. Chaque vol. 8 fr.

L'ouvrage complet formera 6 volumes.

HISTOIRE POPULAIRE
de
LA FRANCE

Depuis les origines jusqu'en 1815.

Nouvelle édition

Paraissant par livraisons à 10 cent. deux fois par semaine.

Chaque vol. avec gravures.   5 fr.

L'ouvrage est complet en 4 volumes.

CONDITIONS DE SOUSCRIPTION.

L'*Histoire du second empire* et l'*Histoire de France* paraissent deux fois par semaine par livraisons de 8 pages, imprimées sur beau papier et avec de nombreuses gravures sur bois.

Prix de la livraison............................ 10 c.
Prix de la série de 5 livraisons, paraissant tous les 20 jours, avec couverture............... 50 c.

ABONNEMENTS :

Pour recevoir *franco*, par la poste, l'*Histoire du second empire* ou l'*Histoire de France* par livraisons, deux fois par semaine, ou par séries tous les 20 jours.

Un an...... **16** francs. | Six mois... **8** francs.

4.

BIBLIOTHÈQUE SCIENTIFIQUE
INTERNATIONALE

VOLUMES IN-8, CARTONNÉS A L'ANGLAISE, A 6 FRANCS.

Les mêmes, en demi-reliure d'amateur, tranche supérieure dorée, dos et coins en veau.   10 fr.

* 1. J. TYNDALL. **Les glaciers et les transformations de l'eau,** avec figures. 1 vol. in-8. 3e édition.   6 fr.

* 2. MAREY. **La machine animale,** locomotion terrestre et aérienne, avec de nombreuses fig. 1 vol. in-8. 3e édition. 6 fr.

* 3. BAGEHOT. **Lois scientifiques du développement des nations** dans leurs rapports avec les principes de la sélection naturelle et de l'hérédité. 1 vol. in-8. 4e édition. 6 fr.

4. BAIN. **L'esprit et le corps.** 1 vol. in-8. 4e édition. 6 fr.

* 5. PETTIGREW. **La locomotion chez les animaux,** marche, natation. 1 vol. in-8, avec figures. 6 fr.

* 6. HERBERT SPENCER. **La science sociale.** in-8. 5e éd. 6 fr.

* 7. SCHMIDT (O.). **La descendance de l'homme et le darwinisme.** 1 vol. in-8, avec fig. 3e édition. 6 fr.

* 8. MAUDSLEY. **Le crime et la folie.** 1 vol. in-8. 4e éd. 6 fr.

* 9. VAN BENEDEN. **Les commensaux et les parasites dans le règne animal.** 1 vol. in-8, avec figures. 2e édit. 6 fr.

10. BALFOUR STEWART. **La conservation de l'énergie,** suivi d'une étude sur la *nature de la force,* par *M. P. de Saint-Robert,* avec figures. 1 vol. in-8. 3e édition. 6 fr.

11. DRAPER. **Les conflits de la science et de la religion.** 1 vol. in-8. 6e édition. 6 fr.

12. SCHUTZENBERGER. **Les fermentations.** 1 vol. in-8, avec fig. 3e édition. 6 fr.

* 13. L. DUMONT. **Théorie scientifique de la sensibilité.**
1 vol. in-8. 2e édition.   6 fr.

* 14. WHITNEY. **La vie du langage.** 1 vol. in-8. 3e édit.   6 fr.

15. COOKE et BERKELEY. **Les champignons.** 1 vol. in-8, avec
figures. 3e édition.   6 fr.

* 16. BERNSTEIN. **Les sens.** 1 vol. in-8, avec 91 fig. 3e édit. 6 fr.

* 17. BERTHELOT. **La synthèse chimique.** 1 vol. in-8.
4e édition.   6 fr.

* 18. VOGEL. **La photographie et la chimie de la lumière,**
avec 95 figures. 1 vol. in-8. 2e édition.   6 fr.

* 19. LUYS. **Le cerveau et ses fonctions,** avec figures. 1 vol.
in-8. 4e édition.   6 fr.

* 20. STANLEY JEVONS. **La monnaie et le mécanisme de**
l'échange. 1 vol. in-8. 2e édition.   6 fr.

* 21. FUCHS. **Les volcans et les tremblements de terre.**
1 vol. in-8, avec figures ci une carte en couleur. 2e éd.   6 fr.

* 22. GÉNÉRAL BRIALMONT. **Les camps retranchés et leur**
rôle dans la défense des États, avec fig. dans le texte
et 2 planches hors texte. 2e édit.   6 fr.

* 23. DE QUATREFAGES. **L'espèce humaine.** 1 vol. in-8. 6e édition.   6 fr.

* 24. BLASERNA et HELMHOLTZ. **Le son et la musique.** 1 vol.
in-8, avec figures. 2e édit.   6 fr.

* 25. ROSENTHAL. **Les nerfs et les muscles.** 1 vol. in-8, avec
75 figures. 2e édition.   6 fr.

* 26. BRUCKE et HELMHOLTZ. **Principes scientifiques des**
beaux-arts, avec 39 figures, 2e édit.   6 fr.

27. WURTZ. **La théorie atomique.** 1 vol. in-8. 3e édition. 6 fr.

28-29. SECCHI (le Père). **Les étoiles.** 2 vol. in-8, avec 63 fig. dans
le texte et 17 pl. en noir et en coul. hors texte. 2e édit.   12 fr.

30. JOLY. **L'homme avant les métaux.** In-8. 3e édit. avec
figures.   6 fr.

31. A. BAIN. **La science de l'éducation.** 1 v. in-8. 3e édit. 6 fr.

* 32-33. THURSTON (R.). **Histoire des machines à vapeur,**
    précédé d'une introduction par M. HIRSCH. 2 vol. in-8, avec
    140 fig. dans le texte et 16 pl. hors texte. 2ᵉ édit.   12 fr.

* 34. HARTMANN (R.). **Les peuples de l'Afrique** (avec figures).
    1 vol. in-8.   6 fr.

* 35. HERBERT SPENCER. **Les bases de la morale évolution-**
    niste. 1 vol. in-8. 2ᵉ édit.   6 fr.

36. HUXLEY. **L'écrevisse**, introduction à l'étude de la zoologie.
    1 vol. in-8, avec figures.   6 fr.

37. DE ROBERTY. **De la sociologie.** 1 vol. in-8.   6 fr.

* 38. ROOD. **Théorie scientifique des couleurs.** 1 vol. in-8
    avec figures et une planche en couleurs hors texte.   6 fr.

39. DE SAPORTA et MARION. **L'évolution du règne végétal**
    (les cryptogames). 1 vol. in-8 avec figures.   6 fr.

40-41. CHARLTON BASTIAN. **Le cerveau, organe de la pensée**
    chez l'homme et chez les animaux. 2 v. in-8, avec fig.   12 fr.

OUVRAGES SUR LE POINT DE PARAITRE :

JAMES SULLY. **Les illusions.** 1 vol. in-8 avec figures.

YOUNG. **Le Soleil.** 1 vol. in-8, avec figures.

De CANDOLLE. **L'origine des plantes cultivées.** 1 vol. in-8.

ROMANES. **L'intelligence des animaux.** 1 vol. in-8.

CARTAILHAC (E.). **La France préhistorique d'après les sépul-**
    tures.

PERRIER (Ed.). **La philosophie zoologique jusqu'à Darwin.**
    1 vol. in-8, avec figures.

POUCHET (G.). **Le sang.** 1 vol. in-8, avec figures.

SEMPER. **Les conditions d'existence des animaux.** 1 vol. in-8,
    avec figures.

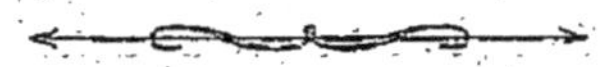

LES ACTES DU GOUVERNEMENT

DE LA

DÉFENSE NATIONALE

(DU 4 SEPTEMBRE 1870 AU 8 FÉVRIER 1871)

ENQUÊTE PARLEMENTAIRE FAITE PAR L'ASSEMBLÉE NATIONALE
RAPPORTS DE LA COMMISSION ET DES SOUS-COMMISSIONS
TÉLÉGRAMMES
PIÈCES DIVERSES — DÉPOSITIONS DES TÉMOINS — PIÈCES JUSTIFICATIVES
TABLES ANALYTIQUE, GÉNÉRALE ET NOMINATIVE

7 forts volumes in-4. — Chaque volume séparément 16 fr.

L'ouvrage complet en 7 volumes : 112 fr.

*Cette édition populaire réunit, en sept volumes avec une Table analytique
par volume, tous les documents distribués à l'Assemblée nationale. —
Une Table générale et nominative termine le 7ᵉ volume.*

**Rapports sur les actes du Gouvernement de la Défense
nationale, se vendant séparément :**

E. RESSÉGUIER.— Toulouse sous le Gouv. de la Défense nat. In-4. 2 fr. 50
SAINT-MARC GIRARDIN. — La chute du second Empire. In-4. 4 fr. 50
Pièces justificatives du rapport de M. Saint-Marc Girardin. 1 vol. in-4. 5 fr.
DE SUGNY.—Marseille sous le Gouv. de la Défense nat. In-4. 10 fr.
DE SUGNY. — Lyon sous le Gouv. de la Défense nat. In-4. 7 fr.
DARU.— La politique du Gouv. de la Défense nat. à Paris. In-4. 15 fr.
CHAPER. — Le Gouv. de la Défense à Paris au point de vue militaire. In-4. 15 fr.
CHAPER. — Procès-verbaux des séances du Gouv. de la Défense nat. In-4. 5 fr.
DOREAU-LAJANADIE. — L'emprunt Morgan. In-4. 4 fr. 50
DE LA BORDERIE. — Le camp de Conlie et l'armée de Bretagne. In-4. 10 fr.
DE LA SICOTIÈRE. — L'affaire de Dreux. In-4. 2 fr. 50
DE LA SICOTIÈRE. — L'Algérie sous le Gouvernement de la Défense nationale.
2 vol. in-4. 22 fr.
DE RAINNEVILLE. Actes diplomatiques du Gouv. de la Défense nat. 1 vol.
in-4. 3 fr. 50
LALLIÉ. Les postes et les télégraphes pendant la guerre. 1 vol. in-4. 1 fr. 50
DELSOL. La ligue du Sud-Ouest. 1 vol. in-4. 1 fr. 50
PERROT. Le Gouvernement de la Défense nationale en province. 2 vol. in-4. 25 fr.
BOREAU-LAJANADIE. Rapport sur les actes de la Délégation du Gouver-
nement de la Défense nationale à Tours et à Bordeaux. 1 vol. in 4. 5 fr.
Dépêches télégraphiques officielles. 2 vol. in-4. 25 fr.
Procès-verbaux de la Commune. 1 vol. in-4. 5 fr.
Table générale et analytique des dépositions des témoins. 1 vol. in-4. 3 fr. 50

ENQUÊTE PARLEMENTAIRE

SUR

L'INSURRECTION DU 18 MARS

1° RAPPORTS. — 2° DÉPOSITIONS de MM. Thiers, maréchal Mac-Mahon, général
Trochu, J. Favre, Ernest Picard, J. Ferry, général Le Flô, général Vinoy, colonel
Lambert, colonel Gaillard, général Appert, Floquet, général Cremer, amiral Saisset,
Schœlcher, amiral Pothuau, colonel Langlois, etc. — 3° PIÈCES JUSTIFICATIVES.

1 vol. grand in-4°. — Prix : 16 fr.

COLLECTION ELZÉVIRIENNE

MAZZINI. **Lettres de Joseph Mazzini** à Daniel Stern (1864-1872), avec une lettre autographiée.   3 fr. 50

MAX MULLER. **Amour allemand**, traduit de l'allemand. 1 vol. in-18.   3 fr. 50

CORLIEU (le D^r). **La mort des rois de France**, depuis François Ier jusqu'à la Révolution française, études médicales et historiques. 1 vol. in-18.   3 fr. 50

NOEL (E.). **Mémoires d'un imbécile**, précédé d'une préface de *M. Littré*. 1 vol. in-18, 3e édition (1879).   3 fr. 50

PELLETAN (Eug.). **Jarousseau, le Pasteur du désert**. 1 vol. in-18 (1877). Couronné par l'Académie française. 6e édit.   3 fr. 50

PELLETAN (Eug.). **Élisée, voyage d'un homme à la recherche de lui-même**. 1 vol. in-18 (1877).   3 fr. 50

ÉTUDES CONTEMPORAINES

BOUILLET (Ad.). **Les bourgeois gentilshommes. — L'armée d'Henri V.** 1 vol. in-18.   3 fr. 50

— **Types nouveaux et inédits.** 1 vol. in-18.   2 fr. 50

— **L'arrière-ban de l'ordre moral.** 1 vol. in-18.   3 fr. 50

VALMONT (V.). **L'espion prussien**, roman anglais, traduit par M. J. Dubrisay. 1 vol. in-18.   3 fr. 50

BOURLOTON (Edg.) et ROBERT (Edmond). **La Commune et ses idées à travers l'histoire.** 1 vol. in-18.   3 fr. 50

CHASSERIAU (Jean). **Du principe autoritaire et du principe rationnel.** 1873. 1 vol. in-18.   3 fr. 50

ROBERT (Edmond). **Les domestiques.** In-18 (1875). 3 fr. 50

LOURDAU. **Le sénat et la magistrature dans la démocratie française.** 1 vol. in-18 (1879).   3 fr. 50

FIAUX. **La femme, le mariage et le divorce**, étude de sociologie et de physiologie. 1 vol. in-18.   3 fr. 50

PARIS (le colonel). **Le feu à Paris et en Amérique.** 1 vol. in-18.   3 fr. 50

A. DURRIEUX. **Du divorce et de la séparation de corps**, depuis leur origine jusqu'à nos jours, suivi d'un projet de loi sur la séparation de corps. 1 vol. in-18.   3 fr. 50

BIBLIOTHÈQUE UTILE

LISTE DES OUVRAGES PAR ORDRE D'APPARITION

Le vol. de 190 pages, br., 60 cent. — Cart. à l'angl., 1 fr.

I. — **Morand**. Introd. à l'étude des Sciences physiques. 2e édit.

II. — **Cruveilhier**. Hygiène générale. 6e édition.

III. — **Corbon**. De l'enseignement professionnel. 2e édition.

IV. — **E. Pichat**. L'Art et les Artistes en France. 3e édition.

* V. — **Buchez**. Les Mérovingiens. 3e édition.

* VI. — **Buchez**. Les Carlovingiens.

* VII. — **F. Morin**. La France au moyen âge. 3e édition.

VIII. — **Bastide**. Luttes religieuses des premiers siècles. 4e éd.

IX. — **Bastide**. Les guerres de la Réforme. 4e édition.

X. — **E. Pelletan**. Décadence de la monarchie française. 4e éd.

XI. — **E. Brothier**. Histoire de la Terre. 4e édition.

XII. — **Samson**. Principaux faits de la chimie. 3e édition.

XIII. — **Turck**. Médecine populaire. 4e édition.

XIV. — **Morin**. Résumé populaire du Code civil. 2e édition.

* XV. — **Zaborowski**. L'homme préhistorique. 2e édition.

XVI. — **A. Ott**. L'Inde et la Chine. 2e édition.

* XVII. — **Catalan**. Notions d'Astronomie. 2e édition.

XVIII. — **Cristal**. Les Délassements du travail.

* XIX. — **Victor Meunier**. Philosophie zoologique.

XX. — **G. Jourdan**. La justice criminelle en France. 2e édition.

XXI. — **Ch. Rolland**. Histoire de la maison d'Autriche. 3e édit.

* XXII. — **E. Despois**. Révolution d'Angleterre. 2e édition.

XXIII. — **B. Gastineau**. Génie de la Science et de l'Industrie.

XXIV. — **H. Leneveux**. Le Budget du foyer. Économie domestique.

* XXV. — **L. Combes**. La Grèce ancienne.

<table>
<tr><td>

REVUE
Politique et Littéraire
(Revue des cours littéraires)
3ᵉ série.)
Directeur :
M. Eug. YUNG.

</td><td>

REVUE
Scientifique
(Revue des cours scientifiqtes,
3ᵉ série.)
Directeurs :
**MM. A. BREGUET,
et Ch. RICHET.**

</td></tr>
</table>

La septième année de la **Revue des Cours littéraires** et de la **Revue des Cours scientifiques**, terminée à la fin de juin 1871, clôt la première série de cette publication.

La deuxième série a commencé le 1ᵉʳ juillet 1871, et la troisième série le 1ᵉʳ janvier 1881.

REVUE POLITIQUE ET LITTÉRAIRE

En 1871, après la guerre, la *Revue des cours littéraires*, agrandissant son cadre, est devenue la *Revue politique et littéraire*. Au lendemain de nos désastres, elle avait cru de son devoir de traiter avec indépendance et largeur toutes les questions d'intérêt public, sans diminuer cependant la part faite jusqu'alors à la littérature, à la philosophie, à l'histoire et à l'érudition. Le nombre de colonnes de chaque livraison fut alors élevé de 32 à 48.

Depuis le 1ᵉʳ janvier 1881, des raisons analogues nous ont décidé à agrandir encore le format de la *Revue*, et chaque livraison contient maintenant 64 colonnes de texte. Ce supplément est consacré à la littérature d'imagination qui répondait à un besoin souvent exprimé par nos lecteurs, et c'est surtout avec la *nouvelle*, ce genre charmant et délicat, que nous cherchons à lutter contre les tendances de plus en plus vulgaires auxquelles se laisse aller, sans trop y prendre garde, le goût contemporain.

Chacun des numéros, paraissant le samedi, contient : Un *article politique*, où sont appréciés, à un point de vue plus général que ne peuvent le faire les journaux quotidiens, les faits qui se produisent dans la politique intérieure de la France, discussions parlementaires, etc.

Une *Causerie littéraire* où sont annoncés, analysés et jugés les ouvrages récemment parus : livres, brochures, pièces de théâtre importantes, etc.; une *Nouvelle* et des articles géographiques, historiques, etc.

REVUE SCIENTIFIQUE

Mettre la science à la portée de tous les gens éclairés sans l'abaisser ni la fausser, et, pour cela, exposer les grandes découvertes et les grandes théories scientifiques par leurs auteurs mêmes ;

Suivre le mouvement des idées philosophiques dans le monde savant de tous les pays ;

Tel est le double but que la *Revue scientifique* poursuit depuis plus de dix ans avec un succès qui l'a placée au premier rang des publications scientifiques d'Europe et d'Amérique.

Pour réaliser ce programme, elle devait s'adresser d'abord aux Facultés françaises et aux Universités étrangères qui comptent dans leur sein presque tous les hommes de science éminents. Mais, depuis deux années déjà, elle a élargi son cadre afin d'y faire entrer de nouvelles matières.

En laissant toujours la première place à l'enseignement supérieur proprement dit, la *Revue scientifique* ne se restreint plus désormais aux leçons et aux conférences. Elle poursuit tous les développements de la science sur le terrain économique, industriel, militaire et politique.

Elle publie les principales leçons faites au Collège de France, au

Muséum d'histoire naturelle de Paris, à la Sorbonne, à l'Institution royale de Londres, dans les Facultés de France, les universités d'Allemagne, d'Angleterre, d'Italie, de Suisse, d'Amérique, et les institutions libres de tous les pays.

— Elle analyse les travaux des Sociétés savantes d'Europe et d'Amérique, des Académies des sciences de Paris, Vienne, Berlin, Munich, etc., des Sociétés royales de Londres et d'Édimbourg, des Sociétés d'anthropologie, de géographie, de chimie, de botanique, de géologie, d'astronomie, de médecine, etc.

Elle expose les travaux des grands congrès scientifiques, les Associations *française, britannique* et *américaine*, le Congrès des naturalistes allemands, la Société helvétique des sciences naturelles, les congrès internationaux d'anthropologie préhistorique, etc.

Enfin, elle publie des articles sur les grandes questions de philosophie naturelle, les rapports de la science avec la politique, l'industrie et l'économie sociale, l'organisation scientifique des divers pays, les sciences économiques et militaires, etc.

Comme la *Revue politique et littéraire*, la *Revue scientifique* a élargi son cadre depuis le 1er janvier 1881, en présence de la nécessité de donner une plus large place à chacune des sciences en particulier.

Prix d'abonnement :

Une seule Revue séparément	Six mois.	Un an.	Les deux Revues ensemble	Six mois.	Un an.
Paris........	15ᶠ	25ᶠ	Paris.........	25ᶠ	45
Départements.	18	30	Départements.	30	50
Étranger.....	20	35	Etranger....	35	55

L'abonnement part du 1er juillet, du 1er octobre, du 1er janvier et du 1er avril de chaque année.

Chaque année de la première série formant un volume se vend :

brochée. 15 fr.

reliée... 20 fr.

Chaque année de la 2ᵉ série, formant 2 volumes, se vend :

brochée. . . . . 20 fr.

reliée en 1 vol. . . 25 fr.

Chaque année de la 3ᵉ série, formant 2 volumes, se vend :

brochée. . . . . 25 fr.

reliée en 2 vol. . . 35 fr.

Port des volumes à la charge du destinataire.

On vend séparément les livraisons des *Revues* :

PRIX DE LA LIVRAISON : 1ʳᵉ série, 30 c. ; 2ᵉ série, 50 c. ; 3ᵉ série, 60 c.

Table générale des matières contenues dans les deux premières séries des *Revues* (décembre 1863 à janvier 1881). . 60 c.

Prix de la collection de la première série :

Prix de la collection complète de la *Revue des cours littéraires* ou de la *Revue des cours scientifiques* (1864-1870), 7 vol. in-4. br. 105 fr.

Prix de la collection complète des deux *Revues* prises en même temps. 14 vol. in-4, brochés. . . . . 182 fr.

Prix de la collection complète de la deuxième série :

Revue politique et littéraire, ou *Revue scientifique* (juillet 1871 — janvier 1881), 19 vol. in-4, brochés. . . . . 180 fr.

La *Revue politique et littéraire*, avec la *Revue scientifique*, 38 volumes in-4, brochés. . . . . 342 fr.

Prix de la collection de la troisième série :

Revue politique et littéraire, ou *Revue scientifique* (janvier 1881 à juillet 1882), 3 vol. in-4°, brochés. . . . . 40 fr.

Revue politique et littéraire et *Revue scientifique* (janvier 1881 à juillet 1882), 3 vol. in-4°, brochés. . . . . 40 fr.

REVUE PHILOSOPHIQUE
DE LA FRANCE ET DE L'ÉTRANGER

Dirigée par TH. RIBOT

Agrégé de philosophie, Docteur ès lettres

(8e *année*, 1883.)

La REVUE PHILOSOPHIQUE paraît tous les mois, par livraisons de 6 à 7 feuilles grand in-8, et forme ainsi à la fin de chaque année deux forts volumes d'environ 680 pages chacun.

Prix d'abonnement :

Un an, pour Paris, 30 fr. — Pour les départements et l'étranger. 33 fr.
La livraison...................... 3 fr.

Les années écoulées se vendent séparément, 30 fr. chacune,
et les livraisons séparées, 3 fr.

REVUE HISTORIQUE
Dirigée par M. Gabriel MONOD

(8e *année*, 1883.)

La REVUE HISTORIQUE paraît tous les deux mois, par livraisons grand in-8 de 15 à 16 feuilles, de manière à former à la fin de l'année trois beaux volumes de 500 pages chacun

CHAQUE LIVRAISON CONTIENT :

I. Plusieurs *articles de fond*, comprenant chacun, s'il est possible, un travail complet. — II. Des *Mélanges et Variétés*, composés de documents inédits d'une étendue restreinte et de courtes notices sur des points d'histoire curieux ou mal connus. — III. Un *Bulletin historique* de la France et de l'étranger, fournissant des renseignements aussi complets que possible sur tout ce qui touche aux études historiques. — IV. Une *analyse des publications périodiques* de la France et de l'étranger, au point de vue des études historiques. — V. Des *Comptes rendus critiques* des livres d'histoire nouveaux.

Prix d'abonnement :

Un an, pour Paris, 30 fr. — Pour les départements et l'étranger, 33 fr.
La livraison...................... 6 fr.

Les années écoulées se vendent séparément, 30 fr. chacune,
et les livraisons séparées, 6 fr.

REVUE DE MÉDECINE	REVUE DE CHIRURGIE
Dirigée par MM.	Dirigée par MM.
BOUCHARD, CHARCOT, CHAUVEAU PARROT et VULPIAN	OLLIER et VERNEUIL
Rédacteurs en Chef	*Rédacteurs en Chef*
MM. LANDOUZY et LÉPINE	MM. NICAISE et TERRIER

3e année — 1883.

La *Revue de médecine* et la *Revue de chirurgie* sont la continuation de la *Revue mensuelle de médecine et de chirurgie* fondée en 1877. Le programme de ces Revues reste d'ailleurs le même, elles publient chacune : 1° des *Travaux originaux;* 2° des *Revues critiques;* 3° des *Analyses critiques* des travaux et des livres publiés en France et à l'étranger. Chaque Revue paraît tous les mois par livraisons de 5 à 6 feuilles in-8 raisin, de façon à former à la fin de l'année un fort volume de 1000 à 1100 pages.

PRIX D'ABONNEMENT

Pour une seule Revue :	Pour les 2 Revues réunies :
Un an, Paris............... 20 fr.	Un an, Paris.,............. 35 fr.
— Départ. et étranger. 23 fr.	— Départ. et étranger. 40 fr.

La livraison...................... 2 francs.

Chacune des années de la *Revue mensuelle de médecine et de chirurgie* (1877, 1878, 1879, 1880) se vend séparément 20 fr. ; on peut aussi avoir les livraisons séparées aux prix de 2 fr.

Journal de l'Anatomie et de la Physiologie normales et pathologiques de l'homme et des animaux, publié par MM. Charles ROBIN et G. POUCHET. (Dix-neuvième année, 1883.)

Ce journal paraît tous les deux mois, et contient : 1° Des *travaux originaux* sur les divers sujets que comporte son titre; 2° *l'analyse* et *l'appréciation* des travaux présentés aux Sociétés françaises et étrangères ; 3° une *revue* des publications qui se font à l'étranger sur la plupart des sujets qu'embrasse le titre de ce recueil.

Il a en outre pour objet : la *tératologie*, la *chimie organique*, *l'hygiène*, la *toxicologie* et la *médecine légale* dans leurs rapports avec l'anatomie et la physiologie.

Les applications de l'anatomie et de la physiologie à la *pratique et de la médecine, de la chirurgie et de l'obstétrique.*

Un an, pour Paris........................... 30 fr.
— pour les départements et l'étranger..... 33 fr.
La livraison........................ 6 fr.

Les treize premières années, 1864, 1865, 1866, 1867, 1868, 1869, 1870-71, 1872, 1873, 1874, 1875, 1876 et 1877, sont en vente au prix de 20 fr. l'année, et de 3 fr. 50 la livraison. L'abonnement est porté à 30 fr. depuis l'année 1878.

RÉCENTES PUBLICATIONS MÉDICALES

Pathologie médicale.

AXENFELD. **Traité des névroses.** 2ᵉ édition, augmentée de 700 pages par Henri Huchard, médecin des hôpitaux. 1 fort vol. in-8. 20 fr.

BARTELS. **Les maladies des reins,** traduit de l'allemand par le docteur Edelmann; avec préface et notes de M. le professeur Lépine. 1 vol. in-8 avec fig. (*Sous presse.*)

BIGOT (V.). **Des périodes raisonnantes de l'aliénation mentale.** 1 vol. in-8. 1877. 10 fr.

BOECKEL (Jules). **Fragments de chirurgie antiseptique.** 1 vol. in-8 1882. 12 fr.

BOTKIN. **Des maladies du cœur.** Leçons de clinique médicale faites à l'Université de Saint-Pétersbourg. 1872, in-8. 3 fr. 50

BOTKIN. **De la fièvre.** Leçons de clinique médicale faites à l'Université de Saint-Pétersbourg. 1872, in-8. 4 fr. 50

BOUCHUT. **Histoire de la médecine et des doctrines médicales.** 1873, 2 vol. in-8. 16 fr.

BOUCHUT. **Diagnostic des maladies du système nerveux par l'ophthalmoscopie.** 1866, 1 vol. in-8 avec atlas colorié. 9 fr.

BOUCHUT et DESPRÉS. **Dictionnaire de médecine et de thérapeutique médicale et chirurgicale,** comprenant le résumé de la médecine et de la chirurgie, les indications thérapeutiques de chaque maladie, la médecine opératoire, les accouchements, l'oculistique, l'odontotechnie, les maladies d'oreille, l'électrisation, la matière médicale, les eaux minérales, et un formulaire spécial pour chaque maladie. 4ᵉ édition, 1883, très augmentée. 1 vol. in-4° avec 906 figures dans le texte et 3 cartes.
Broché. 25 fr. — Cartonné. 27 fr. 50. — Relié. 29 fr.

DAMASCHINO. **Leçons sur les maladies des voies digestives.** 1 vol. in-8, 1880. 14 fr.

DESPRÉS. **Traité théorique et pratique de la syphilis,** ou infection purulente syphilitique. 1873, 1 vol. in-8. 7 fr.

DURAND-FARDEL. **Traité pratique des maladies chroniques.** 1868, 2 vol. gr. in-8. 20 fr.

DURAND-FARDEL. **Traité thérapeutique des eaux minérales** de la France et de l'étranger, et de leur emploi dans les maladies chroniques. 3ᵉ édition. 1 vol. in-8. (*Sous presse.*)

DURAND-FARDEL. **Traité pratique des maladies des vieillards.** 1873, 2ᵉ édition. 1 fort vol. gr. in-8. 14 fr.

FERRIER. **De la localisation des maladies cérébrales,** traduit de l'anglais par H. C. de Varigny, suivi d'un mémoire de MM. Charcot et Pitres sur *les Localisations motrices dans les hémisphères de l'écorce du cerveau.* 1 vol. in-8 et 67 fig. dans le texte. 1879. 6 fr.

GARNIER. Dictionnaire annuel des progrès des sciences et institutions médicales, suite et complément de tous les dictionnaires. 1 vol. in-12 de 500 pages. 17e année, 1881. 7 fr.

GINTRAC (E.). Cours théorique et clinique de pathologie interne et de thérapie médicale. 1853-59. 9 vol. gr. in-8. 63 fr.

Les tomes IV et V se vendent séparément. 14 fr.

Les tomes VI et VII (*Maladies du système nerveux*) se vendent séparément. 14 fr.

Les tomes VIII et IX (*Maladies du système nerveux, suite*) se vendent séparément. 14 fr.

GINTRAC. Traité théorique et pratique des maladies de l'appareil nerveux. 1872, 4 vol. gr. in-8. 28 fr.

GOUBERT. Manuel de l'art des autopsies cadavériques, surtout dans ses applications à l'anat. pathol., accompagné d'une lettre de M. le prof. Bouillaud. In-18 de 520 pages, avec 145 figures. 6 fr.

HÉRARD et CORNIL. De la phthisie pulmonaire, étude anatomopathologique et clinique. 1 vol. in-8 avec fig. dans le texte et planches coloriées. 2e édit. (*Sous presse.*)

KUNZE. Manuel de médecine pratique, traduit de l'allemand par M. KNOERI. 1 vol. in-18. (*Sous presse.*)

LANCEREAUX. Traité théorique et pratique de la syphilis. 2e édition. 1874. 1 vol. gr. in-8 avec fig. et planches color. 17 fr.

MARTINEAU. Traité clinique des affections de l'utérus. 1 fort vol. gr. in-8. 1879. 14 fr.

MAUDSLEY. La pathologie de l'esprit, traduit de l'anglais par M. GERMONT. 1 vol. in-8. (*Sous presse.*)

MUNARET. Le Médecin des villes et des campagnes. 4e édition. 1862, 1 vol. gr. in-8. 4 fr. 60

MURCHISON. De la fièvre typhoïde, avec notes et introduction du docteur H. GUENEAU DE MUSSY. 1 vol. in-8 avec figures dans le texte et planches hors texte. 1878. 10 fr.

NIEMEYER. Éléments de pathologie interne et de thérapeutique, traduit de l'allemand, annoté par M. Cornil. 1873, 3e édition française augmentée de notes nouvelles. 2 vol. gr. in-8. 14 fr.

ONIMUS et LEGROS. Traité d'électricité médicale. 1 fort vol. in-8, avec de nombreuses fig. interc. dans le texte. 2e éd. (*S. presse.*)

TARDIEU. Manuel de pathologie et de clinique médicales. 4e édition, corrigée et augmentée. 1873, 1 vol. gr. in-18. 8 fr.

TAYLOR. Traité de médecine légale, traduit sur la 7e édition anglaise, par le Dr HENRI COUTAGNE. 1881. 1 vol. gr. in-8. 15 fr.

Pathologie chirurgicale.

AN GER (Benjamin). **Traité iconographique des fractures et luxations**, précédé d'une introduction par M. le professeur Velpeau. 1 fort volume in-4, avec 100 planches hors texte, coloriées, contenant 254 figures, et 127 bois intercalés dans le texte, relié. 150 fr.

BILLROTH. **Traité de pathologie chirurgicale générale,** traduit de l'allemand, précédé d'une introd. par M. le prof. Verneuil. 1880, 3e tirage, 1 fort vol. gr. in-8, avec 100 fig. dans le texte. 14 fr.

D ONDERS. **L'astigmatisme** et les verres cylindriques, traduit du hollandais par le docteur H. Dor, médecin à Vevey. 1862, 1 vol. in-8 de 144 pages. 4 fr. 50

DE ARLT. **Des blessures de l'œil**, considérées au point de vue pratique et médico-légal. 1 vol. in-18. 3 fr. 50

JAMAIN et TERRIER. **Manuel de petite chirurgie.** 1880, 6e édit., refondue. 1 vol. gr. in-18 de 1000 pages avec 450 fig. 9 fr.

JAMAIN et TERRIER. **Manuel de pathologie et de clinique chirurgicales.** 1876, 3e édition. Tome I, 1 fort vol. in-18. 8 fr.
    Tome II. 1 vol. in-18. 1878-1880. 8 fr.
    Tome III, 1re partie. 1 vol. in-18. 1883. 4 fr.

KOENIG (Franz). **Pathologie chirurgicale**, traduit de l'allemand par le docteur Pluckert. 2 forts vol. in-8 avec fig. (*Sous presse.*)

LE FORT. **La chirurgie militaire** et les Sociétés de secours en France et à l'étranger. 1872, 1 vol. gr. in-8 avec fig. 10 fr.

LIEBREICH (Richard). **Atlas d'ophthalmoscopie** représentant l'état normal et les modifications pathologiques du fond de l'œil visibles à l'ophthalmoscope, composé de 14 planches contenant 60 figures tirées en chromolithographie, accompagnées d'un texte explicatif et dessinées d'après nature. 1870, 2e édition. 1 vol. in-folio. 30 fr.

MAC CORMAC. **Manuel de chirurgie antiseptique,** traduit de l'anglais par M. le docteur Lutaud. 1 fort vol. in-8. 1881. 6 fr.

MALGAIGNE. **Manuel de médecine opératoire.** 8e édition, publiée par M. le professeur Léon Le Fort. 2 vol. grand in-18 avec 744 fig. dans le texte. 1873-1877. 16 fr.

MAUNOURY et SALMON. **Manuel de l'art des accouchements,** à l'usage des élèves en médecine et des élèves sages-femmes. 1874, 3e édit., 1 vol. in-18 avec 115 grav. 7 fr.

NÉLATON. Éléments de pathologie chirurgicale, par M. A. Nélaton, membre de l'Institut, professeur de clinique à la Faculté de médecine, etc.

Seconde édition complètement remaniée.

Tome PREMIER, rédigé par M. le docteur Jamain, chirurgien des hôpitaux. 1 fort vol. gr. in-8. 9 fr.

Tome SECOND, rédigé par le docteur Péan, chirurgien des hôpitaux. 1 fort vol. in-8 avec 288 fig. dans le texte. 13 fr.

Tome TROISIÈME, rédigé par le docteur Péan. 1 vol. gr. in-8 avec 148 figures dans le texte. 14 fr.

Tome QUATRIÈME, rédigé par le docteur Péan. 1 vol. gr. in-8 avec 208 figures. 14 fr.

Tome CINQUIÈME, rédigé par le docteur Després, agrégé à la Faculté de médecine, chirurgien des hôpitaux. 1 vol. in-8. 14 fr.

Tome SIXIÈME et dernier, rédigé par les docteurs Després, Gillette et Horteloup, chirurgien des hôpitaux. 1 fort vol. in-8. (*S. presse.*)

PAGET (Sir James). Leçons de clinique chirurgicale, traduites de l'anglais par le docteur L. H. Petit, et précédées d'une introduction de M. le professeur Verneuil. 1 vol. grand in-8. 1877. 8 fr.

PÉAN. Leçons de clinique chirurgicale.

Tome I. Leçons professées à l'hôpital Saint-Louis pendant l'année 1874 et le premier semestre de 1875. 1 fort vol. in-8, avec 40 figures intercalées dans le texte et 4 planches coloriées hors texte. 1876. 20 fr.

Tome II. Leçons professées pendant le deuxième semestre de l'année 1875 et l'année 1876. 1 fort vol. in-8, avec fig. dans le texte. 20 fr.

PHILLIPS. Traité des maladies des voies urinaires. 1860, 1 fort vol. in-8 avec 97 fig. intercalées dans le texte. 10 fr.

RICHARD. Pratique journalière de la chirurgie. 1 vol. gr. in-8 avec 215 fig. dans le texte. 2e édit., 1880, augmentée de chapitres inédits de l'auteur, et revue par le Dr J. CRAUK. 16 fr.

ROTTENSTEIN. De l'anesthésie chirurgicale. 1880. 1 volume in-8. 10 fr.

SCHWEIGGER. Leçons d'ophthalmoscopie, avec 3 planches lith. et des figures dans le texte. In-8 de 144 pages. 3 fr. 50

SŒLBERG-WELLS. Traité pratique des maladies des yeux. 1873, 1 fort vol. gr. in-8 avec figures. Traduit de l'anglais. 15 fr.

VIRCHOW. Pathologie des tumeurs, cours professé à l'Université de Berlin, traduit de l'allemand par le docteur Aronssohn.

Tome Ier. 1867, 1 vol. gr. in-8 avec 106 fig. 12 fr.

Tome II. 1869, 1 vol. gr. in-8 avec 74 fig. 12 fr.

Tome III. 1871, 1 vol. gr. in-8 avec 49 fig. 12 fr.

Tome IV. 1876 (1er fascicule), 1 gr. in-8 avec figures. 4 fr. 50

YVERT. Traité pratique et clinique des blessures du globe de l'œil, avec introduction de M. le Dr GALEZOWSKI. 1 vol. gr. in-8. 1880. 12 fr.

Thérapeutique. — Pharmacie. — Hygiène.

BINZ. **Abrégé de matière médicale et de thérapeutique,** traduit de l'allemand par MM. Alquier et Courbon. 1872. 1 vol. in-12 de 335 pages.   2 fr. 50

BOUCHARDAT. **Nouveau Formulaire magistral,** précédé d'une Notice sur les hôpitaux de Paris, de généralités sur l'art de formuler, suivi d'un Précis sur les eaux minérales naturelles et artificielles, d'un Mémorial thérapeutique, de notions sur l'emploi des contre-poisons, et sur les secours à donner aux empoisonnés et aux as-phyxiés. 1883, 24e édition, revue, corrigée. 1 vol. in-18.   3 fr. 50
Cartonné à l'anglaise.   4 fr. — Relié.   4 fr. 50

BOUCHARDAT. **Formulaire vétérinaire,** contenant le mode d'ac-tion, l'emploi et les doses des médicaments simples et composés prescrits aux animaux domestiques par les médecins vétérinaires français et étrangers, et suivi d'un Mémorial thérapeutique. 3e édit. 1 vol. in-18. (*Sous presse.*)

BOUCHARDAT. **Manuel de matière médicale, de thérapeu-tique comparée et de pharmacie.** 1873, 5e édition, 2 vol. gr. in-18.   16 fr.

BOUCHARDAT. **Annuaire de thérapeutique, de matière médi-cale et de pharmacie pour 1882,** contenant le résumé des tra-vaux thérapeutiques et toxicologiques publiés pendant l'année 1881. 1 vol. gr. in-32, suivi d'un mémoire sur *la préservation des maladies contagieuses.* 42e année.   1 fr. 50

BOUCHARDAT. **De la glycosurie ou diabète sucré,** son traite-ment hygiénique. 1883, 2e édition. 1 vol. grand in-8, suivi de notes et documents sur la nature et le traitement de la goutte, la gravelle urique, sur l'oligurie, le diabète insipide avec excès d'urée, l'hip-purie, la pimélorrhée, etc.   15 fr.

BOUCHARDAT. **Traité d'hygiène publique et privée.** 1 fort vol. gr. in-8. 2e édition, 1883.   18 fr.

CORNIL. **Leçons élémentaires d'hygiène privée,** rédigées d'après le programme du ministre de l'instruction publique pour les établissements d'instruction secondaire. 1873, 1 vol. in-18 avec figures.   2 fr. 50

DESCHAMPS (d'Avallon). **Compendium de pharmacie pratique.** Guide du pharmacien établi et de l'élève en cours d'études, com-prenant un traité abrégé des sciences naturelles, une pharmacologie raisonnée et complète, des notions thérapeutiques, et un guide pour les préparations chimiques et les eaux minérales; un abrégé de pharmacie vétérinaire, une histoire des substances médicamenteuses, etc. ; précédé d'une introduction par M. le professeur Bouchardat. 1868, 1 vol. gr. in-8 de 1160 pages environ. 20 fr.

MAURIN. **Formulaire magistral des maladies des enfants.** 1 vol. in-18. 1881. 3 fr. 50

Anatomie. — Physiologie. — Histologie.

ALAVOINE. **Tableaux du système nerveux**, deux grands tableaux avec figures. 1878. 5 fr.

BAIN (Al.). **Les sens et l'intelligence**, traduit de l'anglais par M. Cazelles. 1873, 1 fort vol. in-8. 10 fr.

BASTIAN (Charlton). **Le cerveau, organe de la pensée**, chez l'homme et chez les animaux. 2 vol. in-8, avec 184 figures dans le texte (1882). 12 fr.

BÉRAUD (B. J.). **Atlas complet d'anatomie chirurgicale topographique**, pouvant servir de complément à tous les ouvrages d'anatomie chirurgicale, composé de 109 planches représentant plus de 200 gravures dessinées d'après nature par M. Bion, et avec texte explicatif. 1865, 1 fort vol. in-4.
Prix : fig. noires, relié. 60 fr. — Fig. coloriées, relié. 120 fr.
Le même ouvrage, texte anglais. (Même prix.)

BÉRAUD (B. J.) ET ROBIN. **Manuel de physiologie de l'homme et des principaux vertébrés.** 2 vol. gr. in-18, 2e édition, entièrement refondue. 12 fr.

BÉRAUD (B. J.) ET VELPEAU. **Manuel d'anatomie chirurgicale générale et topographique.** 2e éd., 1 vol. in-8 de 622 p. 7 fr.

BERNARD (Claude). **Leçons sur les propriétés des tissus vivants**, avec 94 fig. dans le texte. 1 vol. in-8. 8 fr.

BERNSTEIN. **Les sens.** 1877. 1 vol. in-8 de la *Bibliothèque scient. intern.*, avec fig., 2e édit. Cart. 6 fr.

CORNIL et RANVIER. **Manuel d'histologie pathologique.** 2e édition. 2 vol. in-8 avec de nombreuses figures dans le texte.
Tome I. 1 fort volume in-8. 14 fr.
Tome II. (*Sous presse.*)

FAU. **Anatomie des formes du corps humain**, à l'usage des peintres et des sculpteurs. 1866, 1 vol. in-8 avec atlas in-folio de 25 planches. Prix : fig. noires. 20 fr. — Fig. coloriées. 35 fr.

FERRIER. **Les fonctions du cerveau.** 1 vol. in-8, traduit de l'anglais par M. H. C. de Varigny, avec 68 fig. dans le texte, 1878. 10 fr.

FERRIER. **Les localisations des maladies cérébrales.** 1 vol. in-8, traduit de l'anglais, par M. H. C. DE VARIGNY. Suivi d'un mémoire de MM. CHARCOT et PITRES sur *les localisations motrices dans l'écorce des hémisphères du cerveau.* 1 vol. in-8. 1879. 6 fr.

JAMAIN. **Nouveau traité élémentaire d'anatomie descriptive et de préparations anatomiques.** 3e édition, 1867, 1 vol. grand in-18 de 900 pages avec 223 fig. intercalées dans le texte.   12 fr.
  Avec figures coloriées.   40 fr.

LEYDIG. **Traité d'histologie comparée de l'homme et des animaux**, traduit de l'allemand par le docteur Lahillonne. 1 fort vol. in-8 avec 200 figures dans le texte. 1866.   15 fr.

LONGET. **Traité de physiologie.** 3e édition, 1873. 3 v. gr. in-8 avec figures.   36 fr.

LUYS. **Le cerveau, ses fonctions.** 1 vol. in-8 de la *Bibliothèque scient. intern.*, 1882, 5e édit. avec fig. Cart.   6 fr.

MAREY. **Du mouvement dans les fonctions de la vie.** 1868, 1 vol. in-8 avec 200 figures dans le texte.   10 fr.

MAREY. **La machine animale.** 1877, 2e édit., 1 vol. in-8 de la *Bibliothèque scientifique internationale.* Cartonné.   6 fr.

PETTIGREW. **La locomotion chez les animaux**, marche, natation. 1 vol. in-8 de la *Bibliothèque scient. internat.* avec figures.   6 fr.

ROBIN (Ch.) et POUCHET. **Journal de l'anatomie et de la physiologie** normales et pathologiques de l'homme et des animaux, dirigé par MM. le professeur Ch. Robin (de l'Institut) et G. Pouchet, professeur au Muséum d'histoire naturelle, paraissant tous les deux mois par livraison de 6 à 7 feuilles gr. in-8 avec planches.
  Prix de l'abonnement, un an, pour Paris.   30 fr.
  —   — pour la France et l'étranger.   33 fr.
  La livraison.   6 fr.

RICHET (Charles). **Physiologie des muscles et des nerfs.** 1 fort vol. in-8. 1882.   15 fr.

ROSENTHAL. **Les nerfs et les muscles.** 1 vol. in-8 de la *Bibliothèque scient. internat.* avec 75 figures. 2e édit., 1878.   6 fr.

SCHIFF. **Leçons sur la physiologie de la digestion**, faites au Muséum d'histoire naturelle de Florence. 2 vol. gr. in-8.   20 fr.

VULPIAN. **Leçons de physiologie générale et comparée du système nerveux**, faites au Muséum d'histoire naturelle, recueillies et rédigées par M. Ernest Brémond. 1866, 1 vol. in-8.   10 fr.

VULPIAN. **Leçons sur l'appareil vaso-moteur** (physiologie et pathologie), recueillies par le Dr H. Carville. 2 vol. in-8. 1875.   18 fr.

Physique. — Chimie. — Histoire naturelle.

AGASSIZ. **De l'espèce et des classifications en zoologie.** 1 vol. in-8. 5 fr.

BERTHELOT. **La synthèse chimique.** 1 vol. in-8 de la *Bibliothèque scient. intern.* 4e édit., 1880. Cart. 6 fr.

BLANCHARD. **Les métamorphoses, les mœurs et les instincts des insectes**, par M. Émile Blanchard, de l'Institut, professeur au Muséum d'histoire naturelle. 1 magnifique vol. in-8 jésus, avec 160 fig. dans le texte et 40 grandes planches hors texte. 2e édit. 1877. Prix : broché, 25 fr. — Relié en demi-maroquin. 30 fr.

BLASERNA. **Le son et la musique**, suivi des *Causes physiologiques de l'harmonie musicale*, par H. HELMHOLTZ. 1 vol. in-8 de la *Biblioth. scient. intern.*, avec figures. 6 fr.

BOCQUILLON. **Manuel d'histoire naturelle médicale.** 1871. 1 vol. in-18 avec 415 fig. dans le texte. 14 fr.

COOKE et BERKELEY. **Les champignons**, avec 110 figures dans le texte. 1 vol. in-8 de la *Bibliothèque scientifique internationale.* 6 fr.

DARWIN. **Les récifs de corail**, leur structure et leur distribution. 1 vol. in-8, avec 3 planches hors texte, traduit de l'anglais par M. Cosserat. 1878. 8 fr.

EVANS (John). **Les âges de la pierre.** 1 beau vol. gr. in-8, avec 467 figures dans le texte, traduit de l'anglais par M. Ed. BARBIER. 1878. 15 fr. —En demi-reliure. 18 fr.

EVANS (John). **L'âge du bronze.** 1 beau vol. gr. in-8, avec 514 fig. dans le texte, traduit de l'anglais par M. RATTIER. 1881. 1 vol. in-8, broché, 15 fr. — En demi-reliure. 18 fr.

FUCHS. **Les volcans.** 1 vol. in-8 de la *Bibl. scient. intern.*, 1880. Cart., 3e édition. 6 fr.

GRÉHANT. **Manuel de physique médicale.** 1869, 1 vol. in-18 avec 469 figures dans le texte. 7 fr.

GRÉHANT. **Tableaux d'analyse chimique** conduisant à la détermination de la base et de l'acide d'un sel inorganique isolé, avec les couleurs caractéristiques des précipités. 1862, in-4. Cart. 3 fr. 50

GRIMAUX. **Chimie organique élémentaire**, leçons professées à la Faculté de médecine. 1881, 3e édit. 1 vol. in-18 avec fig. 5 fr.

GRIMAUX. **Chimie inorganique élémentaire.** 3e édit., 1882. 1 vol. in-18, avec fig. 5 fr.

HERBERT SPENCER. **Principes de biologie**, traduit de l'anglais par M. B. CAZELLES. 2 vol. in-8. 20 fr.

HUXLEY (Th.). **L'écrevisse**, introduction à l'étude de la zoologie. 1 vol. in-8 de la *Bibliothèque scient. internat.* avec 89 figures dans le texte. 6 fr.

HUXLEY. **La physiographie,** introduction à l'étude de la nature. 1 vol. in-8 avec 128 figures dans le texte, et 2 planches hors texte (1882). 8 fr. — Relié.   11 fr.

LUBBOCK. **L'homme préhistorique,** étudié d'après les monuments et les costumes retrouvés dans les différents pays de l'Europe, suivi d'une description comparée des mœurs des sauvages modernes, avec 256 figures intercalées dans le texte. 1876, 2ᵉ édit., augmentée d'une conférence de M. Broca sur les *Troglodytes de la Vezère.* 1 vol. in-8, broché. 15 fr. — Relié.   18 fr.

LUBBOCK. **Origines de la civilisation,** état primitif de l'homme et mœurs des sauvages modernes, traduit de l'anglais. 3ᵉ édition. 1 vol. in-8 avec fig. Broché, 15 fr. — Relié.   18 fr.

PISANI (F.). **Traité pratique d'analyse chimique qualitative et quantitative,** à l'usage des laboratoires de chimie. 1 vol. in-12. 1880.   3 fr. 50

PISANI et DIRVELL. **La chimie du laboratoire.** 1 v. in-12. 1882. 4 fr.

QUATREFAGES (de). **L'espèce humaine.** 1 vol. in-8 de la *Biblioth. scientif. intern.,* 6ᵉ édit. 1880.   6 fr.

QUATREFAGES (de). **Charles Darwin et ses précurseurs français.** Étude sur le transformisme. 1870, 1 vol. in-8.   5 fr.

RICHE. **Manuel de chimie médicale.** 1880, 1 vol. in-18 avec 200 fig. dans le texte. 3ᵉ édition.   8 fr.

SAPORTA et MARION. **L'évolution du règne végétal,** les cryptogames. 1 vol. in-8 de la *Bibliothèque scient. internat.* avec 85 figures dans le texte.   6 fr.

SCHMIDT (O.). **La descendance de l'homme et le darwinisme.** 1 vol. in-8 avec figures, 3ᵉ édition, 1878.   6 fr.

SCHUTZENBERGER. **Les fermentations,** avec figures dans le texte. 1 vol. in-8 de la *Biblioth. scient. intern.* 3ᵉ édit., 1878. Cart. 6 fr.

VOGEL. **La photographie et la chimie de la lumière.** 1 vol. in-8 de la *Bibliothèque scient. internat.* avec fig. 3ᵉ édit.   6 fr.

WURTZ. **La théorie atomique.** 1 vol. in-8 de la *Bibliothèque scient. internat.* 3ᵉ édit., 1880.   6 fr.

Envoi franco en France et à l'étranger, contre un mandat-poste, de tous les livres portés sur ce Catalogue.

PARIS. — IMPRIMERIE ÉMILE MARTINET, RUE MIGNON, 2.

BIBLIOTHÈQUE DE L'ÉTUDIANT EN MÉDECINE